Harry Kollmann

Heilende Schlucke

Harry Kollmann

Heilende Schlucke

**Umfassende Selbsthilfe
bei Akuterkrankungen
durch Homöopathie
schnell und ohne Nebenwirkungen**

Mit 158 Tabellenseiten

Verlag für Lebensschutz H. Kollmann – Sulzbach

Verlag für Lebensschutz H. Kollmann – Sulzbach
Auflage 1995

Die Zeichnungen auf den Seiten 28 und 29 schuf Michaela Rastel, Rosenheim.
Die übrigen Zeichnungen, sowie das Einbandfoto stammen vom Verfasser.

ISBN 3-931534-00-6

Herstellung: Druckerei und Verlag J. Sollermann, 26789 Leer

Inhaltsverzeichnis

Geleitwort

Ein schnell wachsender Teil unserer Bevölkerung hat erkannt, daß es eine echte Alternative zur Schulmedizin gibt: die klassische Homöopathie. Nur - der nächste vertrauenswürdige Homöopath ist vielleicht gut 50 km entfernt und nimmt wegen Überlastung erst noch keine neuen Patienten mehr an. So versucht man, sich eben selbst zu helfen, wo es geht.

An Ratgebern zur homöopathischen Selbstbehandlung fehlt es nicht. Diese sind in der Regel so aufgebaut, daß zu den einzelnen Krankheiten die dazu am häufigsten in Frage kommenden Mittel aufgeführt sind und kurz beschrieben werden. Was tut man aber, wenn bei der Erkältung, die einen eben ins Bett gelegt hat, keines der erwähnten „Erkältungsmittel" paßt? - Symptome hat man immer, sonst wäre man ja nicht krank. Jedes einzelne Symptom läßt aber auf bestimmte Mittel schließen. Schaut man nun unter jedem Symptom die dazu passenden Mittel nach, findet man schließlich meist das Mittel, das die Erkältung heilen wird. Auch der Homöopath geht in schwierigeren Fällen so vor. Dazu braucht man ein Symptomenverzeichnis oder Repertorium. Das vorliegende Buch ist ein solches Repertorium - das erste Repertorium für Laien!

Freilich, ein gutes Buch macht einen Laien noch nicht zum Fachmann. Auch wenn man dieses Buch gründlich studiert und gewissenhaft anwendet, wird man - das soll nicht verschwiegen werden - nicht immer das heilende Mittel finden. Homöopathie ist keine einfache Methode. Doch die „Heilenden Schlucke" geben jedem die Möglichkeit in die Hand, im Falle von Krankheit zu versuchen, sich und seinen Angehörigen selber zu helfen. Vielfach werden so Antibiotika und andere unterdrückende Medikamente zu vermeiden sein.. Darüberhinaus kann dieses Buch auch dem angehenden Homöopathen wertvolle Hilfe leisten.
Ich wünsche jedem Benutzer dieses Buches viel Erfolg und Freude bei der Anwendung.

Dr. med. Walter Meili   *Zürich, im November 1994*

Vorwort

Ein Rallyefahrer trainiert. Er fährt mit seinem Geländemotorrad über eine Baumwiese und erblickt einen Apfelbaum mit herrlichen roten Äpfeln. Im Gras liegend bietet sich ein großer, reifer Apfel an. Ohne abzusitzen, denn Rallyefahrer haben es ja immer so eilig, greift er den Apfel und beißt sofort herzhaft hinein.

Plötzlich wirft er den Apfel weg, gibt Gas und rast, von panischer Angst getrieben, auf dem kürzesten Weg nach Hause. Seiner Frau kann er nicht einmal mehr sagen, was passiert ist: Sein innerer Hals ist fast völlig zugeschwollen, denn er hatte bei seinem hastigen Biß in den Apfel eine Wespe mit in den Mund bekommen. Die hatte ihn an einer lebensgefährlichen Stelle gestochen.

Mann und Frau stehen wie gelähmt vor Ratlosigkeit. Um den Notarzt zu rufen, ist es zu spät. Da erinnert sich die Frau: Der Nachbar besitzt eine homöopathische Hausapotheke und versteht sie auch zu gebrauchen.

Das ersehnte Wunder kommt zustande: Zwei winzige Kügelchen eines homöopathischen Mittels werden in Wasser aufgelöst, und davon muß der Mann, der dem Ersticken nahe ist, alle drei Minuten ein Schlückchen nehmen.

Bereits nach wenigen Schlucken ist die Schwellung merklich zurückgegangen, so daß er wieder normal atmen kann. Sichtlich erleichtert fragt die Frau den Nachbar mit seinen eigentlich nichtssagenden Kügelchen interessiert: „Und was ist das nun für ein Mittel, daß so toll wirkt?" Die Antwort: „Bienengift!"

Ja, die Homöopathie ist schon eine verrückte Sache! Aber sie hilft. Und sie hilft ohne jede schädliche Nebenwirkung. Auf dem gleichen Prinzip können Sie ohne weiteres einen verkorksten Magen in Ordnung bringen, eine akute Angina heilen, einen Sommerdurchfall stoppen, akute rheumatische Schmerzen lindern oder gar beseitigen. Man kann den Heilungsprozeß von Wunden verkürzen und selbst einen Sonnenbrand erstaunlich schnell zum Abklingen veranlassen. Mit Homöopathie kann man noch vieles andere erreichen. In unserem Fall haben wir nur die akuten Gesundheitsstörungen im Visier. Darunter versteht man seit kurzem entstandene Erkrankungen mit einem schnellen, zuweilen stürmischen Verlauf.

Länger als sechs Wochen dauernde Erkrankungen sind bereits chronisch und daher für eine Selbstbehandlung ungeeignet.

Zur Behandlung chronischer Sachen, zum Beispiel einer Neigung zu wiederholten Mandelentzündungen, werden Sie nicht drumherumkommen, sich bei einem erfahrenen Arzt oder Heilpraktiker für klassische Homöopathie anzumelden, um Ihre Konstitution behandeln zu lassen.

Aber in Bezug auf akute Erkrankungen werden Sie mancherlei Hilfe durch dieses Buch erfahren können, vorausgesetzt, Sie studieren die Benutzungsanweisung, beherzigen die paar Spielregeln, die erforderlich sind und halten sich genauestens daran. Die Homöopathie beruht nämlich auf bestimmten Gesetzmäßigkeiten. Sie erhalten die Gelegenheit, eigene Erfahrungen zu sammeln. Schon nach wenigen Versuchen werden Sie merken, daß es gar nicht so schwierig ist. Sie finden Ihr homöopathisches Mittel anhand von Symptomverzeichnissen. Weit über 3000 Symptome können verwendet werden.

Erwarten Sie aber bitte nicht, daß man mit dieser Anleitung alles machen kann. In der Homöopathie gibt es Hunderte von Mitteln. Uns stehen hier ganze 50 zur Verfügung. Aber auch ein Anderes muß noch gesagt werden: Wenn Sie die Absicht haben, mittels dieser Anweisungen und der zugehörigen Apotheke (siehe letzte Buchseite) ein krankes Familienmitglied zu behandeln, übernehmen Sie eine große Verantwortung. Sie sind ja kein Arzt und können nicht wissen, daß sich hinter dem „Halsweh" des Kindes, wenn auch nur in seltenen Fällen, eine gefährliche Diphtherie, und hinter einem „Bauchweh", eine Blinddarmentzündung verbergen kann.

Ein Mann in besten Jahren, der in medizinischer Hinsicht auch Laie war, hatte seine angeblich „fieberhafte Bronchitis" selbst behandelt. Er versuchte es mit einem Mittel, mit einem zweiten und schließlich einem dritten.

Wertvolle Zeit verstrich ungenutzt, denn keines der drei Mittel half und nach wenigen Wochen starb der Mann. Er hatte nämlich keine banale Bronchitis. Es war Lungenentzündung!

Damit ist der Gebrauch dieses Buches für Sie bereits eingegrenzt: Sie müssen im Verlauf unserer Ausführungen sehr bald erkennen, was Sie tun können und wo der Arzt zuständig ist. Im Zweifelsfall ist immer der Arzt zuständig. Es ist für Sie schon beruhigend, wenn Sie seine Diagnose erfahren haben.

Übrigens: Wer wegen etwas Chronischem in einer homöopathischen Langzeitbehandlung steht, sollte bei einer akuten Störung nichts einnehmen ohne Rücksprache mit dem Behandler.

Aber auch bei ärztlicher Behandlung haben Sie mit Ihrer homöopathischen Hausapotheke einen nicht zu unterschätzenden Vorteil: Sie sagen Ihrem Homöopathen am Fernsprecher Ihre Symptome und er sagt Ihnen das entsprechende Mittel. Sie brauchen dann dieses Mittel nicht erst in der Apotheke zu bestellen und womöglich tagelang darauf zu warten, sondern entnehmen es sofort Ihrer Hausapotheke und schon kann die Behandlung beginnen.

Sie können sogar bei der Mittelsuche Ihres Behandlers behilflich sein, denn dank der hier gegebenen Anleitung, werden Sie genau wissen, worauf es ankommt.

Das Wichtigste aber ist dieses: Nachdem unser Staat bestrebt ist, die Verantwortung und auch die Kosten für die Gesundheit Schritt für Schritt immer mehr dem Bürger aufzuerlegen, wird es höchste Zeit, darüber nachzudenken, wie man sich, wenigstens unter bestimmten Voraussetzungen, im Krankheitsfall selbst helfen kann.

Eine diesem Buch beigefügte Leitschiene aus Pappe soll Ihnen die Zuordnung der Symptome zu den Mitteln erleichtern.

Herzlich zu danken habe ich meiner verehrten Kollegin Sabine Zimmermann aus Murrhardt für viele kreative Ideen und Herrn Dr. med. Walter Meili, Arzt für klassische Homöopathie in Zürich für sein gründliches Korrekturlesen und viele wertvolle Hinweise.

Harry Kollmann   *Sulzbach, im Sommer 1995*

Benutzungsanweisung

Homöopathie ist alles andere als harmlos. Wenn sie harmlos wäre, würde sie ja nichts bewirken, und könnte man mit ihr nicht so sensationelle Heilungen in Gang setzen.

Daher die Warnung: Wenn Sie sich eines Mittels, welches Sie selbst nehmen oder einem anderen geben, nicht wirklich sicher sind, geben Sie es lieber nicht!

Aber die Sicherheit, die Sie brauchen, wollen wir versuchen, Ihnen auf den folgenden Seiten zu vermitteln. Die Homöopathie ist wirklich „nebenwirkungsfrei", wie der Untertitel dieses Buches verkündet, aber nur, wenn sie sachgemäß angewendet wird.

So, nun beginnen wir gleich mal mit der ersten Behandlung. Unsere 40-jährige Nachbarin hatte krampfartige Magenschmerzen bekommen, die sie zur Verzweiflung brachten. Sie ließ sich von einem, der angeblich etwas von Homöopathie versteht, behandeln. Der kam zu ihr und verwendete zur Mittelfindung folgende Symptome:
„Lippen rissig" - eine Rubrik (Zeile) mit 19 Mitteln.
„Bauchschmerzen mit Durchfall" - eine Rubrik mit vier Mitteln.
„Bauchschnerzen, muß sich krümmen" - eine Rubrik mit acht Mitteln. In allen vier Rubriken kam das Mittel Chamomilla (Kamille) vor. Das gab ihr der Behandler aus einer mitgebrachten Taschenapotheke.

Die kranke Frau nahm brav das Mittel und wartete gequälte Stunden auf das ersehnte Wunder, aber es änderte sich nichts.

Konnte ja auch nicht, denn Chamomilla war das falsche Mittel in diesem Fall. Und ein falsches Mittel ergibt sich immer aus falschen Symptomen.

Die sehr rissigen Lippen hatte die Frau nämlich immer schon. Zu verwenden sind aber nur aktuelle Symptome, die seit Beginn der Magenschmerzen auftreten.

Dann dachte der Behandler immer nur an Bauchschmerzen, tatsächlich aber handelte es sich um Magenschmerzen. Wo der Magen liegt, sollte man eigentlich auch als Laie wissen: in der Mitte des Oberbauchs.

Ferner hatte er das wichtigste Symptom, das ja so intensiv und dramatisch ist, völlig außer acht gelassen: die krampfartigen Magenschmerzen! Schließlich hat der Behandler es versäumt, der Frau die wichtigste Frage zu stellen: „Wie begann die Geschichte? Was könnte als Auslöser in Frage kommen?" Dann hätte diese Frau ihm nämlich erzählt, daß sie sich schon morgens über irgend eine dämliche Person wahnsinnig aufgeregt hat und daß schon kurze Zeit später die Schmerzen begannen.

Die enttäuschte Frau gab nicht auf. Sie zog einen zweiten Behandler zurate. Dieser verwendete folgende Rubriken: „Magenschmerz nach Erregung"; „Magenschmerz krampfartig"; „Magenschmerz, zusammenkrümmen bessert"; „Wärmeanwendung bessert Magenschmerz".

13

Das waren genau die richtigen Symptome.

Wie ging er vor? Er verglich die erste mit der zweiten Rubrik. Welche Mittel sind in beiden Rubriken vorhanden? Chamomilla, Colocynthis, Nux vomica, also drei. Diese drei Mittel verglich er nunmehr mit der dritten Rubrik, was blieb? Immer noch die drei Unentwegten: (abgekürzt) Cham., Coloc. und Nux v. Erst nach dem Vergleich mit der vierten Rubrik fielen Cham. und Coloc. weg und Nux v. blieb allein übrig.

Die Frau erhielt vier winzige Kügelchen dieses Mittels und löste sie in einem Glas Wasser auf. Zunächst nahm sie alle zehn Minuten ein Schlückchen dieser Lösung, weil es ja ein hochakuter Fall war.

Nach zwei Stunden konnte die Frau keinen Schluck mehr nehmen, weil sie in einen tiefen Schlaf verfiel, der bis zum nächsten Morgen dauerte. Als sie dann erwachte, ging es ihr schon wesentlich besser.

Ab jetzt nahm sie die Schlucke in größeren Abständen. Bis zum Mittagessen war sie völlig beschwerdefrei und konnte es kaum fassen.

Es wäre sehr vorteilhaft für Sie, wenn sie alle hier besprochenen Fälle in den Symptomverzeichnissen sofort nach vollziehen. Dadurch lernen Sie schneller.

Ein nächster Fall: Da springt doch nachts einer aus dem Bett, weil er „eben mal muß" und schlägt den Knöchel kräftig gegen die Möbelkante. Nächsten Tag schmerzt ihn der Fuß ganz unverschämt, bei jedem Auftritt und besonders beim Treppensteigen.

Wir fragen nun: Was tut da eigentlich weh? Weil über dem Knöchel ja nur eine dünne Haut liegt, wird bei einer Gewalteinwirkung praktisch immer die empfindliche Knochenhaut verletzt. Das Mittel hierfür ist: Ruta. Nach wenigen Schlucken einer C-Potenz-Lösung (das sind in Wasser aufgelöste homöopathische Streukügelchen), haben bereits am anderen Tag die Schmerzen fast ganz aufgehört. Natürlich hätte man das auch mit irgendeiner Salbe machen können. Aber eleganter und schneller gehts, wenn man von innen heraus behandelt.

Weiterer Fall: Einem 16jährigen wird es mitten in der Nacht sehr übel. Er steht auf, geht zur Toilette, weil er meint, sich erbrechen zu müssen. Aber er kann nicht erbrechen. Er meint, seine Übelkeit im Bauch zu empfinden. Er muß auch oftmals aufstoßen.

Schlagen Sie jetzt bitte die Symptome nach und zwar: Seite 173 und Seite 174. Das richtige Mittel war: Pulsatilla (Küchenschelle).

Weiter: Ein Mann mit 35 Jahren klagt über heftige, krampfartige Rückenschmerzen im rechten Schulterblattbereich. Er kann sich kaum noch bewegen, denn jede Bewegung verschlimmert noch den Schmerz. Die Sache begann allmählich und steigerte sich binnen zwölf Stunden so sehr, daß er ins Bett mußte.

Als Ursache ergab sich folgender Tatbestand: Der Kranke hatte am Vortag einem Freund geholfen, einen schweren Automotor auf einen Anhänger hochzuheben. Unmittelbar danach begann es mit den Schmerzen.

Ihre Aufgabe ist folgende: Sie unterstreichen sich jetzt die Symptome, die sie für geeignet, intensiv und wichtig halten und suchen das geeignete Mittel für diesen Mann.

Die Lösung der Aufgabe finden Sie am Schluß des Kapitels „Weitere Fragen?".

Der Mann hat übrigens das Mittel genommen und nach drei Tagen waren seine Schmerzen vergessen.

Nächster Fall: Eine Krankenschwester bekam abends um 22 Uhr einen Anruf. Ihr wurde mitgeteilt, daß sie eine Rechnung mit einem unerwartet hohen Geldbetrag zu bezahlen hätte. Diese Nachricht hat die Schwester völlig durcheinandergebracht. Die ganze folgende Nacht tat sie kein Auge zu und war nur mit ihrem großen Kummer beschäftigt. „Wie soll ich bloß diese Rechnung bezahlen?"

Am nächsten Morgen stand sie mit einem starken und abscheulichen Schnupfen auf. Zunächst begann sie am ganzen Körper zu frösteln. Dann kam aus der Nase eine wässrige und offenbar scharfe Absonderung, denn ihre Nasenlöcher waren nach kurzer Zeit wund. Beim Mittagessen merkte sie in ihrem Mund nicht mal mehr den Unterschied zwischen Kartoffeln und Spinat. Es schmeckte alles gleich. Außerdem war sie schlapp und sehr müde.

Aber als gelernte Krankenschwester wußte sie, was zu tun war.

Sie ging in die nächste Apotheke und kaufte sich ein starkes Schnupfenmittel, so wie auch Vitamin C (Ascorbinsäure). In den Tee, den sie trank, gab sie auch eine Messerspitze dieses Pulvers hinein.

Als sich aber nach zwei Tagen das Krankheitsbild überhaupt nichts verändert hatte, suchte sie Hilfe bei einem Homöopathen, weil sie von dem schon manches Gute gehört hatte. Also bat sie ihn um ein homöopathisches Mittel gegen Schnupfen. Aber der entgegnete, daß es leider kein homöopathisches Mittel gegen Schnupfen gebe. Es gäbe nur ein Mittel für ein bestimmtes Krankheitsbild, das von ganz bestimmten Symtomen geprägt sei.

Aus der Sicht des Homöopathen ist ein Krankheitszustand ein ganz bestimmtes Bild, welchem ein entsprechendes Arzneimittel gegenübersteht.

Krankheitsbild + Arzneimittelbild

müssen sich so ähnlich wie möglich sein! *Beispiel: Arnica*

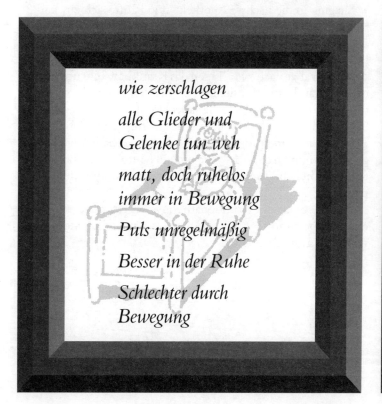

wie zerschlagen

alle Glieder und Gelenke tun weh

matt, doch ruhelos immer in Bewegung

Puls unregelmäßig

Besser in der Ruhe

Schlechter durch Bewegung

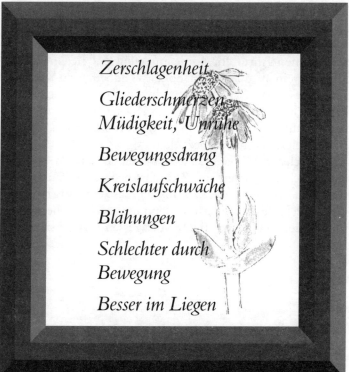

Zerschlagenheit

Gliederschmerzen

Müdigkeit, Unruhe

Bewegungsdrang

Kreislaufschwäche

Blähungen

Schlechter durch Bewegung

Besser im Liegen

Sofern es gelingt, das dem Krankheitsbild ähnlichste Arzneimittelbild zu finden, ist das Problem gelöst und der Kranke kann geheilt werden.

Das heißt also: Es genügt keinesfalls, anhand der Symptomverzeichnisse ein Mittel zu finden. Wir brauchen eine klare Kenntnis darüber, was dieses Mittel genau fertigbringt. Darum müssen wir auch das Arzneimittelbild studieren. Der Homöopath setzt sich an den Tisch, die Kranke sitzt ihm gegenüber, und nun wird das Krankheitsbild nachgezeichnet. Der Homöopath fragt: „Woher kommt Ihr Schnupfen?" - Diese Frage würde einen normalen Schulmediziner überhaupt nicht interessieren.

Die Schwester antwortet: „Ich habe mich erkältet".

„Wo denn?"

„Ich weiß es nicht", meint sie.

Damit ist der Homöopath gar nicht zufrieden. Er bohrt weiter und erfährt von der schlaflosen Nacht, von dem Telefonanruf und dem großen Kummer mit der hohen Rechnung. Dann fragt der Homöopath einzeln die Symptome ab. Daß die Absonderung scharf sein muß, sieht er selbst an den entzündeten Naseneingängen.

Das vorliegende Bild sieht so aus:
1. Ursache: Kummer. Die Mittel: Apis; Ars; Bell; Bry; Caust; Cocc; Coloc; Gels; Lach; Natr.m; Nux v; Phos; Puls; Sil; Staph; Verat.
2. Schnupfen begann mit Frösteln. Die Mittel: Acon; Ferr. p; Gels; Nat. m; Nux v.
3. Absonderung wässrig und scharf: All. c; Ars; Gels; Nat. m.
4. Schnupfen stark und reichlich: All. c;Ars; Nat. m.
5. Geschmacksverlust: Hep; Nat m; Nux v; Puls; Sil; Sulf.

Wir sehen: Das durchgehende Mittel ist: Natr. m., und das hat die Kranke auch ganz schnell gesund gemacht. Ein banaler Schnupfen muß also durchaus nicht erkältungsbedingt sein. Er kann auch ganz andere Ursachen haben. Zugegeben: eine psychische Belastung kann sehr wohl die Widerstandskraft gegen Erkältungen herabsetzen.

Wir gewöhnen uns an, grundsätzlich kein Mittel zu geben, ohne abschließend das entsprechende Arzneimittelbild zu lesen. Das dient der Bestätigung unserer Arbeit mit den Symptomverzeichnissen.

Selbstverständlich wird sich ein Arzneimittelbild niemals 100prozentig mit dem Krankheitsbild decken. Es genügt aber vollauf, wenn ein Teil der Symptome zutrifft. Im Nat. m.-Bild ist noch enthalten: Herzflattern, Kopfschmerzen, Nasenbluten, Brustschmerzen, Atemnot, Magenkrampf und was weiß ich, was noch. Das alles braucht unsere arme Schwester ja nicht auch noch zu haben. Das, was sie hatte, genügte ihr vollauf.

Trotzdem lesen wir stets das ganze Arzneimittelbild. Nun gibt es aber ein Problem: Am Beginn einer Erkrankung wird kaum schon das vollständige Bild ausgeprägt da sein. Es muß sich nämlich erst entwickeln. Wenn jemand erhöhte Temperatur hat und sonst nichts, kann ich ja kein Mittel finden. Ohne Symptome kein Mittel!

Also heißt es: warten. Verfallen Sie nur nicht in Panik. Erlauben Sie doch Ihrem Organismus, seine Krankheit frei zu produzieren. Geben Sie kein Hausmittel, kein Aspirin, kein Zäpfchen, keinen Kräutertee, keine Inhalation, auch nicht mit reinem Wasserdampf. Verzichten Sie selbst auf die bewährten Wadenwickel.

Mit all den Dingen würde ja das Bild nur verfälscht. Abwarten, bis das Bild voll da ist. Ruhig Blut behalten!

Es sind grundsätzlich nur die Symptome verwendbar, die während des akuten Zustandes auftreten. Ob einer schon zehn Jahre an Verstopfung leidet, Gallenkoliken hat und Übelkeit und Drehschwindel ihn plagen, das ist uns bei der Behandlung seines akuten Schnupfens gleichgültig. Es berührt uns auch nicht, ob jemand immer schon ein Choleriker war und täglich einen Teller auf den Boden knallte. Es sei denn, es handelt sich um unsere eigenen Teller. Wenn aber einer, und jetzt kommt's, immer schon ruhig und sanftmütig war und erst seit seiner akuten Erkrankung heftig wird, was man also von ihm gar nicht gewohnt ist, dann ist diese Heftigkeit ein wertvolles Symptom.

Lassen Sie den Kranken in aller Ruhe seine Symptome schildern. Das, was aus ihm spontan heraussprudelt, das ist für uns am brauchbarsten.

Was uns interessiert, ist die Ursache, der Ort, wo die Beschwerden auftreten, der Charakter der Beschwerden, die Umstände, wann wird etwas besser, wann schlechter, z. B. bei Bewegung, bei Kälte, bei Wärme, nach dem Essen. All diese Informationen liefert uns der Patient. Und dann kommt es noch auf unsere Beobachtungen an.

Uns steht ja kein Röntgengerät zur Verfügung, auch kein Labor. Aber wir haben Augen, Nase und Hände. Das ist unser Instrumentarium.

Wir beobachten: Wie liegt der Kranke? Ist er ruhig oder unruhig, zu- oder aufgedeckt? Reißt er das Fenster auf, um Luft zu kriegen? Wie atmet er? Welcher Geruch umgibt ihn? Ist seine Zunge sauber oder belegt? Sind seine Augen gerötet, entzündet, zeigen sie Absonderungen? Ist seine Haut kalt oder heiß, rot oder blaß, feucht oder trocken? Vielleicht klagt der Kranke über kalte Füße, wenn wir sie jedoch anfassen, sind sie warm.

Wie ein Kriminalbeamter in einem verzwickten Fall müssen wir äußerst aufmerksam nach allen Zeichen fahnden, die uns schließlich zum Mittel führen.

Sie dürfen freilich nicht wahllos alle Symptome verwenden. Sie müssen unterscheiden zwischen brauchbaren und unbrauchbaren Symptomen. Zum Beispiel: Das Symptom „Kind weint" können Sie vergessen, denn jedes Kind weint, wenn es Schmerzen hat. Oder ein Kopfschmerz tritt auf, sowohl beim Liegen als auch beim Sitzen als auch beim Gehen. Solche Symptome sind untauglich. Wir brauchen eindeutige Symptome! Fragen Sie einen Kranken: „Haben Sie Verlangen nach frischer Luft?" und er antwortet: „Ja, schon auch", so taugt dieses Symptom nichts. Es ist nicht intensiv. Würde er spontan antworten: „Am liebsten möchte ich dauernd die Fenster aufreißen!", so können wir dieses Symptom „Verlangen nach frischer Luft" verwenden. Es ist intensiv.

Alle Symptome, die plötzlich oder sehr heftig auftreten, sind wertvoll. Die meteorologischen Symptome sind wertvoll: Bei welcher Wetterlage hat sich der Krankheitszustand entwickelt? Auch Träume sind hochwertig, wenn sie auf die Zeit der akuten Erkrankung beschränkt sind. Die widersprüchlichen Symptome sind ebenfalls wertvoll: etwa Hunger bei akuter Krankheit, durstlos bei Fieber, durstlos beim Schwitzen, verlangsamter Puls bei steigender Temperatur u. a.

Wir haben gesehen, worauf es ankommt: Die wichtigen und maßgebenden Symptome sind die, die ausgeprägt, intensiv und spontan sind. Die müssen benutzt werden. Wir machen es so, daß wir uns nun diese Symptome unterstreichen. Mit vier bis acht sorgfältig ausgewählten Symptomen sollte man auskommen.

Vor zwei Tagen bekam ich während des Mittagsschlafes auf der Couch plötzlich einen ganz argen Wadenkrampf links. Es war zum Schreien. Und seither habe ich Schmerzen im Waden beim Gehen. Aber, nachdem ich eine zeitlang gegangen bin, läßt der Schmerz nach. Auch die Kälte draußen verschlimmert die Sache.

Jetzt suchen wir das Mittel; die Ursache ist: Wadenkrampf beim Liegen. Jetzt müssen wir ein wenig improvisieren, denn unter „Ursachen" fehlt die Rubrik „Wadenkrampf". Aber sie finden sie unter „Andere Beschwerden". Und zwar benutzen wir „Wadenkrampf nachts im Bett".

Der Schmerz ist ziehend, siehe unter „Schmerzen" und „Charakter". Fortgesetzte Bewegung bessert die Schmerzen,

siehe unter „Schmerzen" und „Modalitäten". Kälte verschlechtert die Schmerzen, siehe unter „Schmerzen" und „Modalitäten". Was kommt heraus? Rhus t.!

Ich nahm seit heute früh stündlich einen Schluck der Rhus t.-Lösung und jetzt, nach dem fünften Schluck, sind die Schmerzen so gut wie verschwunden.

Na, wie finden Sie dieses Verfahren? Etwas schwierig? Es läßt sich erlernen! Ich versichere Ihnen: Je mehr Sie in diesem Buch lesen und studieren, umso mehr Freude bekommen Sie daran, es auch praktisch auszuprobieren.

Lesen Sie einfach mal die Arzneimittelbilder durch. Sie werden staunen! Und lesen Sie sie bitte wiederholt.

Dann simulieren Sie Behandlungen. Denken Sie an Beschwerden, die schon Ihr Ehepartner, Ihre Kinder, Ihr Freund oder Sie selbst hatten. Setzen Sie die Beschwerden in präzise Symptome um, und suchen Sie nach dem passenden Mittel.

Üben Sie so viel wie möglich theoretisch, ehe Sie mit der Praxis beginnen. Sie müssen sich in diesem Buch so gut auskennen, wie in Ihrer eigenen Tasche. Damit haben Sie die Voraussetzungen zum Erfolg.

Die Regeln auf Seite 290 sollten Sie auch beherrschen, denn sie sind die Grundlage der Homöopathie. Eine andere wichtige Voraussetzung für einen Erfolg ist auch: Wir müssen richtig lesen. Wenn sich die Titel mancher Rubriken auch noch so ähnlich sind, es ist nicht egal, welche Sie benutzen. Da heißt es beispielsweise einmal: „Kalte Getränke bessern", ein andermal „Trinken bessert", dann wieder „nach Trinken besser". Sie müssen sich also im klaren darüber sein: Wird der Zustand beim Trinken besser oder erst nach dem Trinken oder gar nur nach kalten Getränken? Das sind schon Unterschiede!

Außerdem müssen wir die Schilderung der Symptome sehr genau nehmen. Wenn der Kranke a u c h im Liegen schwitzt, können wir die Rubrik „Schweiß im Liegen" nicht verwenden. Wir könnten sie nur verwenden, wenn der Kranke ausschließlich im Liegen schwitzt, und sobald er aufgestanden ist, ist es mit dem Schwitzen vorbei.

Vielleicht behaupten Sie in irgend einem Krankheitsfall, keine Symptome zu haben? Beobachten Sie sich in aller Ruhe genau oder lassen Sie sich von einem anderen Beobachter ein Urteil über Ihren Zustand abgeben. Sie werden erstaunt sein, was da alles herauskommt!

Notieren Sie es.

Da begegnet Ihnen beispielsweise ein Symptom „Wärmeanwendung verschlimmert". Aber Sie lesen einfach darüber hinweg, weil Sie es nicht wissen. Sie haben eben Wärme noch nie angewendet. Warum eigentlich nicht?

Probieren Sie es doch aus: Legen Sie eine Wärmflasche auf Ihr schmerzendes Knie und beobachten Sie, was dann passiert. Spätestens nach einer Stunde wissen Sie es, ob die Schmerzen weniger oder stärker geworden sind. Ebensogut können Sie ein mit kaltem Wasser angefeuchtetes Handtuch auflegen. Oder wenn Sie nicht wissen: „Tut mir der Hals bei Warm- oder Kalttrinken mehr weh?" -probieren Sie es doch aus! Oder: „Verschlechtert Druck den Schmerz?" Drücken Sie doch mal

beherzt drauf, dann wissen Sie es. So erhalten Sie direkt anwendbare Modalitäten.

Kinder müssen wir besonders sorgfältig beobachten, denn sie sind oft nicht in der Lage, ihre Symptome präzise genug zu schildern.

Nehmen wir an, Sie hätten einen Hexenschuß zu behandeln. Auf dem Symptomverzeichnis „Andere Beschwerden", Seite 1 unten, stehen aber fünf Mittel. Welches ist das in diesem Fall richtige?

Sie könnten natürlich jetzt auch eines nach dem anderen ausprobieren. Aber dafür würde sich der Kranke bedanken! Der will ja so schnell wie möglich wieder schmerzfrei sein. Also fragen Sie ganz gezielt:

1. WODURCH (entstand die Krankheit)? = Ursache
2. WO (an welchem Körperteil)? = Lokalisation
3. WAS (sind es für Beschwerden)? = Symptome
4. WIE (äußern sie sich)? = Charakter
5. WANN (wird es besser oder schlechter)? = Modalitäten

Das ist unser Schlüssel, mit welchem wir an jede Symptomatik herangehen.

Die wichtigsten Fragen, die uns am ehesten zum richtigen Mittel führen, sind die erste, die dritte und die letzte. Die Ursache muß absolut hieb- und stichfest sein. „Ich habe beim Umzug einen schweren Schrank getragen und seither...", sowas zählt! Und dazu kommen nur noch Symptome in Frage, die von dem Moment an aufgetreten sind, als der Auslöser stattfand.

Wir beginnen unsere Auswertung, falls eindeutig feststellbar, mit der Ursache. Haben wir keine sichere Ursache, beginnen wir mit dem hochwertigsten Symptom.

Die Empfindungssymptome der vierten Frage sind stets mit Vorsicht zu genießen. Warum?

Ganz einfach: Weil ein- und derselbe Schmerz von dem einen „stechend" und vom andern „reißend" bezeichnet werden kann. Wenn wir aber einen unrichtigen Schmerzcharakter mit ins Spiel bringen, können wir nicht ans richtige Mittel kommen. Nur wenn der Schmerzcharakter eindeutig zu identifizieren ist, kann er als Symptom verwendet werden. Die wichtigsten Symptome und die Ursache müssen durch ein und dasselbe Mittel abgedeckt sein.

Beispiel: Fall Markus, 16 Jahre. Er wacht morgens mit einer akuten Bindehautentzündung am linken Auge auf. Er hat Schmerzen, kann nicht richtig sehen und muß im Bett bleiben. Er meint, es müsse ein Fremdkörper im Auge sein. Wir inspizieren das Auge: Es war gar nichts drin. Auf meine Frage, wo der Junge gestern abend gewesen ist, antwortete er: „Motorradfahren".

„Aber ohne Nummernschild!", ergänzt die Mutter vorwurfsvoll. Ich sage: „Das geht mich nichts an. Aber hatte er Helm- und Gesichtsschutz angelegt?"

„Nein, ohne Gesichtsschutz!"

„Und dabei war so ein Sturm gestern abend!"

Ich verwendete folgende Symptome:

1. Ursache: Kalter, trockener Wind .... Acon.
2. Bindehautentzündung .... Acon.
3. Augen gerötet .... Acon.
4. Helles Licht schlechter .... Acon.

Aconitum ging durch alle Rubriken durch.

Weil der Zustand hochakut war, mußte er jede Viertelstunde einen Schluck der Lösung unserer C-Potenzen nehmen. Nach zwei Stunden trat eine leichte Besserung ein. Danach nahm er halbstündlich einen Schluck, später noch seltener. Am Abend des gleichen Tages war das Auge in Ordnung und nächsten Morgen konnte er wieder zur Arbeit gehen.

Noch als Schüler der Homöopathie versuchte ich einmal, mit zwei Mitteln eine Grippe zu behandeln. Das erste Mittel hatte nicht geholfen, das andere bereits nach der vierten Gabe. Warum?

Beim ersten Mittel wurden wahllos zahlreiche Symptome verwendet. Beim zweiten Mittel wurde die Ursache berücksichtigt und nur wenige wertvolle Symptome nach unserer gezielten Fragestellung benutzt.

Falls Sie aber eine Ursache beim besten Willen nicht eindeutig ermitteln können - vergessen Sie es und beschränken Sie sich auf die sorgfältige Auswertung der Symptome. Sie kommen trotzdem zum Ziel. So machen Sie es auch, wenn mehrere Ursachen gleichzeitig in Frage kommen könnten.

Ich habe eine ganz große Bitte an Sie: Ehe Sie sich entschließen, ein Mittel zu geben, scheuen Sie die Arbeit nicht, es gewissenhaft nach den Kriterien auszuwählen, die wir hier lernen. Ich halte es für regelrecht fahrlässig, wenn in manchen Büchern dem ahnungslosen Laien bei einer Angina entweder

Belladonna oder Mercur empfohlen wird oder, diese beiden Mittel im Wechsel zu geben.

Freilich können Sie mit Mercur eine Mandelentzündung oft wegbringen, nur: Heilung ist das keine! Es ist eine Unterdrückung von Symptomen, die den Kranken teuer zu stehen kommen kann. Denn er wird dafür unter Umständen eine andere, viel schlimmere Krankheit bekommen. Wenn es nach einer unsachgemäßen Mercur-Behandlung „nur" zu wiederholten Rückfällen kommt, ist der Kranke noch glimpflich davongekommen.

Nur wenn bei einer Mandelentzündung eitrige Stippchen und stechende Schmerzen, schmerzhafte Trockenheit im Hals, Speichelfluß, bestimmte Schweißsymptome, übler Geruch, Zahneindrücke auf der Zungenoberfläche u.a. vorhanden sind, handelt es sich um eine Mercur-Angina. Dann, und nur dann darf Mercur gegeben werden!

Wenn Sie sich nicht die Arbeit machen möchten, das richtige Mittel zu suchen, ist es sinnvoller, gar nichts zu tun, als das Falsche zu tun.

Zur Behandlung einer Grippe kommen meist die Mittel Acon, Bell. und Gels. in Betracht. Manchmal noch Ars., Bry., Eup.per, seltener auch noch andere.

Suchen Sie jetzt bitte das außergewöhnliche Mittel für eine 20-jährige Frau mit Grippe.

Krankheitsbild: Sie liegt im Bett, alle Glieder schmerzen. Sie ist sehr matt, und ihre Temperatur beträgt zwischen 39 - 40° C. Trotz des Fiebers ist ihr Gesicht weiß wie die Wand, das ist besonders auffallend. Dann ist ihr ständig schwindelig. Nicht nur, wenn sie sich im Bett aufrichtet, bei jeder Bewegung verschlimmert sich ihr Schwindel. Appetit fehlt, aber Durst ist da. Sie trinkt lieber warm. Sie klagt auch über leichte Kopfschmerzen. Weil Licht ihre Augen schmerzt, wird kein Licht angemacht. Wenn der Schwindel ganz arg wird, gesellt sich auch noch Übelkeit hinzu. Die Frau schwitzt am Oberkörper sehr. Wodurch sie in diesen Zustand kam, kann sie sich nicht denken.

Bitte suchen Sie das Mittel für diese Frau. Überlegen Sie, welches Symptom am intensivsten und hervorstechendsten ist. Das nehmen Sie als erstes. Dann nehmen Sie ein paar weitere Symptome, die Ihnen intensiv genug erscheinen. Das richtige Mittel finden Sie am Schluß des Kapitels „Weitere Fragen?"

Übrigens, diese Frau bekam ihr Mittel, aufgelöst in Wasser, und nach drei Tagen war sie wieder arbeitsfähig.

Bei einem gut gewählten Mittel muß man spätestens nach einigen Stunden eine Wirkung erkennen können. Und die Besserung muß schnell und deutlich sein. Wenn sich während der Behandlung ein Kranker gut fühlt, aber sehr müde wird, ist das in der Regel als gutes Zeichen zu werten: die Heilung hat eingesetzt.

Stellt sich im Verlauf der Behandlung ein ruhiger und tiefer Schlaf ein, darf dieser durch keine weitere Gabe gestört werden. Die nächste Arzneigabe erfolgt in diesem Fall nach dem Erwachen.

Gabenabstände
Sie sind immer abhängig vom Maß der Besserung

Das hochakute Stadium verlangt häufige Gaben

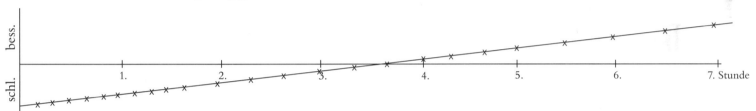

Das akute Stadium verlangt weniger häufige Gaben

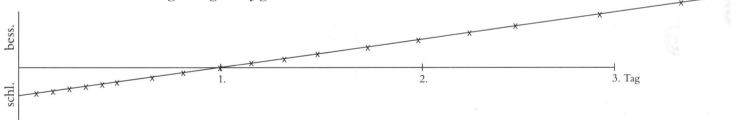

Was die Dosierung der in Wasser aufgelösten Kügelchen betrifft, so gilt folgendes: Je akuter eine Erkrankung ist, je häufiger müssen anfänglich die Schlucke genommen werden. Nach einem Wespenstich in den Mund beispielsweise nimmt man alle paar Minuten einen Schluck. Das ist ja ein hochakuter Zustand. Das gleiche gilt für einen Kollaps. Wenn hingegen jemand morgens mit Halsweh aufwacht, könnte man ihm zunächst stündlich einen Schluck verabreichen. Dauert das Halsweh aber schon einige Tage, genügen drei oder gar nur zwei Schlucke pro Tag, früh und abends.

Manche machen das gar nicht automatisch. Sie geben zunächst nur solange Schlucke, bis eine Besserung eingetreten ist. Dann beobachten sie. Erst wenn eine Mittelwirkung nachläßt oder die Besserung aufhört, wird der nächste Schluck gegeben. Auch das funktioniert, nur muß man beachten, daß der Abstand zwischen den folgenden Gaben nicht größer als zwölf Stunden wird. Liegt etwa ein Durchfall vor, gibt man einen Schluck der Lösung, den nächsten Schluck aber erst beim nächsten Durchfall. So werden dann die Durchfälle immer seltener.

Unsere der Besserung angepaßten Schlucke, geben wir solange weiter, als sie noch eine wahrnehmbare Besserung bringen. Natürlich geben wir sie nicht ewig. Für unsere C-Potenzen sind drei Tage das höchste der Gefühle. Geben sie nämlich Ihrem Kranken die C-Potenz länger als drei Tage, wird aus der gutgemeinten Behandlung eine Arzneimittelprüfung. Das bedeutet: Er wird sauer auf Sie, denn es wird ihm schlecht gehen. Machen sie doch zur Sicherheit täglich einen roten Strich in Ihren Kalender. Nach dem dritten Strich: Schluß mit diesem Mittel!

Ein anderes Mittel kann man, falls nötig, natürlich weitergeben. Aber auch das nächste **Mittel** wiederum **höchstens drei Tage lang.**

Beachten Sie bitte, daß es schon als ein Tag gilt, wenn Sie mit dem Schlucken erst abends beginnen.

Mit einsetzender und fortschreitender Besserung werden die Abstände zwischen den Schlucken beständig vergrößert.

Wenn Sie bei der Angina zunächst viertel- oder halbstündlich einen Schluck gaben, geben Sie nach einsetzender Besserung nur noch jede Stunde einen Schluck und gehen am nächsten Tag, wenn sich der Zuastand noch weiter gebessert hat, auf einen zwei- bis dreistündigen Abstand, oder nur noch drei mal täglich.

Gegner unserer Heilweise behaupten immer wieder, daß die Homöopathie viel zu langsam wirken würde. Das ist barer Unsinn, das Gegenteil ist der Fall. Probieren Sie es doch aus!

Wenn das homöopathische Mittel die richtige Information für den kranken Menschen darstellt, das heißt: wenn das Arzneimittelbild mit dem Krankheitsbild weitgehend identisch ist, dann wird es sofort zu wirken beginnen. Für diesen Vorgang gibt es in unserer Technik viele Beispiele: wenn ich aus einem Parkhaus ausfahren will, wird sich die Schranke vor mir nur heben, wenn mein Parkschein eine ganz bestimmte Information aufweist. Fehlt die Information „Gebühren bezahlt" werde ich das Parkhaus mit dem Wagen nicht verlassen kön-

24

nen. Die richtige Information ist immer wie eine Erlösung und es lohnt sich nach ihr zu suchen.

Nun bitte ich noch, einige Regeln besonders zu beachten: Wenn sich die Hauptbeschwerde nach ihren Gaben innerhalb weniger Stunden nicht bessert, oder der Zustand gar noch schlechter wird, liegen Sie mit Ihrem Mittel falsch. Das Arzneimittelbild stimmt mit dem Krankheitsbild nicht überein. Sie müssen das Mittel absetzen und ein passenderes suchen.

Experimentieren Sie aber bitte nicht tage- oder gar wochenlang umsonst herum, sondern rufen Sie den Arzt. Lassen Sie den Fall abklären. Das beruhigt und Sie können ja hinterher, wenn Sie möchten, trotzdem auch ein homöopathisches Mittel geben.

Auch wenn sich ein Zustand während der Behandlung bedrohlich verschlechtern sollte, müssen Sie, um den Kranken nicht zu gefährden, den Arzt rufen.

Ist es jedoch so, daß sich der Krankheitszustand ändert und sich neue Symptome zeigen, bedeutet das für uns: ein neues Mittel suchen.

Und wenn es überhaupt einen Stillstand im Heilungsvorgang gibt? Nun, dann setzen wir das Mittel ab, weil es ausgedient hat. Für eventuell noch verbliebene Restsymptome suchen wir, nach dem jetzt vorhandenen Bild, ein nächstes Mittel heraus.

Bisher bestand unser Anschauungsmaterial aus Bilderbuchfällen. Jetzt wird es etwas schwieriger, und das entspricht durchaus der Praxis.

Beispiel: Ein 50-jähriger Mann hat sich eine schlimme Erkältung zugezogen. Die Ursache ist bekannt: Er nahm im Januar ein Bad im ungeheizten Badezimmer. Schon gleich nach dem Bad schauerte ihn. Nächsten Morgen erwachte er mit leichtem Fieber und föstelt. Alle Glieder schmerzten. Das Bett erschien ihm härter als sonst. Auch der Hals tat weh. Seine Nase war verstopft mit dickem, weißem Schleim. Wenn er hinausging in die kalte Luft, waren alle Symptome viel schlimmer. Besonders unangenehm war ein ständiger, fast schmerzhafter Harndrang.

Suchen Sie bitte das Mittel für diesen Mann!

Durch dieses Mittel ging am gleichen Tag das Fieber runter, das Frösteln hörte auf, der Harndrang war weg und die Nase frei. Nur der Halsschmerz wurde nicht besser. Der wunde Schmerz war da beim Nichtschlucken, als auch beim Schlucken von Speise. Der Mann war heiser und hatte viel Durst.

Der Blick in seinen Hals zeigte eine dunkelrote Verfärbung. Der Kranke trug einen wollenen Schal um den Hals, das brachte eine gewisse Linderung der Schmerzen.

In den Händen und Fingern hatte er ein merkwürdiges Taubheitsgefühl, das ihn veranlaßte, sich ständig zu bewegen, so daß er nicht zur Ruhe kam. Auch konnte er nachts nicht schlafen.

Suchen Sie bitte das Folgemittel!

Durch dieses Mittel war nach zwei Tagen der Hals geheilt, die allgemeine Unruhe verschwunden und der Schlaf wieder gut. Wie schön! Aber leider war der Mann offenbar immer noch nicht gesund. Denn nach einer halben Woche stellte sich ein starker Husten ein, der den ganzen Leib erschütterte, so daß sich der Kranke jedesmal mit beiden Händen die Brust halten mußte. Der Husten war sehr trocken.

Es löste sich nur selten wenig weißer Schleim.

Bei jedem Hustenanfall mußte er sich sich aufsetzen und bekam einen Schweißausbruch. Der Husten wurde eher beim Ein- als beim Ausatmen ausgelöst.

Suchen Sie bitte auch hierfür das Folgemittel!

Nachdem dieses Mittel drei Tage gegeben wurde, war auch der Husten weggeblieben und der Mann wiederhergestellt. Die Lösung der Aufgabe finden Sie am Schluß des Kapitels „Weitere Fragen?".

Falls Sie alle drei richtigen Mittel gefunden haben, darf man Ihnen gratulieren.

Wie Sie gesehen haben, kann es sein, daß man zur Heilung einer akuten Sache manchmal mehrere Mittel benötigt. Wir geben diese Mittel in der Regel einzelnd und nacheinander. Das hat sich so bewährt.

Vielleicht sind Ihnen, was die Dosierung anbetrifft, auch schon Zweifel aufgekommen: Die paar winzigen lächerlichen Kügelchen sollen eine Heilung zuwege bringen?

Bedenken Sie bitte: Die Homöopathie ist die ganz andere Medizin. Hier gilt nicht „viel hilft viel", sondern im Gegenteil, je kleiner der heilende Reiz, je größer, je umfassender und je tiefer ist seine Wirkung. Man muß sich also lösen von dem stereotypen Schema „dreimal täglich eine".

Das allerdings erfordert von einem Menschen, der sich homöopathisch behandeln läßt ein gewisses Maß an Intelligenz und Mitarbeit. Wer sein homöopathisches Mittel stur tage- und wochenlang weiternimmt, ohne seine persönlichen Reaktionen zu berücksichtigen, der darf sich über zuweilen recht empfindliche Verschlimmerungen seines Zustandes nicht wundern.

Übrigens kommt es nach Gaben einer C 12 ganz selten zu einer sogenannten Erstverschlimmerung. Eine solche kann durchaus ein Zeichen dafür sein, daß die Mittelwahl richtig war. Aber wenn sich die Beschwerden verschlimmern, kann es sich auch schlicht um ein Fortschreiten der Krankheit handeln. In so einem Fall muß man sich fragen, ob man mit seinem Mittel richtig liegt?

Und so stellen wir unsere „Heilenden Schlucke" her:

Es darf dazu weder Sprudel, noch Mineralwasser, noch ein alkoholisches Getränk, noch irgendeine andere Flüssigkeit als nur reines Wasser verwendet werden.

Falls das Leitungswasser bei Ihnen sauber und trinkbar ist, verwenden Sie es direkt aus dem Hahn. Andernfalls kocht man Leitungswasser ab und filtriert es in ein Wasserglas. Aber bitte benutzen Sie dazu keinesfalls Ihren Kaffeefilter, sondern machen Sie das mit einem Trichter aus Plastik. Dann decken Sie das Glas ab und lassen das gefilterte Wasser abkühlen.

Sodann geben Sie einige Streukügelchen (5-7) des herausgefundenen Mittels auf ein Glas Wasser. Sie lösen sich von selber auf.

Ein Metallöffel darf dazu nicht benutzt werden. Fertig - damit haben Sie bereits Ihre Arznei selbst hergestellt und es kann losgehen.

Vor jedem Schluck, der genommen wird, muß diese Lösung mittels Plastiklöffel oft und kräftig umgerührt werden, empfohlen wird etwa zehnmal.

Vielleicht noch ein kurzes Wort zum Wesen homöopathischer Mittel. Sie bestehen aus hochverdünnten und zudem verschüttelten Wirkstoffen, die an neutrale Trägersubstanzen wie zum Beispiel Milchzucker, gebunden werden. Aus der Verdünnungsstufe ergibt sich die sogenannte Potenz. Siehe Fremdwörtererklärung!

Wir arbeiten hier ausschließlich mit C-Potenzen und zwar mit den Potenzen C 12 und C 30. Natürlich gibt es auch noch die D-Potenzen, die LM-Potenzen und noch andere Verdünnungsverhältnisse. Für akute Erkrankungen hat sich jedoch in der Praxis die Potenz C 12 am besten bewährt, weil sie einerseits weicher wirkt, als die D-Potenz und andererseits schneller, als die LM-Potenz. Sogar Schwangere dürfen die C 12 und C 30-Potenzen noch nehmen, ohne böse Überraschungen befürchten zu müssen.

Der Nachteil der C-Potenz ist, daß man sie maximal nur drei Tage lang nehmen darf. Dafür wirkt Sie aber nach den drei Tagen noch wochenlang weiter.

Bitte merken: Ein homöopathisches Mittel der C-Potenz darf maximal nur drei Tage lang genommen werden!

Wie man heilende Schlucke vorbereitet:

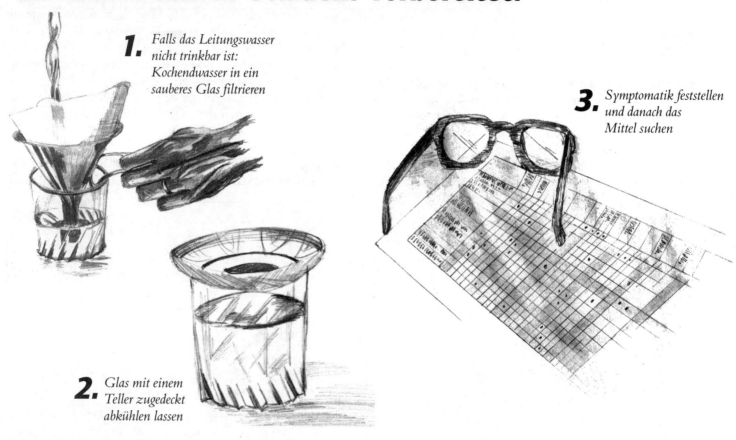

1. *Falls das Leitungswasser nicht trinkbar ist: Kochendwasser in ein sauberes Glas filtrieren*

2. *Glas mit einem Teller zugedeckt abkühlen lassen*

3. *Symptomatik feststellen und danach das Mittel suchen*

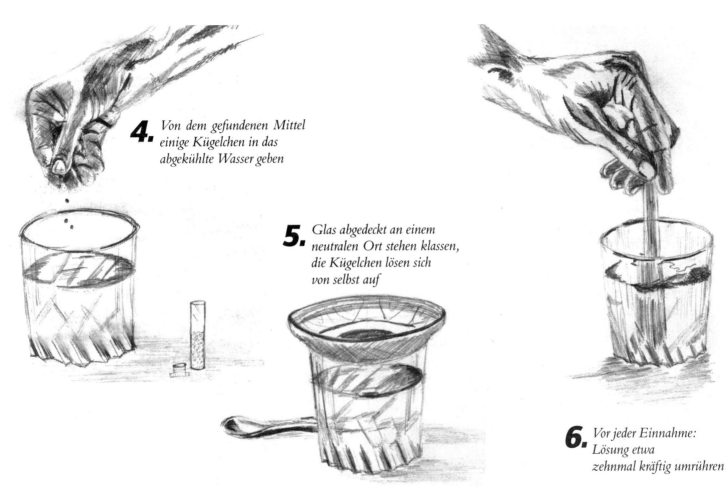

4. *Von dem gefundenen Mittel einige Kügelchen in das abgekühlte Wasser geben*

5. *Glas abgedeckt an einem neutralen Ort stehen klassen, die Kügelchen lösen sich von selbst auf*

6. *Vor jeder Einnahme: Lösung etwa zehnmal kräftig umrühren*

29

Homöopathische Arzneimittel sind überhaupt nicht zu vergleichen mit chemischen Arzneimitteln, wie etwa Penicillin oder Cortison. Sie wirken auf einer völlig anderen Ebene. Homöopathische Arzneimittel sind an stoffliche Träger (Zucker oder Wasser) gebundene Informationen, die an den Organismus abgegeben werden.

Aus dieser Tatsache geht schon hervor, daß homöopathische Mittel äußerst empfindliche Mittel sein müssen. In der Tat: Ihre Wirksamkeit wird beeinträchtigt oder gar zerstört durch die Einwirkung von Sonne, Hitze, Nässe, magnetische Felder oder durch die Berührung mit Metallen. Auch dürfen sie nicht starken Geruchsstoffen (Duftlampen, Kampfer u. ä.) ausgesetzt werden.

Das heißt, die homöopathischen Streukügelchen, Globulis genannt, als auch die daraus hergestellten Schlucke, dürfen nie der Sonne ausgesetzt werden, nie auf der Heizung stehen, niemals in der Nähe von Telefon, Leuchtstoffröhre, elektrischer Weckeruhr, Radio, Fernseher oder anderen elektrischen Geräten aufbewahrt werden. Auch die Nähe von magnetischen Türverschlüssen im Schrank kann schon schädigen. Wenn Sie mit einem Magneten in die Nähe einer bespielten Tonkassette kommen, wäre die darauf gespeicherte Information ja auch sofort „gelöscht".

Dem Thomapyrin macht es nichts aus, wenn es auf dem Fernseher abgelegt wird, aber das homöopathische Mittel geht dort garantiert kaputt. Homöopathische Mittel dürfen auch nicht mit Metall in Berührung kommen. Sie können die „Hei-lenden Schlucke" sogar unterwegs einnehmen. Dazu eignet sich ein absolut sauberes und geruchloses Fläschchen mit einem Kork- oder Kunststoffverschluß. Gemäß dem Rühren im Glas, muß vor jedem Schluck das Fläschchen etwa zehnmal kräftig geschüttelt werden. Das nennt man nachpotenzieren.

Bei der Einnahme homöopathischer Mittel hat man eine optimale Wirkung dann, wenn die Einnahme nüchtern erfolgt, etwa morgens nach dem Erwachen oder abends vor dem Einschlafen. Sonst wird das Mittel etwa eine halbe Stunde vor oder nach dem Essen genommen, und ohne daß Sie vor oder nach der Einnahme etwas trinken oder die Zähne putzen. Es kann auch notwendig werden, eine Mahlzeit etwas zu verschieben.

Man behält die Lösung der „Heilenden Schlucke" stets ein wenig im Mund, ehe man sie hinunterschluckt, weil es auf den Kontakt mit der Mundschleimhaut entscheidend ankommt. Dabei ist es ratsam, etwa vorhandene metallhaltige Prothesen vor der Einnahme aus dem Mund zu nehmen.

Jetzt müssen wir noch über andere Störfaktoren sprechen. Gar mancher ist von der Homöopathie enttäuscht worden, weil die Wirksamkeit des eingenommenen Mittels von bestimmten Nahrungs- und Genußmitteln oder von bestimmten Gebrauchsmitteln vereitelt oder zumindest beeinträchtigt wurde. Zu solchen Störfaktoren zählen zum Beispiel alle ätherischen Öle. Wenn man unter einer homöopathischen Behandlung steht, bedeutet das praktisch, daß man alle Speisen, Getränke und Körperpflegemittel, die intensiv riechen oder schmecken, vermeiden muß.

Alle Mischtees, fast alle Kräutertees, besonders aber Pfefferminz-, Zitronenmelisse- und Kamillentee sowie Kaffee und Cola gelten als solche Störfaktoren. Ebenso alle Pfefferminz-, Kaffee- oder mentholhaltigen Süßigkeiten, Kaugummi und praktisch alle handelsüblichen Zahnpasten.

Auch können alle wohlriechenden Badezusätze und Seifen sowie Parfüms, Kölnischwasser und Deos die Mittelwirkung behindern. Auch die ätherische Öle enthaltenden Einreibungen bei Bronchitis, Massageöle, sogar Babyöle wirken störend.

Verzichten sollte man, wenn's geht, auch auf die Zigarette und beim Essen jedenfalls auf alle scharfen, ausländischen Gewürze wie Curry, Pfeffer, Paprika und ähnliches.

Alle Lebensmittel, die irgend eine arzneiliche Wirkung aufweisen, müssen vermieden werden. Dazu zählen beispielsweise Petersilie, Sauerampfer, Zwiebel, Knoblauch in rohem Zustand; gekocht, gedünstet oder gebraten schaden sie nicht.

Schließlich sind auch alle geschwefelten Trockenfrüchte wie Rosinen wegzulassen. Auch Wein, Weinbrand und Sekt sind verboten.

„Ja, was darf man denn dann überhaupt noch essen, trinken und anwenden?", mögen Sie fragen.

Die Antwort: Nehmen Sie bitte eine möglichst einfache, unkomplizierte und gesunde Kost zu sich.

Wenn man nebenbei bemerken darf: Einen akut Kranken, der jede Nahrungsaufnahme verweigert, zum Essen zu zwingen, ist ein Unding. Lassen Sie ihn in Ruhe! Seine Natur ist mit Sicherheit der bessere Arzt als unsere Logik.

Trinken können Sie bei den meisten Mitteln Obstsäfte; bei allen Mitteln: Wasser, Tafelwässer, wie zum Beispiel Volvic, Milch in jeder Form, Hagebutten-, Malven-, Apfelschalen-, Matetee und Schwarztee (letzteren aber nur wenige Sekunden ziehen lassen!). Wenn Sie Verlangen haben, dürfen Sie auch Bier trinken, es sei denn, es ist bei einem Mittel ausdrücklich verboten. Senf zum Beispiel ist immer verboten, denn es enthält ein starkes ätherisches Öl.

Zum Zähneputzen verwenden Sie Elmex-mentholfrei von Wybert oder einfache Schlemmkreide oder Kochsalz oder auch nur Wasser.

In der Hautpflege behilft man sich, falls nötig, mit einfacher Vaseline.

Was für vereinzelte homöopathische Arzneien zusätzlich noch schädlich sein kann (etwa Alkohol, Essig, saure Sachen u. a.), finden Sie bei den Arzneimittelbildern unter dem Stichwort „Anmerkung".

Eine Patientin wurde ein halbes Jahr lang wegen einer relativ einfachen Sache mit etlichen homöopathischen Mitteln vergeblich behandelt. Nichts, aber auch gar nichts wollte ansprechen bei ihr. Da gestand sie eines Tages, daß sie auf ihr Desodorant nicht verzichtet hatte. Sie ließ auf dringendes Anraten ihres Behandlers den Spray weg, und nach wenigen Tagen begann das homöopathische Mittel zu wirken.

Wenn freilich jemand schwerverletzt in den Felsen der Alpen liegt, sein Haar duftet noch so sehr nach Kräuterschampon und unmittelbar vor seinem Absturz hatte er noch einen heißen Kaffee getrunken, und jetzt steckt womöglich noch ein After Eigth in seinem Mund, so dürfen wir ihn keineswegs aufgeben mit den Worten: „Es hat ja doch keinen Zweck, der Mann ist von ätherischen Ölen total überschwemmt!" Nein, wir müssen ihm das Arnica aus unserer Taschenapotheke geben. Und es wird helfen, zwar sicherlich eingeschränkt, aber besser als gar nicht.

Schließlich wäre zu diesem Thema noch zu sagen, daß selbstverständlich jedes andere Arzneimittel, ob es nun allopathisch oder biologisch sei, während der homöopathischen Behandlung wegzulassen ist.

Das, was auch während einer homöopathischen Behandlung weitergenommen werden *muß*, sind lebenswichtige Medikamente, wie unverzichtbare Herzmittel, Blutdruckmittel, Insulin, blutgerinnungshemmende Medikamente und ähnliche. Diese werden die homöopathische Mittelwirkung zwar beeinträchtigen, aber sicher nicht aufheben.

Sollte Ihnen Ihr Arzt einmal eröffnen: „Ohne Antibiotikum geht es in Ihrem Fall nicht!", müssen Sie es natürlich nehmen. Sie nehmen es aber dann auch in der angegebenen Dosierung und ziehen die Kur von sich aus nicht unnötig in die Länge. In diesem Fall sollten Sie möglichst viel trinken. Um Ihre physiologische Darmflora während einer antibiotischen Behandlung einigermaßen zu schützen, essen Sie bitte drei mal täglich einen Becher Bioghurt mit möglichst rechtsdrehender Milchsäure.

Zugleich aber muß auch gewarnt werden, es mit der Homöopathie nicht zu übertreiben. Das heißt: Wenden Sie die Homöopathie an, wenn es wirklich notwendig ist. Aber nehmen Sie nicht für jedes Zipperlein und bei jeder verhockten Blähung ein homöopathisches Mittel. Ihre Reaktionsfähigkeit stumpft dadurch mit der Zeit ab und die Mittel könnten schließlich, wenn man sie einmal dringend braucht, nicht mehr zufriedenstellend wirken.

Wenn Sie nun diese Benutzungsanweisung studiert haben und Sie stehen vor dem Krankenbett eines Ihrer Schutzbefohlenen, fragen Sie sich erstmal: „Traue ich's mir zu?" Denken Sie bitte an Ihre Verantwortung, von der wir schon im Vorwort sprachen.

Wenn Sie wirklich gelernt haben und Sie sich in der Lage fühlen, wünsche ich Ihnen von Herzen viel Erfolg mit unseren „Heilenden Schlucken".

Die Beschwerden und ihre Symptome

mit Erläuterungen

Bauchschmerzen

Bauchschmerzen können, wie Sie aus den Rubriken ersehen können, die verschiedensten Ursachen haben. Wenn die Ursache klar ist, suchen Sie das Mittel. Gibt es keine Ursache, behandeln Sie eben nur nach den vorhandenen Symptomen und Empfindungen.

Zum Arzt müssen Sie, wenn die Schmerzen trotz gut gewähltem Mittel anhalten oder sich noch verschlimmern, vor allem wenn Sie von leichtem Fieber, Übelkeit und Erbrechen oder von Appetitverlust begleitet sind.

Sehr aufmerksam müssen Sie sein, wenn ein ununterbrochener Bauchschmerz dramatisch brennend, stechend oder schneidend ist, von hohem Fieber (über 39° C) begleitet wird, dem ein heftiger Schüttelfrost vorausgegangen sein kann. Wenn nämlich dazu noch der Bauch aufgetrieben, hart, heiß und sehr schmerzhaft auf Druck ist und sogar die leichteste Bettdecke kaum ertragen wird, kann es sich um eine Bauchfellentzündung handeln, die sofort ärztlich behandelt werden muß. Unbehandelt besteht in diesem Fall akute Lebensgefahr!

Weitere Symptome, die bei Bauchfellentzündung möglich sind: Jede Bewegung und Erschütterung wird vermieden; Jedes Essen und Trinken vermehrt noch den Schmerz; Erbrechen, Stuhlverstopfung, Harnverhaltung; schwacher Puls; zuweilen Ohnmacht.

Eine lebensgefährliche Störung ist auch der Darmverschluß. Seine Symptome: Schmerzen in der Gegend der Störung, Auftreibung des Bauches, Aufhören von Stuhlgang und Winden; dafür Erbrechen, zuweilen sehr heftiges, Durst; verfallenes Aussehen und schwere Kreislaufstörungen kennzeichnen diese lebensbedrohliche Situation. Das ist ein Fall fürs Krankenhaus, und zwar ohne Verzug.

Das gleiche gilt für den Magendurchbruch, der beispielsweise bei Magengeschwürskranken vorkommen kann durch entzündliche Einschmelzung. Symptome: Plötzlich einsetzende starke Schmerzen, eventuell mit Ausstrahlung in die linke Schulter, Bauchdecke bretthart verkrampft. Der Kranke ist nicht mehr fähig, sich gerade aufzurichten. Das ist ein lebensgefährlicher Zustand, der einen sofortigen ärztlichen Eingriff notwendig macht.

Bauchschmerzen können auch Darmkoliken sein. Solche Koliken können infolge eines Ernährungsfehlers oder auch einer Erkältung auftreten. Es gibt noch andere mögliche Ursachen, die Sie gegebenenfalls in den Rubriken unter „Ursachen" finden können. Sie merken bald, ob die Schmerzen auf Ihr genommenes Mittel hin nachlassen.

Auch Bauchschmerzen bei Kindern sind für eine homöopathische Behandlung sehr geeignet. Die Ursachen für solche Schmerzen können vielfältig sein: Eine Erkältung, unverträgliche Speisen, Blähungen, Würmer, Magenüberladung oder einfach ein verdorbener Magen. Die Ursache kann aber ebensogut auf psychischer Ebene liegen: Ärger, Zorn, Kummer. Ziehen Sie bitte immer auch so etwas in Erwägung.

Für Kolikschmerzen bei Kindern kommen die Mittel Bell., Cham., Coloc. und Nux v. in Betracht.

Am besten, wir behandeln unser Kind höchstens drei Tage lang. Wenn sich binnen drei Tagen keine Besserung einstellt, gehen wir zum Arzt.

Wenn jedoch zum Bauchschmerz Ihres Kindes zusätzlich noch Fieber hinzukommt und vielleicht noch Erbrechen, könnte es sich um eine Blinddarmentzündung handeln. In diesem Fall müßten Sie mit Ihrem Kind zum Arzt.

Nebenbei bemerkt: Natürlich kann eine Blinddarmentzündung und erst recht ein Blinddarmreiz homöopathisch behandelt und geheilt werden, aber eben nur vom Fachmann. Bei einem Kind besteht ja auch immer die Möglichkeit einer Vergiftung; auch etwa einer Nahrungsmittelvergiftung. Bitte, das zu beachten!

Ehe Sie mit der Mittelsuche beginnen, stellen Sie bitte eindeutig fest, ob tatsächlich der „Bauch" weh tut oder nur der „Magen".

Lesen Sie bitte auch die Erläuterungen und Symptome unter „Magenschmerzen" und „Verdauungsbeschwerden".

Bauchschmerzen

Ursachen

Ursachen	Acon.	All. c.	Ant. t.	Apis	Arn.	Ars.	Bell.	Bry.	Calend.	Canth.	Carb. v.	Caust.	Cham.	Chin.	Cocc.	Coff.	Coloc.	Dios.	Dulc.	Eup-per.	Ferr. p.	Gels.	Clon.	Hep.	Hyper.	Ign.	Ipec.	Kal. bi.	Kal. c.	Lach.	Led.	Mag-p.	Merc.	Nat. m.	Nux v.	Phos.	Phyt.	Puls.	Pyrog.	Rhus t.	Ruta.	Samb.	Sec.	Sep.	Sil.	Spong.	Staph.	Sulf.	Symph.	Verat.
Ärger und Verdruß, Entrüstung																		•																														•		
Bauchoperation													•																							•												•		
Beleidigung, Kränkung																		•																														•		
Eiscreme							•															•														•														
Erkältung		•	•										•		•	•		•		•				•											•	•														•
Erregung	•														•															•																		•		
Fahren													•				•																																	
feuchtes Wetter							•												•																			•												
Füße, nasse		•													•																			•	•			•					•						
Gurkensalat		•					•																																											
Heben					•			•																																										
Kaltwerden																																	•		•					•									
Nabelbruch																																		•		•														
Obst									•						•		•																			•											•		•
Schnaps																										•																								
Schwangerschaft					•	•	•	•					•				•												•	•	•					•		•						•			•		
Trinken, wenn überhitzt							•									•																				•														
Verstopfung							•	•																									•			•									•				
Wehen, extrem starke	•				•		•						•				•					•						•		•						•		•					•		•				
Zahnung bei Kindern							•						•													•			•				•										•		•				
Zorn							•		•		•																			•																	•	•		
Zwiebeln, nach							•																											•																
Husten		•	•	•	•		•		•				•		•	•			•			•			•		•	•	•				•	•	•	•				•					•	•		•		•

Bauchschmerzen

Charakter und Umstände

Remedy columns (left to right): Acon., All. c., Ant. t., Apis, Arn., Ars., Bell., Bry., Calend., Canth., Carb v., Caust., Cham., Chin., Cocc., Coff., Coloc., Dros., Dulc., Eup.per., Ferr. p., Gels., Glon., Hep., Hyper., Ign., Ipec., Kal. bi., Kal. c., Lach., Led., Mag. p., Merc., Nat. m., Nux v., Phos., Phyt., Puls., Pyrog., Rhus t., Ruta, Samb., Sec., Sep., Sil., Spong., Staph., Sulf., Symph., Verat.

Charakter und Umstände	Acon.	All.c.	Ant.t.	Apis	Arn.	Ars.	Bell.	Bry.	Calend.	Canth.	Carb v.	Caust.	Cham.	Chin.	Cocc.	Coff.	Coloc.	Dros.	Dulc.	Eup.per.	Ferr.p.	Gels.	Glon.	Hep.	Hyper.	Ign.	Ipec.	Kal.bi.	Kal.c.	Lach.	Led.	Mag.p.	Merc.	Nat.m.	Nux v.	Phos.	Phyt.	Puls.	Pyrog.	Rhus t.	Ruta	Samb.	Sec.	Sep.	Sil.	Spong.	Staph.	Sulf.	Symph.	Verat.
anfallsweise				●			●	●					●		●	●	●	●				●	●			●	●	●		●					●	●		●							●					●
Bauch berührungsempfindlich	●																																																	
Bauchlage bess.								●	●										●																	●		●		●										
Beine beugen o. anziehen bess.								●	●										●																			●							●			●		
Bewegung bess.																																					●			●								●		
Bewegung schl.				●				●	●					●								●						●		●				●	●	●	●				●					●	●			
m. Durst									●																																									
Durst, ohne																								●																										
n. Essen			●	●			●						●		●	●	●		●			●				●	●								●	●		●		●				●				●	●	●
n. Essen schl.							●		●				●	●	●	●			●										●							●	●		●		●								●	●	
n. Essen Stunden danach							●		●				●			●										●											●		●												
m. Fieber	●																																																	
m. Harndrang																														●								●												
Hochnehmen des Kindes beruhigt													●																									●												
kalt trinken schl.																		●																								●								
kolikartig, krampfartig	●						●	●	●				●				●									●	●						●		●	●		●		●					●	●	●	●		●
kolikartig b. Babys			●						●				●																																			●		
kolikartig d. Blähungen									●				●				●		●																●			●				●					●			
kolikartig, Blähungen b. Kindern																																●																		
kolikartig, blitzartig, heftig									●																																									
kolikartig, Darmkoliken, Kinder																	●																																	
kolikartig, Druck bess.																	●																●							●										
kolikartig, Druck schl.	●								●																																									
kolikartig, m. Durchfall							●						●																									●												●
kolikartig, essen schl.			●	●				●					●	●					●																			●		●									●	●

Bauchschmerzen

Charakter und Umstände 2

Bauchschmerzen – Charakter und Umstände 2	Acon.	All. c.	Ant. t.	Apis	Arn.	Ars.	Bell.	Bry.	Calend.	Canth.	Carb. v.	Caust.	Cham.	Chin.	Cocc.	Coff.	Coloc.	Dros.	Dulc.	Eupper.	Ferr. p.	Gels.	Glon.	Hep.	Hyper.	Ign.	Ipec.	Kal. bi.	Kal. c.	Lach.	Led.	Mag. p.	Merc.	Nat. m.	Nux v.	Phos.	Phyt.	Puls.	Pyrog.	Rhus t.	Ruta	Samb.	Sec.	Sep.	Sil.	Spong.	Staph.	Sulf.	Symph.	Verat.
kolikartig, krampfartig	●						●	●					●				●										●	●				●			●	●		●		●						●	●	●		●
" verdorbener Magen											●																		●							●			●											
" Nabelkolik b. Kindern													●																																					
" Sitzen oder Liegen bess.																																				●														
" Umhergehen bess.																							●														●		●							●				
" Wärmeanwendung bess.							●						●				●																●				●								●					
" warme Getränke bess.	●																																																	
" Wassertrinken, nach													●																					●	●			●												
" Windabgang bess.	●											●			●	●	●										●								●			●												●
" Windabgang bess. nicht															●	●																																		
" m. zornigem Schreien Kdr.													●																																					
" zusammengekrümmt													●																			●	●																	
" zusammenkrümmen bess.																	●																																	
Lagewechsel bess. nicht	●																																																	
Liegen bess. (a. Bauch: Rhus t.)								●		●																							●		●															
Liegen schl.			●				●										●													●										●		●								
nachts schl.																	●																																	●
Schmerzen ziehend								●																																										
Sitzen schl.		●												●																					●					●			●			●				
m. Steifheit d. Glieder																														●																				
n. Stuhlgang bess.							●	●			●						●					●														●				●					●			●		
m. Übelkeit							●	●			●		●	●																		●	●			●		●			●				●					
Wärme bess.							●			●	●	●					●																●				●								●		●	●		
Wärme schl.								●																																										
zusammenkrümmen bess.							●				●	●	●				●											●	●			●				●	●					●							●	

38

Durchfall

Ursachen hierfür können sein: durchfallveranlassende Nahrungsmittel, eine Erkältung, Gemütsbewegungen und manches andere. Man sollte auch immer an eine mögliche Lebensmittelvergiftung denken. Die Symptome sind: Übelkeit mit Erbrechen, Kreislaufschwäche und zuweilen Fieber, und das alles bei wiederholten Durchfällen. Ein akuter Durchfall läßt sich im allgemeinen gut behandeln. Auch der heftigste Durchfall sollte nach einer zweitägigen Selbstbehandlung nachlassen. Wenn zum Durchfall andere Beschwerden wie Fieber und Kreislaufbeschwerden hinzukommen, die Stühle wäßrig, hell oder blutig sind, sollten Sie sicherheitshalber den Arzt rufen. Bei schon tagelang dauernden starken Durchfällen kann der dadurch entstandene Wasser- und Mineralienverlust, besonders bei geschwächten Personen, bei Alten und Kindern, beunruhigend sein. Den Mineralienhaushalt ausgleichen kann man mit Gemüse-Frischsäften, Obstsäften, Buttermilch, Sanddornsirup und Hagebuttenmark. Eine solche Ergänzung der Mineralien ist besonders auch beim Durchfall des Babys wichtig. Hier können heftige Durchfälle schon am ersten Tag gefährlich werden, wenn die notwendigen Mineralstoffe nicht ersetzt werden. Am sichersten fahren Sie, wenn Sie in ein Litermaß ein Drittel Orangensaft geben und dann mit Wasser oder Mineralwasser auf 1 Liter auffüllen. Danach kommt noch ein Eßlöffel Zucker und ein gestrichener Kaffeelöffel Kochsalz hinzu. Diese gut vermengte Lösung geben Sie dem Baby oder Kleinkind löffelweise ein. Wer nach dem Genuß von Muscheln Durchfall bekommt, braucht Arsen.

Lesen Sie auch die Erläuterungen und Symptome unter „Verdauungsbeschwerden".

Durchfall

Ursachen

Ursachen	Acon.	All. c.	Ant. t.	Apis	Arn.	Ars.	Bell.	Bry.	Calend.	Canth.	Carb v.	Caust.	Cham.	Chin.	Cocc.	Coff.	Coloc.	Dros.	Dulc.	Eupper.	Ferr. p.	Gels.	Glon.	Hep.	Hyper.	Ign.	Ipec.	Kal. bi.	Kal. c.	Lach.	Led.	Mag. p.	Merc.	Nat. m.	Nux v.	Phos.	Phyt.	Puls.	Pyrog.	Rhus t.	Ruta	Samb.	Sec.	Sep.	Sil.	Spong.	Staph.	Sulf.	Symph.	Verat.
Ärger und Zorn													●				●																														●	●		
Abführmittel												●			●									●												●														
Abstillen, Entwöhnen															●																																			
n. akuten Krankheiten												●			●																																	●		
n. Alkoholmißbrauch			●				●																								●					●												●		
b. alten Menschen							●										●																			●														
d. Angst																						●																							●					
n. Anstrengung							●																																●	●										
Auftritt, Prüfung, Erwartung																						●																												
n. Bier														●																●																		●		
n. Birnen								●																																										●
n. blähenden Speisen								●																														●												
n. Diätfehler							●																				●								●	●		●							●					
n. Eisgenuß							●	●			●																●											●												
n. Erkältung	●	●					●	●	●				●	●	●												●						●		●	●		●				●			●			●		●
n. Erkältung b. feuchtem Wetter														●																					●					●										
b. Erregung, Aufregung																						●				●							●												●					●
d. erregende Nachrichten																						●																												
n. Fahrten oder Reiten																	●																																	
n. fettem Essen													●															●										●										●		
b. feuchter oder nasser Kälte																			●															●						●										
b. Fieberschüben, unterbrochenen							●										●							●														●		●										
d. Fleisch, verdorbenes							●																																											
i. Frühjahr									●																						●																			
b. Gastro-Enteritis, akuter			●				●										●										●	●							●															●

Durchfall

Ursachen 2

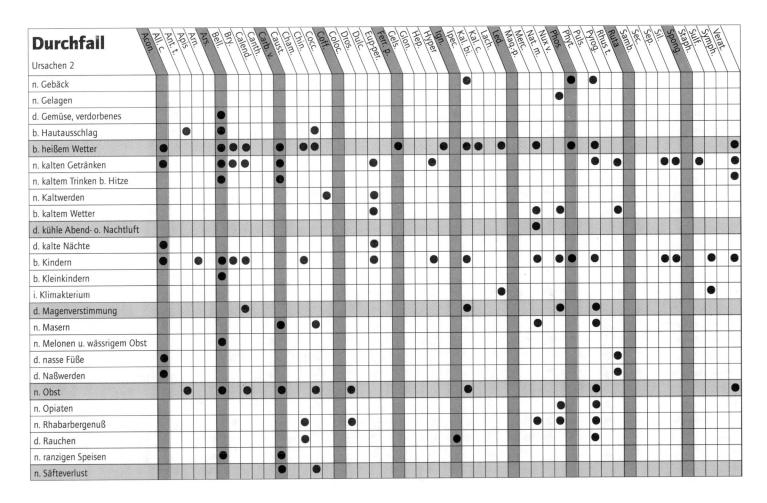

Ursachen 2	Acon.	All. c.	Ant. t.	Apis	Arn.	Ars.	Bell.	Bry.	Calend.	Canth.	Carb. v.	Caust.	Cham.	Chin.	Cocc.	Coff.	Coloc.	Dros.	Dulc.	Eupper.	Ferr. p.	Gels.	Glon.	Hep.	Hyper.	Ign.	Ipec.	Kal. bi.	Kal. c.	Lach.	Led.	Mag-p.	Merc.	Nat. m.	Nux v.	Phos.	Phyt.	Puls.	Pyrog.	Rhus t.	Ruta	Samb.	Sec.	Sep.	Sil.	Spong.	Staph.	Sulf.	Symph.	Verat.
n. Gebäck																													●								●	●												
n. Gelagen																																			●															
d. Gemüse, verdorbenes							●																																											
b. Hautausschlag				●			●									●																																		
b. heißem Wetter	●						●	●	●				●	●	●								●			●		●	●	●				●			●													●
n. kalten Getränken	●						●	●	●											●					●															●					●	●		●		●
n. kaltem Trinken b. Hitze													●																																					●
n. Kaltwerden														●						●																														
b. kaltem Wetter																				●														●		●				●										
d. kühle Abend- o. Nachtluft																				●																														
d. kalte Nächte	●																			●																														
b. Kindern	●					●	●	●	●								●									●									●	●			●							●	●		●		●
b. Kleinkindern							●																																											
i. Klimakterium																																●																●		
d. Magenverstimmung									●																		●								●			●												
n. Masern													●			●																		●				●												
n. Melonen u. wässrigem Obst							●																																											
d. nasse Füße	●																																							●										
d. Naßwerden	●																																							●										
n. Obst				●			●		●								●	●																●				●											●
n. Opiaten																																			●			●											
n. Rhabarbergenuß														●			●																	●				●											
d. Rauchen														●																			●					●											
n. ranzigen Speisen							●						●																																				
n. Säfteverlust													●		●																																		

41

Durchfall

Ursachen 3

	Acon.	All. c.	Ant. t.	Apis	Arn.	Ars.	Bell.	Bry.	Calend.	Canth.	Carb. v.	Caust.	Cham.	Chin.	Cocc.	Coff.	Coloc.	Dros.	Dulc.	Eupper.	Ferr. p.	Gels.	Glon.	Hep.	Hyper	Ign.	Ipec.	Kal. bi.	Kal. c.	Lach.	Led.	Mag. p.	Merc.	Nat. m.	Nux v.	Phos.	Phyt.	Puls.	Pyrog.	Rhus t.	Ruta	Samb.	Sec.	Sep.	Sil.	Spong.	Staph.	Sulf.	Symph.	Verat.
n. Saurem			●				●		●								●														●					●												●		
n. Schreck	●																						●			●											●	●	●											●
i. d. Schwangerschaft			●												●	●			●																		●	●						●				●		
n. Schweinefleisch	●																																					●												
n. schweren, derben Speisen														●												●												●												
See, an der							●		●																																									
n. Sitzen/Liegen a. feuchtem Boden																		●																																
Sommerdurchfall									●																														●											
n. Stehen auf feuchtem Boden																		●																						●										
n. Süßigkeiten																																	●															●		
n. Überanstrengung																																								●										
n. Überessen																																				●														
n. Verbrennungen							●																																											
n. verdorbenen Speisen (Fleisch)							●					●																																						
n. Verletzung					●																																													
d. Wasser, infiziertes																																							●											
d. Wassertrinken				●	●		●		●								●													●						●											●		●
d. Wetterwechsel	●								●									●								●									●					●					●					
n. Wild, abgelagertem							●					●																			●																			
n. Wildgenuß																																								●										
d. Wind, kalten	●																	●																																
b. Zahnung v. Kleinkindern	●				●		●	●	●				●		●	●	●	●			●	●					●	●					●			●									●	●		●		
n. Zorn	●						●		●				●				●												●							●									●					
d. Zugluft	●																																			●									●					
n. Zwiebelgenuß																																				●			●										

42

Durchfall

Modalitäten

Modalität	Acon.	All. c.	Ant. t.	Apis	Arn.	Ars.	Bell.	Bry.	Calend.	Canth.	Carb. v.	Caust.	Cham.	Chin.	Cocc.	Coff.	Coloc.	Dros.	Dulc.	Eup-per.	Ferr. p.	Gels.	Clon.	Hep.	Hyper.	Ign.	Ipec.	Kal. bi.	Kal. c.	Lach.	Led.	Mag. p.	Merc.	Nat. m.	Nux v.	Phos.	Phyt.	Puls.	Pyrog.	Rhus t.	Ruta	Samb.	Sec.	Sep.	Sil.	Spong.	Staph.	Sulf.	Symph.	Verat.
abends u. nachts schl.							●													●														●				●		●		●								●	
a. Bauch liegend bess.																		●																			●					●								
Bettwärme bess.																		●																●											●					
Bewegung schl.					●	●	●	●	●			●															●							●	●			●		●										●
Drang n. Stuhlgang bess.	●			●			●	●	●				●		●				●	●				●													●					●								
Drang n. Stuhlgang schl.							●		●					●																●							●							●					●	
Eiscreme schl.							●		●			●						●																						●										
n. Essen u. Trinken schl.					●		●		●		●		●		●	●		●	●													●		●	●					●									●	●
feuchtes Wetter schl.							●																									●					●			●									●	
feuchtkaltes Wetter schl.																			●															●						●										
Gehen schl.																●																		●																
kalte Getränke schl.							●	●	●							●	●		●							●														●					●	●				●
Liegen bess.									●																									●																
morgens schl.					●		●											●	●									●		●				●	●	●		●										●		●
Stehen schl							●		●								●																															●		

Durchfall

Charakter

	Acon.	All. c.	Ant. t.	Apis	Arn.	Ars.	Bell.	Bry.	Calend.	Canth.	Carb. v.	Caust.	Cham.	Chin.	Cocc.	Coff.	Coloc.	Dios.	Dulc.	Eupper.	Ferr. p.	Gels.	Glon.	Hep.	Hyper.	Ign.	Ipec.	Kal. bi.	Kal. c.	Lach.	Led.	Mag-p.	Merc.	Nat. m.	Nux v.	Phos.	Phyt.	Puls.	Pyrog.	Rhus t.	Samb.	Sec.	Sep.	Sil.	Spong.	Staph.	Sulf.	Symph.	Verat.
m. Abkühlung d. Körpers							●				●	●																●						●						●									●
abwechselnd hart u. weich							●																							●					●		●												
m. Aftervorfall																			●																														
Bällchen																																		●		●	●							●			●		●
m. Bauchkrämpfen							●										●																				●												
Bauchschmerzen vor Entleerung							●	●							●				●											●							●												
Bett, treibt aus dem									●	●					●									●	●																							●		
biliös b. Gallenanfall					●		●							●	●		●					●																									●		●
m. Blähungen												●	●																																				
breiig									●			●																						●										●	●				
m. Brennen im After							●		●		●	●																		●				●													●		●
brennend, ätzend, scharf, wund						●	●			●		●	●	●			●																●		●	●	●										●	●	●
Drang häufig				●	●		●										●																	●			●												
Drang plötzlich									●			●				●														●	●									●				●					
Drang schmerzhaft	●						●	●				●														●		●	●						●		●				●			●					
Drang schmerzhaft hinterher							●	●				●															●			●											●			●					
" " während Entleerung							●					●							●															●	●									●					
dünn u. wässrig	●				●	●	●		●					●										●				●	●	●							●										●		
dunkelgefärbt						●	●					●																			●	●			●														●
m. Durst a. kleine Schlucke Wasser							●																																										
m. Erbrechen u. Übelkeit					●	●	●	●							●				●									●		●				●	●	●	●						●				●		●
m. Erbrechen b. Kindern	●				●	●	●	●	●						●		●											●		●					●							●	●				●		●
m. Erbrechen sofort n. Essen/Trinken							●	●																													●	●											
erschöpfend, ermattend, schwach			●	●	●	●	●				●				●		●											●		●					●	●				●	●		●	●			●		●
n. Essen			●		●		●	●					●	●	●	●	●	●			●					●	●	●	●						●	●	●			●			●	●		●	●	●	●

44

Durchfall

Charakter 2

	Acon.	All. c.	Ant. t.	Apis	Arn.	Ars.	Bell.	Bry.	Calend.	Canth.	Carb. v.	Caust.	Cham.	Chin.	Cocc.	Coff.	Coloc.	Dros.	Dulc.	Eup. per.	Ferr. p.	Gels.	Glon.	Hep.	Hyper.	Ign.	Ipec.	Kal. bi.	Kal. c.	Lach.	Led.	Mag. p.	Merc.	Nat. m.	Nux v.	Phos.	Phyt.	Puls.	Pyrog.	Rhus t.	Ruta	Samb.	Sec.	Sep.	Sil.	Spong.	Staph.	Sulf.	Symph.	Verat.
m. Fieber							•						•		•	•						•	•										•			•	•	•	•										•	•
flüssig						•	•		•	•			•	•	•	•	•	•				•					•						•	•	•	•	•								•	•			•	•
frierend m. kaltem Stirnschweiß																																																		•
m. Frösteln							•	•																•									•		•	•	•	•		•									•	•
m. Frösteln, vorher							•																													•	•	•											•
gärend, laut, spritzend					•								•											•												•	•	•											•	•
gelb				•			•					•			•	•		•		•	•	•		•		•		•	•	•	•			•		•				•	•			•	•			•		
Geruch aashaft, kadaverartig			•	•	•	•	•						•	•		•	•							•			•			•							•									•		•	•	•
Geruch faulig				•			•	•				•	•	•	•	•	•	•		•				•			•									•	•	•						•	•		•	•	
Geruch n. Käse, verdorbenem									•																		•																							
geruchslos																														•				•		•				•										•
Geruch sauer						•	•						•				•							•										•		•								•	•			•	•	•
Gliederzittern, Herzklopfen							•																																											
grün	•		•	•	•		•	•		•					•	•			•					•										•	•	•	•			•	•			•	•			•	•	•
grünlich-schleimig b. Zahnung													•																																					
häufig	•						•						•	•										•		•	•								•			•		•					•			•	•	•
heftig																						•																												
hellgefärbt				•			•						•			•								•		•		•	•						•	•								•	•			•		
knotig				•	•	•	•								•													•	•	•	•			•		•	•	•							•	•		•	•	•
m. Kollaps							•						•																												•									•
Krämpfe							•	•	•				•				•												•						•	•									•			•	•	•
Krämpfe vorher								•					•				•												•				•	•		•	•											•	•	•
m. Kreislaufschwäche, Ohnmachtsneigung							•					•																					•	•	•	•	•				•								•
morgens n. d. Aufstehen							•		•										•														•	•	•	•		•										•	•
m. Schwäche u. Leere i. Magen												•					•					•				•							•	•	•	•	•						•		•			•	•

45

Durchfall

Charakter 3

	Acon.	All. c.	Ant. t.	Apis	Arn.	Ars.	Bell.	Bry.	Calend.	Canth.	Carb. v.	Caust.	Cham.	Chin.	Coc. C.	Coff.	Coloc.	Dros.	Dulc.	Ferr. p.	Gels.	Glon.	Hep.	Hyper.	Ign.	Ipec.	Kal. bi.	Kal. c.	Lach.	Led.	Mag.-p.	Merc.	Nat. m.	Nux v.	Phos.	Phyt.	Puls.	Pyrog.	Rhus t.	Ruta	Samb.	Sec.	Sep.	Sil.	Spong.	Staph.	Sulf.	Symph.	Verat.
nachmittags							•	•					•								•							•									•	•									•		
nachts: vor Mitternacht																																						•		•									
nachts: nach Mitternacht							•		•								•			•			•					•							•		•							•			•	•	
plötzlicher					•							•								•								•						•	•			•	•	•				•	•		•		•
plötzliche Entleerung					•															•								•						•	•				•	•				•	•		•		
wie Reiswasser			•	•		•								•																				•															•
schaumig						•							•				•										•	•	•																		•		
Schlaf, während									•																																						•		
schleimig						•	•	•	•	•		•	•	•			•		•		•						•	•	•	•			•	•	•	•											•		•
schmerzhaft								•					•				•									•		•						•		•								•			•	•	
schmerzlos					•	•											•			•	•	•			•			•						•		•			•	•				•			•		•
Schmerz stechend b. Stuhlgang													•													•								•										•			•		
m. Schweiß, kaltem				•		•																																						•	•				•
Stühle gelb und wässrig					•									•	•	•		•										•						•	•												•		
Stühle heiß und stinkend							•						•																					•													•	•	
tagsüber, nur								•		•					•								•						•					•	•														
m. Übelkeit vorher								•																					•					•						•				•				
Unverdautes, z. Teil					•	•		•						•	•			•			•		•											•		•				•			•				•		•
unwillkürlich				•	•	•						•													•										•				•					•			•		•
unwillkürlicher Stuhl b. Winden	•	•					•					•		•																				•	•	•												•		
wässrig, braun			•	•			•			•				•					•	•									•					•	•	•			•				•				•		•
wässrig, grün	•						•	•	•	•				•					•	•	•		•						•					•													•		•
wenig	•						•	•		•							•								•									•	•									•			•		
m. Winden												•	•				•				•								•	•				•	•										•	•	•		
wundmachend							•								•	•																		•					•								•		

46

Erbrechen

Ein Erbrechen mag noch so schrecklich empfunden werden, aber es ist noch lange nicht das Ende. Es kann bei einer akuten Verdauungsstörung erfolgen, die natürlich auch stets ihre Ursache hat. Es kann eine Überladung des Magens sein (zu deutsch: man hat sich überfressen!), zu schnelles Hinunterschlingen der Speisen, zu fettes Essen, alkoholische Getränke, Vergiftung, Erkältung; Fahren im Wagen oder zur See, Ärger, Gehirnerschütterung und anderes mehr. Sie müssen herauskriegen, was dieses Erbrechen ausgelöst hat. Haben Sie die tatsächliche Ursache und nicht bloß eine Vermutung, werden Sie mit dem richtig gewählten Mittel sehr schnell Erfolg haben. Haben Sie keine konkrete Ursache und das Erbrechen hält, trotz Ihrer Behandlung, unvermindert an, müssen Sie zum Arzt. Übrigens: Wenn Sie sich erbrechen müssen, weil Sie sich geärgert haben, wird Ihnen in der Regel Cham. helfen.

Lesen Sie auch die Erläuterungen und Symptome unter „Verdauungsbeschwerden", „Übelkeit", „Bauchschmerzen" und „Durchfall".

Erbrechen

Ursachen

Ursachen	Acon.	All. c.	Ant. t.	Apis	Arn.	Ars.	Bell.	Bry.	Calend.	Canth.	Carb. v.	Caust.	Cham.	Chin.	Cocc.	Coff.	Coloc.	Dros.	Dulc.	Eup.-per.	Ferr. p.	Gels.	Glon.	Hep.	Hyper.	Ign.	Ipec.	Kal. bi.	Kal. c.	Lach.	Led.	Mag.-p.	Merc.	Nat. m.	Nux v.	Phos.	Phyt.	Puls.	Pyrog.	Rhus t.	Ruta	Samb.	Sec.	Sep.	Sil.	Spong.	Staph.	Sulf.	Symph.	Verat.
Ärger und Zorn	●							●					●				●									●	●									●												●		●
Alkoholvergiftung																																				●														
Autofahrt					●	●	●								●							●														●		●							●				●	
Gemüse, verdorbenes								●						●																																				
b. Husten			●		●	●	●		●				●		●	●		●						●			●	●	●		●				●	●									●	●	●	●		
d. Husten: Schleimerbrechen			●															●																			●													●
Keuchhusten																		●									●																							
n. Kränkung																																					●								●					
Magenreizung								●																												●	●	●												●
Nahrungsmittel-Vergiftung								●						●																						●														
n. Operationen i. Bauchraum	●																																			●	●										●			
Reisen zur See u. Flug								●							●	●								●						●						●								●	●					
Scharlach								●																																										
b. Schwangerschaft				●			●		●						●							●							●		●					●								●	●					
" m. großer Anstrengung				●																																														
" milchig																																													●					
" v. Schleim																																				●														
" m. Speichelfluß				●																																												●		
" m. starker Übelkeit																												●		●						●								●				●		
" m. trockener Zunge																																																		
n. schweren, fetten Speisen																																				●		●										●		
b. Trinkern						●																								●	●					●												●		
m. Übelkeit			●					●																												●		●												●
Überessen, Durcheinanderessen																																				●														
Ursache, ohne erkennbare			●																																															

48

Erbrechen

Charakter

	Acon.	All. c.	Ant. t.	Apis	Arn.	Ars.	Bell.	Bry.	Calend.	Canth.	Carb. v.	Caust.	Cham.	Chin.	Cocc.	Coff.	Coloc.	Dros.	Dulc.	Eupper.	Ferr. p.	Gels.	Glon.	Hep.	Hyper.	Ign.	Ipec.	Kal. bi.	Kal. c.	Lach.	Led.	Mag. p.	Merc.	Nat. m.	Nux v.	Phos.	Phyt.	Puls.	Pyrog.	Rhus t.	Ruta	Samb.	Sec.	Sep.	Sil.	Spong.	Staph.	Sulf.	Symph.	Verat.
bitter	●			●	●	●	●	●					●		●		●		●							●								●	●	●	●	●	●	●				●	●	●		●		●
m. Blähungen u. Aufstoßen				●											●																																			
Brechreiz ohne zu erbrechen				●			●	●	●	●					●												●								●			●							●		●		●
Brechreiz m. kaltem Schweiß																																						●												●
m. Durchfall							●												●								●										●	●												●
m. Durst	●						●						●																					●											●					●
m. Durst auf Kaltes				●																																●														●
b. Fieber	●				●	●	●	●					●						●								●				●			●																●
m. Frösteln							●						●						●	●	●							●		●		●		●		●		●		●										●
v. Galle, morgens															●								●																					●						
Gesicht blaß				●																				●																										●
Glieder kalt																																																		
grün	●			●			●		●	●					●		●				●								●				●		●	●	●	●		●	●									●
grün - gelb	●						●			●			●						●		●								●							●	●	●												
m. Kreislaufschwäche				●			●																													●								●						
Magen druckempfindlich																																				●													
sauer, scharf							●	●					●					●								●								●	●												●			
schaumig	●	●	●	●			●				●																							●	●	●		●												●
schleimig			●				●	●				●			●			●									●	●	●	●					●	●		●		●										
Schleimiges b. Husten				●													●										●									●		●								●				
m. Schwäche				●			●																							●						●													●
i. Schweiß							●								●	●			●									●					●			●													●	
m. kaltem Schweiß				●																								●																						●
m. Speichelbildung, starker																												●									●													
zäh				●			●								●									●			●	●	●	●						●				●			●	●	●					●

49

Erbrechen

Modalitäten

Modalitäten	Acon.	All. c.	Ant. t.	Apis	Arn.	Ars.	Bell.	Bry.	Calend.	Canth.	Carb. v.	Caust.	Cham.	Chin.	Cocc.	Coff.	Coloc.	Dros.	Dulc.	Eup-per.	Ferr. p.	Gels.	Glon.	Hep.	Hyper	Ign.	Ipec.	Kal. bi.	Kal. c.	Lach.	Led.	Mag-p.	Merc.	Nat. m.	Nux v.	Phos.	Phyt.	Puls.	Pyrog.	Rhus t.	Ruta	Samb.	Sec.	Sep.	Sil.	Spong.	Staph.	Sulf.	Symph.	Verat.
Bewegung schl.			●				●	●							●													●	●		●					●														●
n. Bücken																													●																					
vor Durchfall							●																									●						●												
erleichtert allg.	●		●				●														●								●							●		●												●
n. jedem Essen			●				●		●				●		●				●		●					●	●	●	●	●						●		●							●	●		●		●
n. Essen, längere Zeit																																																		
n. Essen, sofort					●		●	●															●					●	●																					
fette, schwere Speisen schl.																													●								●													
Getränke, heiße bess.							●																																											
Getränke, kalte bess.																														●						●														
Getränke, warme schl.								●																							●					●		●		●	●									
n. Getränken überhaupt	●		●				●	●									●	●			●								●							●								●		●				●
n. Getränken, sofort nach							●	●													●								●							●														
n. Getränken n. kleinstem Schluck				●			●	●																					●							●														
" sobald i. Magen warm																													●									●												
hinlegen bess.								●																												●														
Kälte, kalte Speisen schl.																																													●					
b. leerem Magen																													●																					
n. Liegen schl.				●																																				●										
m. Magenschmerz																													●																					
Milch schl.				●											●																														●					
n. Opiaten														●																																				
b. Schwindel							●							●			●							●							●		●	●		●														●
Regel, in Verbindung m. d.													●																●	●	●					●	●	●										●		●
bess. Übelkeit nicht					●			●	●						●		●							●					●									●								●			●	●

50

Erkältung

Eine Erkältung, auch eine fieberhafte, homöopathisch zu behandeln, ist eigentlich keine Hexerei - wenn man's kann. Hilfreich ist es, wenn man eine eindeutige Ursache feststellen kann, zum Beispiel: naßgeworden oder Zuglufteinwirkung und ähnliches. Wenn jedoch das Fieber bei einer Erkältung Ihres Kindes nach einer drei- bis viertägigen Behandlungsdauer nicht zurückgeht, sollten Sie den Arzt holen. Ebenso, wenn es zu Komplikationen wie Atembeschwerden kommt, zu starken Kopfschmerzen mit Nackensteife oder wenn das Kind vor Schmerzen schreit. Liegt eine Erkältung vor, aber die Erkältung kommt nicht richtig raus, das heißt: Man hat zwar kein Fieber, ist aber müde und schlapp, dann schafft oft Aconitum klare Verhältnisse. Als Reaktion kann sich dann für einige Stunden Fieber einstellen.

Erkältung

Ursachen

Ursachen	Acon.	All. c.	Ant. t.	Apis	Arn.	Ars.	Bell.	Bry.	Calend.	Canth.	Carb v.	Caust.	Cham.	Chin.	Cocc.	Coff.	Coloc.	Dros.	Dulc.	Euphor.	Ferr. p.	Gels.	Glon.	Hep.	Hyper.	Ign.	Ipec.	Kal. c.	Kal. bi.	Lach.	Led.	Mag. p.	Merc.	Nat. m.	Nux v.	Phos.	Phyt.	Puls.	Pyrog.	Rhus t.	Ruta	Samb.	Sec.	Sep.	Sil.	Spong.	Staph.	Sulf.	Symph.	Verat.
Abkühlung b. Überhitzung	●						●		●			●																												●						●				
Ärger u. Zorn	●		●				●	●	●					●	●		●					●						●	●		●				●	●		●		●				●			●			
Angst	●						●															●																												
Anstrengung, körperliche						●	●														●														●	●				●					●				●	
Arbeit i. Wasser																																								●										
Baden								●	●												●																			●								●		
Durchnässung	●							●	●					●							●			●														●		●				●	●					
Durchnässung b. heißem Wetter																																					●													
Durchnässung, wenn überhitzt	●																																							●				●	●					
Entblößen des Kopfes																										●																								
Enttäuschung																										●				●			●	●	●			●							●		●			●
feuchtes Wetter		●	●				●					●							●			●	●							●					●			●		●					●	●		●		●
i. frischer Luft, regelmäßig																																●																		
Frühjahr			●					●														●								●	●																			
Fußschweiß unterdrückt																																													●					
Haarschneiden								●																●								●			●	●		●							●					
n. Heißwerden, Überhitzung	●			●	●			●	●			●												●							●				●	●	●			●					●	●				
kalt-feuchter Aufenthalt																			●																					●										
kaltes Wetter												●																																	●					
kalt-feuchtes Wetter		●																	●																					●	●									
kalte Füße																																						●		●					●					
i. kalten Nächten heißer Tage	●											●							●																					●										●
Kälte und Nässe		●																	●																					●										
Kalttrinken																			●																					●										
Kalttrinken, wenn erhitzt									●				●																			●								●	●									

Erkältung

Ursachen 2

Ursache	Acon.	All. c.	Ant. t.	Apis	Arn.	Ars.	Bell.	Bry.	Calend.	Canth.	Carb. v.	Caust.	Cham.	Chin.	Cocc.	Coff.	Coloc.	Dros.	Dulc.	Eup-per.	Ferr. p.	Gels.	Glon.	Hep.	Hyper.	Ign.	Ipec.	Kal. bi.	Kal. c.	Lach.	Led.	Mag-p.	Merc.	Nat. m.	Nux v.	Phos.	Phyt.	Puls.	Pyrog.	Rhus t.	Ruta	Samb.	Sec.	Sep.	Sil.	Spong.	Staph.	Sulf.	Symph.	Verat.
kalt-trockenes Wetter	•												•											•						•					•															
kalt-trockener Wind	•		•										•											•					•																	•				
Kaltwerden	•						•	•	•					•					•	•				•											•	•	•			•	•				•	•				
kalter Winter	•																																																	
Kummer					•		•	•	•				•		•			•						•		•				•					•	•	•	•							•	•				•
milder Winter																								•																										
nasse Füsse					•				•										•											•					•	•	•	•		•					•	•		•		
Regenwetter							•	•											•																			•	•	•									
schlechte Nachricht				•																				•		•								•		•	•										•		
Schneeluft																																				•		•		•					•				
Schreck oder Schock	•							•																•						•					•	•				•					•	•			
durch Schwitzen	•								•														•																	•									
sexuelle Ausschweifung							•				•	•					•	•						•						•					•	•	•	•		•				•	•	•	•		
d. Singen			•																																															
Sitzen a. kalter Fläche																																				•														
i. Sommer							•	•	•		•											•	•						•	•					•															
Überessen, Durcheinander essen	•		•				•				•		•						•									•	•	•					•	•	•	•						•	•			•		
unterdrückte Erkältung	•						•	•	•									•												•			•													•				
Unterkühlung	•						•												•					•														•												
unvollständig, nicht rauskommend	•																																																	
Urlaub am Meer							•																											•				•						•						
wechselndes Wetter								•											•			•	•	•														•							•					
Wetterwechsel → naßkalt																			•																			•												
Zugluft	•						•	•	•				•	•					•					•					•			•		•		•		•			•				•	•	•			
d. zurücktretenden Hautausschlag									•																																				•					

53

Erkältung

Charakter

	Acon.	All-c.	Ant.t.	Apis	Arn.	Ars.	Bell.	Bry.	Calend.	Canth.	Carb.v	Caust.	Cham.	Chin.	Cocc.	Coff.	Coloc.	Dros.	Dulc.	Eup.per.	Ferr.p.	Gels.	Glon.	Hep.	Hyper.	Ign.	Ipec.	Kal.bi.	Kal.c.	Lach.	Led.	Mag.p.	Merc.	Nat.m.	Nux.v.	Phos.	Phyt.	Puls.	Pyrog.	Rhus.t.	Ruta	Samb.	Sec.	Sep.	Sil.	Spong.	Staph.	Sulf.	Symph.	Verat.
Atemprobleme			●	●																●						●			●								●													
Atmung schnarchend								●							●	●											●									●														
Augen gerötet u. brennend	●	●		●			●	●														●														●		●										●		
Augen gerötet u. schmerzhaft	●			●			●	●												●				●		●										●				●										
Beginn i. Brust u. Kehlkopf																																				●														
Beginn i. Hals																										●																								
Beginn m. Niesen u. Schnupfen									●																											●														
Beginn plötzlich	●						●														●															●				●										
m. Benommenheit																						●																												
Bewegungen wie lahm																						●																		●										
bitter, alles schmeckt, außer Wasser	●																																																	
Brustbein, dahinter kitzeln																																								●										
m. Durst	●						●	●																										●		●														
m. Durst auf häufige Schlucke							●																																											
m. Erbrechen													●							●																						●								
b. Erwachen					●	●	●																	●									●	●	●	●	●			●	●			●	●	●	●	●		●
Essen, mag weder sehen noch riechen							●								●	●																													●					
b. Fieber durstlos				●			●																	●		●								●										●	●					
Fieber b. feuchter Haut						●	●						●	●						●				●		●							●	●	●	●				●					●			●		
Fieber m. trockener Haut	●						●													●															●	●														
Fieber m. Frösteln	●				●	●	●	●							●	●				●				●						●	●			●	●	●				●				●	●			●		●
Fieber hoch	●				●	●	●	●														●	●												●	●	●			●	●				●					●
Fieber hoch b. kalten Füßen							●															●																												
frische Luft, Verlangen		●												●																						●														
m. Frösteln							●	●	●											●	●	●				●									●	●				●					●					

54

Erkältung

Charakter 2

	Acon.	All. c.	Ant. t.	Apis	Arn.	Ars.	Bell.	Bry.	Calend.	Canth.	Carb. v.	Caust.	Cham.	Chin.	Cocc.	Coff.	Coloc.	Dros.	Dulc.	Eupper.	Ferr. p.	Gels.	Glon.	Hep.	Hyper.	Ign.	Ipec.	Kal. bi.	Kal. c.	Lach.	Led.	Merc.	Mag. p.	Nat. m.	Nux v.	Phos.	Phyt.	Puls.	Pyrog.	Rhus t.	Ruta	Samb.	Sec.	Sep.	Sil.	Spong.	Staph.	Sulf.	Symph.	Verat.
Frösteln b. Aufdecken	●					●	●	●						●	●						●			●											●	●				●					●	●				
Frösteln b. geringster Bewegung																																				●														
gereizt									●					●											●											●														
Gesicht blass				●			●	●								●			●	●	●	●												●	●	●		●						●	●					●
Gesicht rot	●				●		●	●						●	●							●	●	●					●	●						●	●	●												
Gesicht rot u. heiß	●						●	●															●													●	●			●										
Glieder kalt							●					●											●																					●	●					●
m. Gliederschmerzen	●							●													●	●													●															
m. Halsentzündung																								●										●		●	●	●												
Hals gerötet, rauh, trocken	●																																																	
m. Halsschmerz	●							●										●				●		●											●	●									●					
m. Harndrang	●							●		●																			●						●	●		●		●					●			●		
" heftig										●																																								
" plötzlich									●	●																												●										●		
" schmerzhaft	●									●																									●			●												
Haut heiß	●						●																	●																										
m. Heiserkeit	●					●	●	●				●	●									●		●		●								●		●				●										
Heiserkeit, beginnende			●																																															
m. Kältegefühl i. d. Adern	●						●																																	●										
kalte Getränke, Verlangen																			●																	●														
Kehlkopf betroffen	●		●				●	●				●												●										●	●	●				●										
m. Knochenschmerzen					●																		●												●					●										
m. Kopfschmerz	●						●	●					●	●								●		●					●	●					●	●		●		●				●	●			●		
m. Kopfschmerz hämmernd							●																																											
m. Kopfschmerz, heftigem									●														●												●															

55

Erkältung

Charakter 3

	Acon.	All.c.	Ant.t.	Apis	Arn.	Ars.	Bell.	Bry.	Calend.	Canth.	Carb.v.	Caust.	Cham.	Chin.	Cocc.	Coff.	Coloc.	Dros.	Dulc.	Eup.per.	Ferr.p.	Gels.	Glon.	Hep.	Hyper.	Ign.	Ipec.	Kal.bi.	Kal.c.	Lach.	Led.	Mag.p.	Merc.	Nat.m.	Nux.v.	Phos.	Phyt.	Puls.	Pyrog.	Rhus.t.	Ruta	Samb.	Sec.	Sep.	Sil.	Spong.	Staph.	Sulf.	Symph.	Verat.
Lippen ausgetrocknet									●																													●												
Lippen rissig u. schälend									●																									●				●										●		
m. Müdigkeit, großer																						●																												
m. Nachtschweiß																								●										●			●													
i. d. Ohren																						●																												
Rücken kalt m. Frostschaudern	●																					●	●								●				●					●										●
m. Rückenschmerz																	●																	●						●										
i. Ruhe gelassen werden, möchte									●													●																												
m. Schluckbeschwerden							●																	●										●		●										●				
m. Schüttelfrost									●													●								●							●			●										
m. Schwäche u. Schläfrigkeit				●			●																																											
Stirnhöhlen betroffen							●																	●						●															●					
Symtome gehen v. links n. rechts		●																													●																			
m. Übelkeit									●						●												●																							
Unruhe, ängstliche	●						●																																											
wandert (v. Kopf) abwärts		●					●		●				●									●							●	●				●			●												●	
wandert (v. d. Brust) aufwärts																																		●			●							●					
m. Wohlbefinden, trotz Fieber																																					●													
m. Zahnschmerzen	●						●						●			●																●		●						●	●									
m. Zittern																						●																												
Zunge geschwollen																																		●																

Erkältung

Modalitäten

	Acon.	All.c.	Ant.t.	Apis	Arn.	Ars.	Bell.	Bry.	Calend.	Canth.	Carb.v.	Caust.	Cham.	Chin.	Cocc.	Coff.	Coloc.	Dros.	Dulc.	Eupper.	Ferr.p	Gels.	Glon.	Hep.	Hyper.	Ign.	Ipec.	Kal.bi.	Kal.c.	Lach.	Led.	Mag.-p.	Merc.	Nat.m.	Nux.v.	Phos.	Phyt.	Puls.	Pyrog.	Rhus.t.	Ruta	Samb.	Sec.	Sep.	Sil.	Spong.	Staph.	Sulf.	Symph.	Verat.
abends bess.																																				●									●					
abends schl.				●	●								●																								●	●												
abends u. nachts schl.								●																																										
Aufsitzen bess.								●																																										
Aufstehen v. Bett bess.					●		●	●											●					●									●	●	●			●	●		●			●					●	●
Aufstehen v. Bett schl.													●	●																				●	●	●	●				●				●					
Bewegung bess.																		●																																
Bewegung schl.							●		●														●																											
draußen i. Freien bess.	●	●			●								●			●								●									●												●					
draußen im Freien schl.				●			●	●	●	●	●		●	●	●	●	●		●					●		●			●		●		●	●	●	●							●	●	●				●	
n. Erkältung auch allg. schl.	●						●	●	●				●	●			●		●					●		●			●				●	●	●	●				●	●		●	●	●			●	●	●
n. Essen bess.	●																												●	●				●	●															
n. Essen schl.							●	●	●					●	●	●		●												●	●		●	●	●	●									●	●		●	●	●
Feuchtigkeit u. Nässe schl.							●												●														●																	
Feuchtigkeit, warme, bess.																								●									●												●					
Feuchtigkeit, warme, schl.													●											●						●											●									
frische Luft bess.				●																														●		●		●												
Harnen, reichliches, bess.																								●																										
heiße Getränke bess.								●																												●														
heiße Wickel bess.								●																●												●									●					
Hinlegen bess.							●					●						●	●										●				●	●	●	●										●	●			●
Hinlegen schl.				●	●		●	●						●					●	●											●																			
Kälte bess.						●																																		●	●									
Kälte schl.								●										●						●							●					●						●			●					
kaltes Bad bess.																																				●														

57

Erkältung

Modalitäten 2

	Acon.	All. c.	Ant. t.	Apis	Arn.	Ars.	Bell.	Bry.	Calend.	Canth.	Carb. v.	Caust.	Cham.	Chin.	Cocc.	Coff.	Coloc.	Dros.	Dulc.	Eup-per.	Ferr. p.	Gels.	Glon.	Hep.	Hyper.	Ign.	Ipec.	Kal. bi.	Kal. c.	Lach.	Led.	Mag-p.	Merc.	Nat. m.	Nux v.	Phos.	Phyt.	Puls.	Pyrog.	Rhus t.	Ruta	Samb.	Sec.	Sep.	Sil.	Spong.	Staph.	Sulf.	Symph.	Verat.
kalte Getränke schl.							●	●			●	●			●	●											●							●		●					●					●		●		
kalte Luft schl.							●														●			●												●	●													
kalte Luft einatmen, schl.							●	●	●				●											●					●					●		●					●									
i. kaltem Zimmer bess.			●	●																																			●											
Kopf hochgelagert, bess.							●																																●											
Kopf unbedeckt, schl.								●																●											●	●												●		
Milch schl.			●				●							●																															●	●				
morgens schl.	●																															●				●														
n. Mitternacht schl.							●																																											
nachts schl.																			●															●																
Ruhe bess.								●																																										
Schlaf bess.						●	●							●																						●	●				●		●	●	●					
Schlaf schl.	●					●	●						●																				●			●					●	●	●	●		●		●	●	●
Sitzen bess.				●																																														
Wärme bess.						●	●										●					●		●								●	●							●					●					
Wärme schl.				●																												●						●												
Wärme, äußere bess.							●	●		●			●	●	●							●	●		●							●	●			●				●					●		●	●		●
warmes Essen schl.								●																								●																		
i. warmen Zimmer bess.													●	●	●	●		●		●				●										●	●										●					
i. warmen Zimmer schl.			●		●																													●	●	●												●		●
warmes Zimmer betreten, schl.								●																															●											
v. warmen Zimmer z. frischen Luft schl.								●																																										
Wetter, feuchtwarmes schl.												●										●						●	●	●															●					
Wetter, kalttrockenes schl.	●							●					●											●												●														
Wetter, naßkaltes schl.																			●																							●								

Fieber

Es besteht in einer Erhöhung der Körpertemperatur und in einer Beschleunigung des Pulsschlags. Es erfolgen acht Pulsschläge mehr, je erhöhtem Fiebergrad. Auch die Atemfolge ist beschleunigt, das Allgemeinbefinden beeinträchtigt. Der Hitze geht oft ein mehr oder weniger starkes Frostgefühl voraus (Schaudern, Frösteln, Schüttelfrost).

Wir messen das Fieber des Kranken mittels Thermometer nicht unter dem Arm, wie das Oma tat, sondern grundsätzlich im Mund oder im After.

Unser erster Gedanke muß immer sein: Wo könnte dieses Fieber herrühren?

Klargestellt sei: Unsere richtig gewählten Mittel bekämpfen das Fieber nicht, denn es ist die stärkste Waffe unseres Organismus gegen krankmachende Eindringliche wie Bakterien oder Viren. So gesehen ist ein Fieber nicht unser Feind, sondern vielmehr unser Freund. Jede Temperaturerhöhung zeigt uns:

Die Abwehrreaktion dieses Organismus ist in Ordnung. Er wehrt sich gegen einen Eindringling, etwa ein Bakterium oder ein Virus. Also bekämpfen unsere Heilenden Schlucke keinen Feind, sondern sie optimieren die Abwehrkräfte unseres Körpers.

Ein Laie, der etwas Ahnung von Homöopathie hat, denkt bei Fieber in der Regel sogleich an zwei klassische Fiebermittel: Aconitum und Belladonna.

Wenn Fieber aber nur das Symptom einer Krankheit ist, darf nicht leichtfertig Acon. gegeben werden.

Ein Scharlach beispielsweise braucht das Fieber, um den zugehörigen Ausschlag entwickeln zu können. Wird ein solches Scharlach-Fieber unterdrückt, hat man viel schlimmere Folgen zu erwarten.

Um einen Scharlach (Infektionskrankheit!) zu behandeln, müssen neben dem Fieber auch alle anderen Symptome zur Mittelfindung herangezogen werden. Also: Rückenschmerzen, Erbrechen, Halsweh, Hautausschlag undsoweiter. Das gleiche gilt sinngemäß auch für Fieber bei Typhus und anderen Krankheiten. Die homöopathische Apotheke bietet hervorragende Mittel gegen die verschiedensten Arten von Fiebern und ihren Ursachen. Sie haben hier ein dankbares Betätigungsfeld.

Bleibt allerdings einmal ein Fieber von unserer Behandlung unbeeindruckt oder steigt es gar noch, müssen wir den Arzt zuziehen, denn dann könnte es mit einer ernsteren Erkrankung im Zusammenhang stehen. Hat Ihr Kind Fieber, gucken Sie bitte zuerst mal mit einer Taschenlampe in seinen Hals und lassen es dabei „A" sagen. Dann haben Sie freie Sicht und können feststellen, ob im Rachen bestimmte Bezirke unnatürlich gerötet und geschwollen sind und ob irgendwelche Beläge vorhanden sind, vielleicht Schleim oder Eiterstippchen? Wenn Sie solche Erscheinungen feststellen, haben Sie nicht nur Fiebersymptome zu berücksichtigen, sondern auch noch die „Hals" oder „Halsschmerz"-Rubriken.

Fieber

Charakter

	Acon.	All.c.	Ant.t.	Apis	Arn.	Ars.	Bell.	Bry.	Calend.	Canth.	Carb.v.	Caust.	Cham.	Chin.	Cocc.	Coff.	Coloc.	Dros.	Dulc.	Eup.per.	Ferr.p.	Gels.	Glon.	Hep.	Hyper.	Ign.	Ipec.	Kal.bi.	Kal.c.	Lach.	Led.	Mag.p.	Merc.	Nat.m.	Nux.v.	Phos.	Phyt.	Puls.	Pyrog.	Rhus.t.	Ruta	Samb.	Sec.	Sep.	Sil.	Spong.	Staph.	Sulf.	Symph.	Verat.
abends i. Bett	●						●	●					●		●									●														●	●	●					●			●		●
abends m. Frösteln	●				●	●	●						●	●			●							●						●								●							●			●		●
abwechselnd m. Schweiß					●		●	●																						●		●				●	●	●							●			●		●
allmählicher Beginn							●	●													●																	●												
ängstlich	●						●	●	●				●													●	●											●		●	●	●		●		●		●		●
d. Ärger	●							●					●																															●			●			
m. Appetit															●																							●												
Armschmerzen i. Frost									●				●																									●		●	●				●					
Atem kalt i. Frost												●																																						●
m. Atemnot			●	●	●		●					●																		●	●					●		●							●	●				
n. Aufstehen v. Bett	●			●			●	●					●		●			●	●														●							●					●		●			●
Augen, m. glasigen							●	●																●																										
Augenlider hängend							●															●																												
m. Augenschmerzen																								●								●		●	●		●							●						
Bauch, pulsieren																														●																				
Beine schmerzen i. Frost						●	●		●						●																	●				●	●			●	●	●					●			
Blässe um Mund u. Nase																																				●														
Blutdruck plötzlich abfallend																																																		●
b. Blutvergiftung d. Allgemeininfektion							●	●																									●						●			●			●					
" nur eine Körperseite heiß																																						●												
Delirium ängstlich	●			●			●	●		●														●		●										●	●								●					●
" Geschäft, spricht vom								●																																●										
" geschwätzig							●		●	●												●											●								●							●		
" b. intensiver Hitze							●		●	●					●									●									●	●	●			●							●			●		
" i. Schlaf	●			●			●	●	●					●	●								●							●						●	●	●		●					●			●		●

Fieber

Charakter 2

	Acon.	All. c.	Ant. t.	Apis	Arn.	Ars.	Bell.	Bry.	Calend.	Canth.	Carb. v	Caust.	Cham.	Chin.	Cocc.	Coff.	Coloc.	Dros.	Dulc.	Eup.-per.	Ferr. p.	Gels.	Glon.	Hep.	Hyper.	Ign.	Ipec.	Kal. bi.	Kal. c.	Lach.	Led.	Mag.-p.	Merc.	Nat. m.	Nux v.	Phos.	Phyt.	Puls.	Pyrog.	Rhus t.	Ruta	Samb.	Sec.	Sep.	Sil.	Spong.	Staph.	Sulf.	Symph.	Verat.
Durst, ohne				●	●	●																●	●	●			●	●								●		●		●			●	●				●		
m. Durst n. kalten Getränken	●								●				●								●	●												●			●													●
Durst unstillbar, m. brennender Hitze						●	●																		●																									
entblößen, möchte sich	●				●	●	●									●						●				●									●	●		●						●				●	●	●
entblößen, möchte sich nicht							●																●												●	●		●		●		●		●			●			
m. Erbrechen					●	●			●						●	●						●	●			●									●	●		●												●
m. Erregung	●												●																											●								●	●	
m. Erregung i. Frost	●						●				●	●	●				●									●							●		●	●												●	●	
b. Eiterungen				●	●	●	●		●	●			●											●									●			●		●		●								●		
einschlafen dabei	●		●	●											●							●		●		●							●			●				●				●						●
einschlafen i. Frost			●	●																				●										●	●													●		
d. Entzündungen	●				●	●	●		●					●										●																								●		
m. Erschöpfung					●	●	●															●					●						●			●				●										●
Fieberkrampf nachts							●																																											
m. Frösteln					●	●	●		●					●	●		●			●								●	●					●	●					●		●			●			●		●
Frösteln d. Bewegung	●				●	●																												●	●															
Frösteln d. Bewegung d. Bettdecke	●					●																													●															
Frösteln d. Entblößen	●				●	●	●								●	●																			●					●	●			●						
Frösteln b. geringster Bewegung	●																																																	
Frösteln m. Gliederschmerzen						●	●													●	●					●									●					●	●			●	●					
Frösteln d. Herausstrecken d. Hände					●																			●											●							●								
Frösteln m. rotem Gesicht					●	●	●		●					●	●																	●	●		●			●		●	●			●				●		
Frösteln a. Rücken u. Füßen							●					●																																						
Frösteln a. Rücken u. heißes Gesicht																																						●												
Frösteln i. jedem Stadium						●	●															●		●														●		●	●									

61

Fieber

Charakter 3

	Acon.	All. c.	Ant. t.	Apis	Arn.	Ars.	Bell.	Bry.	Calend.	Canth.	Carb. v.	Caust.	Cham.	Chin.	Cocc.	Coff.	Coloc.	Dros.	Dulc.	Euppr.	Ferr. p.	Gels.	Glon.	Hep.	Hyper.	Ign.	Ipec.	Kal. bi.	Kal. c.	Lach.	Led.	Mag-p.	Merc.	Nat. m.	Nux v.	Phos.	Phyt.	Puls.	Pyrog.	Rhus t.	Ruta	Samb.	Sec.	Sep.	Sil.	Spong.	Staph.	Sulf.	Symph.	Verat.
Frösteln längs der WS, wiederholt	•					•													•			•																												
Frösteln i. d. Zimmerwärme																																				•		•												
n. Frost: Hitze m. Schweiß	•	•						•	•				•		•	•				•				•			•									•		•		•		•						•		
n. Frost: Hitze, dann Schweiß			•					•	•	•			•		•	•	•			•				•							•				•	•		•		•								•	•	•
Füße kalt						•	•	•	•					•		•								•				•	•							•		•						•				•		
m. gereizter Stimmung								•																												•														
Gesicht blaß							•						•		•												•							•		•		•	•	•					•		•		•
Gesicht brennend b. Frost	•			•	•	•	•		•					•				•		•	•	•											•	•		•		•		•							•		
Gesicht gelb	•						•	•					•	•																			•																
Gesicht kalt b. Frost																	•																					•		•			•		•					•
Gesicht rot	•				•		•							•	•	•							•	•		•					•		•			•		•		•		•			•			•		
Gesicht rot i. Froststadium	•				•	•	•	•	•				•	•												•	•				•					•		•		•								•		
Gesicht rot u. aufgedunsen	•				•		•							•																	•					•												•		
m. Gesichtsschweiß							•								•					•	•												•														•		
Glieder kalt						•	•	•					•																				•					•						•	•		•		•
Glieder pelzig i. Froststadium					•																															•		•		•										
m. Gliederschmerzen	•					•	•	•	•													•		•							•		•	•	•	•		•	•	•			•		•			•		
Gliederschmerzen reißend													•		•					•				•							•							•	•	•		•			•		•	•		
" stechend													•																							•														
" im Frost							•																	•												•														
" während Frost						•	•		•						•		•	•	•										•	•						•		•	•	•				•	•		•	•		
m. Gliederschwere																								•												•		•		•								•		
Gliederzittern i. Frost							•	•							•	•								•										•																
Hände kalt i. d. Hitze						•		•		•										•									•									•												
Hände kalt i. Frost									•	•														•					•							•		•	•										•

Fieber

Charakter 4

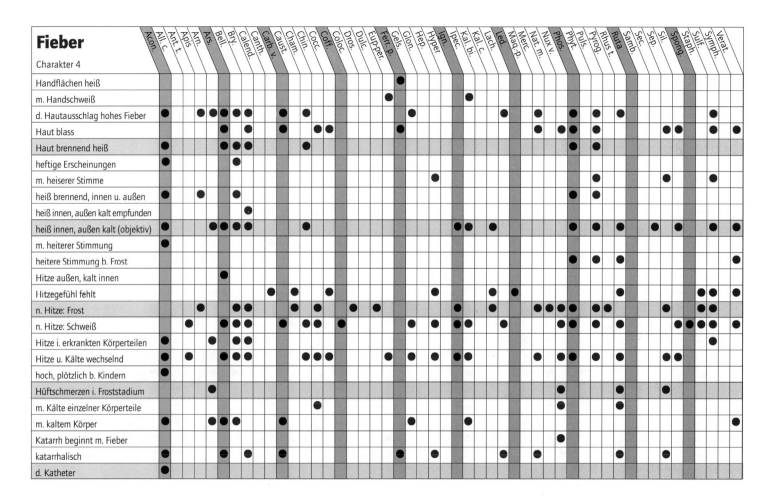

	Acon.	All.c.	Ant.t.	Apis	Arn.	Ars.	Bell.	Bry.	Calend.	Canth.	Carb.v.	Caust.	Cham.	Chin.	Cocc.	Coff.	Coloc.	Dros.	Dulc.	Euppper.	Ferr.p.	Gels.	Clon.	Hep.	Hyper.	Ign.	Ipec.	Kal.bi.	Kal.c.	Lach.	Led.	Mag.p.	Merc.	Nat.m.	Nux.v.	Phos.	Phyt.	Puls.	Pyrog.	Rhus.t.	Ruta	Samb.	Sec.	Sep.	Sil.	Spong.	Staph.	Sulf.	Symph.	Verat.
Handflächen heiß																							●																											
m. Handschweiß																					●					●																								
d. Hautausschlag hohes Fieber	●				●	●	●	●	●				●	●									●							●				●		●		●		●	●				●					
Haut blass							●		●			●			●	●																		●	●	●		●							●	●			●	●
Haut brennend heiß	●						●	●	●					●																								●		●										
heftige Erscheinungen	●							●																																										
m. heiserer Stimme																										●											●							●					●
heiß brennend, innen u. außen	●				●		●																											●		●														
heiß innen, außen kalt empfunden												●																																						
heiß innen, außen kalt (objektiv)	●					●	●	●	●				●														●			●				●		●	●	●		●		●		●	●			●		●
m. heiterer Stimmung	●																																																	
heitere Stimmung b. Frost																																						●		●										●
Hitze außen, kalt innen							●																																											
Hitzegefühl fehlt											●		●		●											●					●																	●	●	
n. Hitze: Frost					●			●	●				●	●		●	●		●											●			●		●	●	●	●		●	●				●				●	●
n. Hitze: Schweiß				●			●	●	●		●			●	●	●		●						●		●		●	●	●			●		●	●		●		●						●	●	●	●	●
Hitze i. erkrankten Körperteilen	●				●		●	●	●																													●							●					
Hitze u. Kälte wechselnd	●		●				●	●	●						●	●	●		●			●		●		●		●	●				●	●	●									●	●					
hoch, plötzlich b. Kindern	●																																					●												
Hüftschmerzen i. Froststadium						●																														●									●					
m. Kälte einzelner Körperteile															●																							●			●									
m. kaltem Körper	●					●	●	●																●					●									●												●
Katarrh beginnt m. Fieber																																				●														
katarrhalisch	●						●	●	●												●			●						●			●		●					●				●						
d. Katheter	●																																																	

Fieber

Charakter 5

	Acon.	All. c.	Ant. t.	Apis	Arn.	Ars.	Bell.	Bry.	Calend.	Canth.	Carb. v.	Caust.	Cham.	Chin.	Cocc.	Coff.	Coloc.	Dros.	Dulc.	Euphper.	Ferr. p.	Gels.	Glon.	Hep.	Hyper.	Ign.	Ipec.	Kal. bi.	Kal. c.	Lach.	Led.	Mag. p.	Merc.	Nat. m.	Nux v.	Phos.	Phyt.	Puls.	Pyrog.	Rhus t.	Ruta	Samb.	Sec.	Sep.	Sil.	Spong.	Staph.	Sulf.	Symph.	Verat.
m. Kehlkopftrockenheit																									•											•	•													
Kindbettfieber	•		•				•						•											•						•					•			•	•	•								•		•
Kind will aufstehen u. spielen																					•																													
Kopf ins Kissen bohrend				•			•																																											
Kopf dumpf u. blöd																																				•														
Kopf heiß i. Froststadium	•			•	•	•	•	•		•							•					•	•			•									•															•
Kopf heiß, Glieder kalt					•		•															•																												
m. Kopfschmerz	•			•	•		•				•					•					•	•	•		•		•						•					•		•	•		•			•				
ein Körperteil kalt, anderer heiß				•			•						•																																					
Krampf m. Muskelzuckungen							•																													•		•		•										
lang dauernd	•		•	•	•	•	•	•						•	•							•	•	•		•							•			•									•		•			
Lichtscheu i. Fieber	•	•	•	•		•	•	•														•			•				•		•					•				•					•				
Lichtscheu i. Froststadium	•			•		•	•										•					•			•											•					•								
Lippen blau i. Froststadium							•																	•										•	•				•			•							
Lippen geschwollen u. dunkelrot							•								•																		•			•		•		•			•	•			•		
Lungenentzündung, hohes Fieber		•					•			•				•	•															•						•									•				
mäßig, aber andauernd	•			•	•	•	•															•	•			•							•		•			•		•								
m. Magen- u. Bauchschmerzen						•	•	•			•	•		•							•	•								•					•			•		•								
d. Magenkatarrh	•		•			•	•	•						•										•						•								•		•							•	•
b. Masern	•			•		•	•	•					•	•					•		•										•	•				•		•		•					•				•
müde, schläfrig, teilnahmslos	•		•	•	•	•	•	•						•		•			•		•										•				•	•		•	•	•			•		•		•		
Nasenbluten i. Froststadium							•	•																•												•			•										
nervös i. Froststadium	•					•	•						•			•					•																	•		•									
nervöse Unruhe	•			•	•	•	•							•		•		•			•	•		•										•				•		•							•		
Oberschenkelschmerz i. Frost						•									•		•																					•	•										

64

Fieber

Charakter 6

	Acon.	All. c.	Ant. t.	Apis	Arn.	Ars.	Bell.	Bry.	Calend.	Canth.	Carb. v.	Caust.	Cham.	Chin.	Cocc.	Coff.	Coloc.	Dros.	Dulc.	Eup-per.	Ferr. p.	Gels.	Cion.	Hep.	Hyper.	Ign.	Ipec.	Kal. bi.	Kal. c.	Lach.	Led.	Mag-p.	Merc.	Nat. m.	Nux v.	Phos.	Phyt.	Puls.	Pyrog.	Rhus t.	Ruta	Samb.	Sec.	Sep.	Sil.	Spong.	Staph.	Sulf.	Symph.	Verat.
Ohrgeräusche i. Frost							●							●								●										●		●											●					
Ohrgeräusche i. d. Hitze							●																							●				●																
Ohrenschmerz i. Frost	●				●																													●		●									●					
Ohrenkälte b. Hitze																													●			●																		
plötzlicher Beginn	●						●																																											
Puls klein u. schnell	●						●																											●						●					●					●
Puls langsam														●	●	●	●																									●		●						
Puls niedrig, Fieber hoch																																				●														
Puls voll u. weich																					●																													
Pupillen klein	●				●								●										●												●								●							●
Pupillen weit				●			●									●																		●																
d. Reizung, örtliche														●									●				●							●													●			
m. Rückenschmerzen					●									●						●							●							●	●	●				●							●			
b. Scharlach					●		●	●	●				●	●									●							●					●		●										●			
m. Schlaflosigkeit	●				●		●	●	●			●	●	●		●																			●	●	●			●					●			●	●	
m. Schlafsucht				●	●	●									●							●		●			●				●				●		●		●											
Schleimhäute gerötet u. trocken	●							●																																										
d. Schmerz							●					●	●																																					
Schmerzen m. Kälteschaudern							●					●																									●							●						
m. Schmerzhaftigkeit				●																			●													●			●											
m. Schwäche	●				●		●									●																				●	●			●										
schwitzend								●			●		●											●				●	●						●	●	●			●	●			●		●	●	●		●
nicht schwitzend	●				●	●	●	●						●	●				●	●	●	●						●	●								●			●					●			●		
Schwitzen b. Erwachen																																										●								
Schwitzen m. Frösteln																	●															●	●		●					●										

65

Fieber

Charakter 7

	Acon.	All-c.	Ant-t.	Apis	Arn.	Bell.	Bry.	Calend.	Canth.	Carb-v.	Caust.	Cham.	Chin.	Cocc.	Coff.	Coloc.	Dros.	Dulc.	Eup-per.	Ferr-p.	Gels.	Glon.	Hep.	Hyper.	Ign.	Ipec.	Kali-bi.	Kali-c.	Lach.	Led.	Mag-p.	Merc.	Nat-m.	Nux-v.	Phos.	Phyt.	Puls.	Pyrog.	Rhus-t.	Ruta	Samb.	Sec.	Sep.	Sil.	Spong.	Staph.	Sulf.	Symph.	Verat.
Schweiß kalt			●			●						●		●	●						●		●						●															●	●				●
Schweiß nachts						●						●	●		●					●	●							●	●					●			●		●					●	●		●		
Schüttelfrost	●				●	●	●	●	●			●	●	●	●	●				●	●		●		●	●		●	●	●	●		●	●	●	●	●	●	●		●	●	●				●	●	●
n. Schüttelfrost Fieberanstieg	●																														●																		
Schüttelfrost ohne Kältegefühl																						●																											
Schüttelfrost b. Schmerzen						●																●																									●		
Schüttelfrost m. Schweiß						●								●								●																	●		●						●		●
m. stiller Ergebenheit								●														●																											
Stille - Verlangen								●														●																											
m. Stöhnen i. d. Hitze	●					●	●	●	●	●			●		●					●			●					●	●			●					●		●				●				●		●
m. Stöhnen i. Frost						●														●														●								●							
Tagesschwankungen b. Kleinkindern	●					●	●	●						●							●							●									●		●								●		
" m. Röte nur einer Backe	●													●							●							●									●		●								●		
trockene, brennende Haut	●																																																
trocken-brennende Haut, plötzlich																																						●											
unregelmäßige Anfälle						●							●							●						●	●							●			●					●							
m. Unruhe	●		●	●	●	●							●							●	●							●						●	●									●				
unterdrückt			●	●	●	●					●									●								●		●			●	●	●		●						●				●	●	●
urinieren häufig						●	●		●														●									●			●												●	●	
verpfuschte Fieberanfälle																																												●					
m. verkrampften Muskelzuckungen						●								●								●							●					●															
verwirrt i. Froststadium	●			●	●	●					●			●			●											●							●		●	●	●					●			●		●
v. dem Ausbruch einer Krankheit																													●																				
Wadenschmerz i. Froststadium						●																													●														
Wangen rot						●								●	●					●	●							●							●		●		●					●					

66

Fieber

Charakter 8

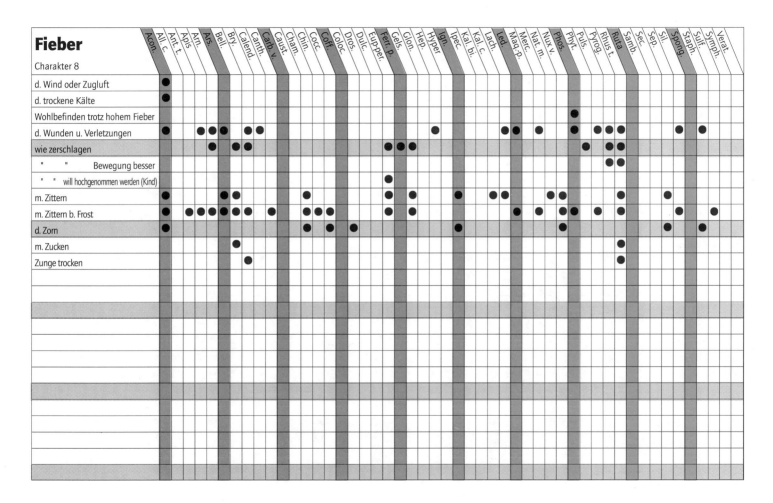

Symptom	Mittel
d. Wind oder Zugluft	Acon.
d. trockene Kälte	Acon.
Wohlbefinden trotz hohem Fieber	Phyt.
d. Wunden u. Verletzungen	Acon., Arn., Ars., Bell., Calend., Canth., Hyper, Merc., Phyt., Puls., Rhus t., Ruta, Samb., Sil., Staph.
wie zerschlagen	Arn., Bry., Calend., Ferr. p., Gels., Glon., Puls., Rhus t., Ruta
" " Bewegung besser	Rhus t., Ruta
" " will hochgenommen werden (Kind)	Ferr. p.
m. Zittern	Acon., Bell., Bry., Chin., Gels., Glon., Ign., Lach., Led., Nux v., Phos., Rhus t., Sec.
m. Zittern b. Frost	Acon., Arn., Ars., Bell., Bry., Calend., Canth., Chin., Cocc., Coff., Gels., Glon., Merc., Nux v., Phos., Phyt., Rhus t., Ruta, Sil., Sulf., Verat.
d. Zorn	Acon., Chin., Coff., Coloc., Ign., Phyt., Sep., Sulf.
m. Zucken	Bell., Rhus t.
Zunge trocken	Calend., Rhus t.

Mittel (Spaltenüberschriften): Acon., All. c., Ant. t., Apis, Arn., Ars., Bell., Bry., Calend., Canth., Carb. v., Caust., Cham., Chin., Cocc., Coff., Coloc., Dros., Dulc., Eupper., Ferr. p., Gels., Glon., Hep., Hyper, Ign., Ipec., Kal. bi., Kal. c., Lach., Led., Mag-p., Merc., Nat. m., Nux v., Phos., Phyt., Puls., Pyrog., Rhus t., Ruta, Samb., Sec., Sep., Sil., Spong., Staph., Sulf., Symph., Verat.

Fieber

Modalitäten

Modalitäten	Acon.	All. c.	Ant. t.	Apis	Arn.	Ars.	Bell.	Bry.	Calend.	Canth.	Carb. v.	Caust.	Cham.	Chin.	Cocc.	Coff.	Coloc.	Dros.	Dulc.	Eupper.	Ferr. p.	Gels.	Clon.	Hep.	Hyper.	Ign.	Ipec.	Kal. bi.	Kal. c.	Lach.	Led.	Mag.-p.	Merc.	Nat. m.	Nux v.	Phos.	Phyt.	Puls.	Pyrog.	Rhus t.	Ruta	Samb.	Sec.	Sep.	Sil.	Spong.	Staph.	Sulf.	Symph.	Verat.
abends schl.	●						●	●	●				●		●	●								●			●	●		●	●			●	●	●	●	●		●				●	●			●	●	●
n. Anstrengungen schl.	●												●																								●			●	●									
n. Anstrengung, geistiger schl.								●																													●							●	●					
Aufrichten i. Bett bess.								●																																										
Berührung schl.	●			●				●	●																					●				●		●	●								●					
i. Bett bess.								●					●	●		●														●															●					
i. Bett schl.	●		●	●	●		●					●				●								●								●	●			●				●					●					
Bewegung bess.																																		●	●														
fortgesetzte Bewegung bess.																						●																											
Bewegung schl.						●	●	●	●				●	●																						●								●					
warme Zudecke schl.	●			●										●												●						●				●		●	●						●			●	●	●
Entblößen, ausziehen bess.	●			●		●								●	●		●							●		●						●				●				●			●		●			●	●	●
b. Erbrechen schl.					●	●							●																	●																				
Erschütterung schl.								●																													●				●									
n. Essen bess.								●							●																					●				●									
n. Essen schl.							●	●						●												●				●						●		●	●					●	●			●		●
i. Freien höher																																				●														
frische Luft bess.																						●												●		●		●												
Gehen i. Freien schl.								●	●						●									●												●				●					●					
d. Husten schl.					●		●	●	●			●			●									●					●			●	●			●		●	●									●		
Kälteschaudern: abends u. nachts schl.	●						●													●										●						●			●						●					
" Aufdecken schl.	●			●	●	●	●								●	●								●						●						●			●	●	●				●		●	●		
" i. Bettwärme schl.																								●																				●				●		
" Berührung schl.																														●															●					
" Bewegung geringste schl.							●																										●		●	●				●										

Fieber

Modalitäten 2

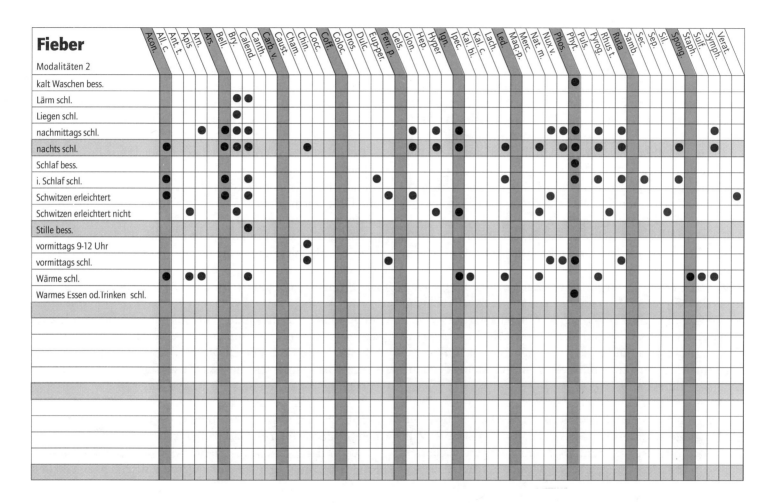

	Acon.	All. c.	Ant. t.	Apis	Arn.	Ars.	Bell.	Bry.	Calend.	Canth.	Carb. v.	Caust.	Cham.	Chin.	Cocc.	Coff.	Coloc.	Dros.	Dulc.	Eup.per.	Ferr. p.	Gels.	Glon.	Hep.	Hyper	Ign.	Ipec.	Kal. bi.	Kal. c.	Lach.	Led.	Mag-p.	Merc.	Nat. m.	Nux v.	Phos.	Phyt.	Puls.	Pyrog.	Rhus t.	Ruta	Samb.	Sec.	Sep.	Sil.	Spong.	Staph.	Sulf.	Symph.	Verat.
kalt Waschen bess.																																						●												
Lärm schl.								●	●																																									
Liegen schl.								●																																										
nachmittags schl.					●		●	●	●															●		●	●								●	●	●	●		●	●							●		
nachts schl.	●						●	●	●					●										●		●	●						●		●	●	●	●							●					●
Schlaf bess.																																						●												
i. Schlaf schl.	●						●		●											●										●								●		●		●		●	●					
Schwitzen erleichtert	●						●		●												●	●												●																●
Schwitzen erleichtert nicht				●					●																	●	●									●				●				●						
Stille bess.								●																																										
vormittags 9-12 Uhr														●																																				
vormittags schl.														●								●												●	●	●					●									
Wärme schl.	●			●	●				●													●	●			●					●				●			●								●	●	●		
Warmes Essen od. Trinken schl.																																						●												

69

Grippe

ist nicht gleich Grippe. Es gibt sehr verschiedene Grippeviren, die jährlich wechseln: harmlose und weniger harmlose bis hin zu tödlich verlaufenden Formen. Das interessiert aber den Homöopathen überhaupt nicht. Das homöopathische Mittel tut den Viren überhaupt nichts. Es verändert lediglich das Lebensmilieu dieser Erreger, und damit wird dieser Organismus für sie uninteressant.

Unsere sehr ausführlichen Gripperubriken sollten Sie nicht veranlassen zu meinen, Sie, als Laie, könnten jede Grippe heilen.

Unser Problem ist nicht das Fieber, auch nicht die große Schwäche, nein, sondern unser Problem sind die Lungenkomplikationen, die auftreten können.

Ein Laie kann eine beginnende Lungenentzündung kaum feststellen. Studieren Sie bitte die Symptome der Lungenentzündung unter den Erläuterungen vom „Husten".

Besonders für Kinder und Greise, sowie für Menschen, die eine angeschlagene Lunge haben, ist eine Grippe immer gefährlich, weil eben immer die Gefahr einer entstehenden Lungenentzündung droht.

Der grippale Infekt hat folgende Symptome: Meist plötzlicher Beginn mit hohem Fieber, Frösteln, Rachenbeschwerden, trockener Husten, zuweilen Heiserkeit, Kopf-, Glieder-, Muskel- oder Kreuzschmerzen, allgemeine Abgeschlagenheit. Praktisch kann jedes Organ bei der Grippe in Mitleidenschaft gezogen werden. Bei der Bauchgrippe stehen Leibschmerzen und Durchfälle im Vordergrund.

Fragen Sie sich als erstes: Gibt es eine Ursache für diese Erkältung? Welche Symptome sind hervorstechend und erscheinen wichtig?

Beobachten Sie: Tritt das Fieber mit oder ohne Frösteln und Schaudern auf? Ist die Haut feucht oder trocken, das Gesicht rot oder blaß? Ist der Kranke ruhig oder unruhig? Sind Hände und Füße warm oder kalt? Wo sind Schmerzen vorhanden und so weiter.

Suchen Sie das Mittel und nehmen Sie es.

Aber auch hier gilt: Keine langen Experimente! Wenn bei der Selbstbehandlung nach drei Tagen keine entscheidende Besserung eingetreten ist, muß der Arzt gerufen werden.

Auch wenn folgende Symptome auftreten, können Sie selbst nicht mehr verantwortlich behandeln: Große Kreislaufschwäche, starkes Herzklopfen mit Rhytmusstörungen, Brustschmerzen und Atembeschwerden oder plötzlich auftretende starke Kopfschmerzen mit Nackensteifigkeit. Seien Sie bitte vorsichtig und gehen Sie kein Risiko ein!

Falls Sie sich scheuen, den Arzt zu rufen, weil Sie vielleicht Skrupel haben, sich mit Antibiotika behandeln zu lassen, ziehen Sie doch einen Homöopathen zu Rate.

Wenn das Fieber nach einem grippalen Infekt zurückgegangen ist, muß darauf geachtet werden, sich nicht zu erkälten oder zu überanstrengen. Nachdem eine gute homöopathische Behandlung eine solche Grippe sehr verkürzt, ist die Versuchung natürlich groß, vorzeitig wieder mit der Arbeit zu beginnen. Sie müssen nach dem ersten fieberfreien Tag nach einem grippalen Infekt sechs Tage zur Erholung einplanen. Rückfälle nach Grippe sind immer schwierig zu behandeln, und vor allem sind sie zeitaufwendig.

Grippe

Charakter

Charakter	Acon.	All. c.	Ant. t.	Apis	Arn.	Ars.	Bell.	Bry.	Calend.	Canth.	Carb. v.	Caust.	Cham.	Chin.	Cocc.	Coff.	Coloc.	Dros.	Dulc.	Eup-per.	Ferr. p.	Gels.	Glon.	Hep.	Hyper.	Ign.	Ipec.	Kal. bi.	Kal. c.	Lach.	Led.	Mag-p.	Merc.	Nat. m.	Nux v.	Phos.	Phyt.	Puls.	Pyrog.	Rhus t.	Ruta	Samb.	Sec.	Sep.	Sil.	Spong.	Staph.	Sulf.	Symph.	Verat.
Ablenkung bess.																						•																							•					
Absonderung dick		•	•				•														•							•	•	•					•	•	•	•		•					•					
Absonderung fließend		•					•														•	•						•																						
Absonderung keine	•	•	•				•		•	•											•							•	•	•					•	•	•								•					
absteigender Katarrh = Brust		•							•					•																•					•	•	•													
Abszesse							•																	•																					•					
allein, sein möchte										•													•													•														
ängstlich	•						•																•																											
Angst wegen wartender Pflichten										•																																								
apathisch, teilnahmslos				•																		•															•		•											
aufgeregt	•			•				•																						•										•										
Augäpfel schmerzen																				•		•																												
Augenliderschwere																						•																												
Augentränen, Augenbrennen							•													•																														
m. Bauchschmerzen, brennend																																					•													
m. Bauchschmerzen, krampfartigen																																			•															
benommen, wie betäubt																						•																												
benommen b. Fieber				•			•	•	•				•	•	•	•						•								•				•		•		•		•				•						•
benommen b. Schwindel	•							•													•	•															•								•	•	•	•		
"Bett zu hart" empfunden					•																•																			•	•									
bewegen, wagt sich nicht zu								•													•																													
Bindehaut gereizt	•						•													•																				•										
Blutandrang z. Gehirn							•																																											
brennende Trockenheit							•																																											
m. Bronchitis			•				•	•											•	•	•			•			•									•	•								•	•				

Grippe

Charakter 2

	Acon.	All-c.	Ant-t.	Apis	Arn.	Ars.	Bell.	Bry.	Calend.	Canth.	Carb-v.	Caust.	Cham.	Chin.	Cocc.	Coff.	Coloc.	Dros.	Dulc.	Eup-per.	Ferr-p.	Gels.	Glon.	Hep.	Hyper.	Ign.	Ipec.	Kali-c.	Kali-bi.	Lach.	Led.	Mag-p.	Merc.	Nat-m.	Nux-v.	Phos.	Phyt.	Puls.	Pyrog.	Rhus-t.	Ruta	Samb.	Sec.	Sep.	Sil.	Spong.	Staph.	Sulf.	Symph.	Verat.
m. Brustfellentzündung								●																																										
Brustschmerz od. -Stiche	●							●																							●						●													
m. Darmkatarrh							●						●	●																							●					●								
Delirium u. Träume v. d. Arbeit								●																																		●								
Drüsen hart u. empfindlich							●	●																●													●	●	●						●					
m. Durchfall (→ "Durchfall")							●																																											
durstig	●						●	●														●															●	●	●											
Durst fehlt b. Fieber					●			●														●																		●					●					
n. Durst: frösteln u. Fieber																						●																												
Durst auf viel Kaltes								●																													●													
Durst auf kleine Schlucke Kaltes							●																																											
m. Erbrechen							●															●											●				●				●								●
Erbrechen n. Durst																						●																												
Erbrechen u. Stuhlentleerung verhindert																																					●													
n. Erkältung, sofort	●						●																														●													
Essen will weder sehen noch riechen							●										●																												●					
Fieberblasen a. d. Lippen							●									●								●										●						●					●	●			●	
Fieber hoch	●			●	●	●	●	●	●				●								●	●										●					●	●	●	●	●	●		●	●					
Fieber hoch, langsamer Puls u. umgekehrt																																								●										
Fieber mäßig							●		●															●																										
Fieberschübe allmählich eintretend							●																																						●			●		
Fieberschübe m. Schüttelfrost						●	●	●	●				●	●	●									●		●								●			●			●	●	●								
Fingernägel bläulich							●				●					●		●																			●	●												●
Frieren u. Frösteln							●	●	●											●	●	●												●			●	●				●			●					
Frieren, Schaudern i. frischer Luft																																					●													

Grippe

Charakter 3

	Acon.	All. c.	Ant. t.	Apis	Arn.	Ars.	Bell.	Bry.	Calend.	Canth.	Carb. v.	Caust.	Cham.	Chin.	Cocc.	Coff.	Coloc.	Dros.	Dulc.	Eupper.	Ferr. p.	Gels.	Glon.	Hep.	Hyper.	Ign.	Ipec.	Kal. bi.	Kal. c.	Lach.	Led.	Mag-p.	Merc.	Nat. m.	Nux v.	Phos.	Phyt.	Puls.	Pyrog.	Rhus t.	Ruta	Samb.	Sec.	Sep.	Sil.	Spong.	Staph.	Sulf.	Symph.	Verat.
Frieren u. keine Wärme hilft																								●		●											●	●		●										
Frösteln u. Durst v. Beginn																					●																													
Frösteln b. geringstem Luftzug															●	●								●											●		●													
Frösteln b. geringster Bewegung																																					●													
m. Frostschauder	●						●							●																						●														
Frostschauder a. Rücken entlang																						●		●																●	●									
Frostschauder a. Rücken m. Herzklopfen																																																		
Frostschauder n. trinken								●																													●													
Furcht, ins Freie zu gehen																																					●													
m. Gallenstörung																					●																													
Gesicht gelblich																																		●																
Gesicht blaß b. Fieber							●										●													●										●		●			●					●
Gesichtsröte	●				●		●								●								●																											
Gesicht wie verschwollen u. entzündet			●		●		●																																											
m. Gliederschmerzen	●								●					●								●	●																											
m. Halsbeschwerden	●														●						●	●	●										●				●	●							●					
Hals fleckig, entzündet																														●							●													
Hals wund u. rauh								●													●	●		●									●		●															
Harn klar u. vermehrt b. Fieber															●								●														●			●										
Harnfluß vermindert					●		●					●																											●											
Haut trocken u. heiß	●						●		●						●								●														●				●									
Heiserkeit														●									●		●												●		●						●			●		
Hitzeanfall b. jeder Bewegung									●														●															●							●					
m. Hüftschmerzen														●																																				
Kälte u. Hitze wechselnd																							●																											

74

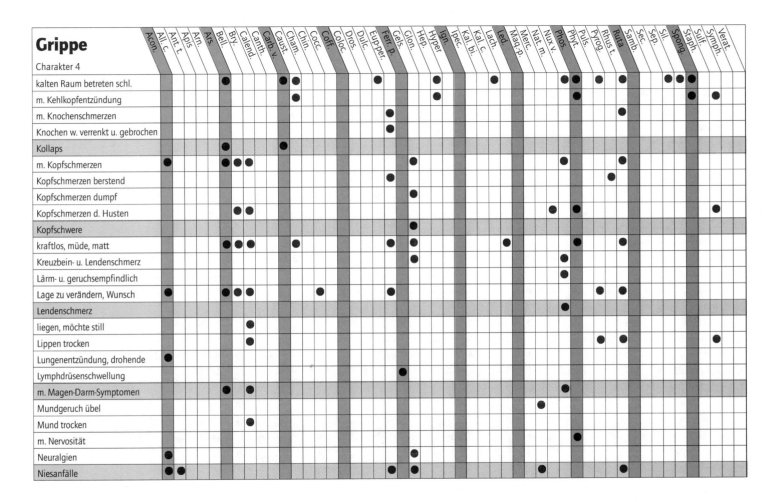

Grippe

Charakter 4

Remedien (Spalten, v. l. n. r.): Acon., All. c., Ant. t., Apis., Arn., Ars., Bell., Bry., Calend., Canth., Carb. v., Caust., Cham., Chin., Cocc., Coff., Coloc., Dros., Dulc., Eupper., Ferr. p., Gels., Glon., Hep., Hyper., Ign., Ipec., Kal. bi., Kal. c., Lach., Led., Maq-p., Merc., Nat. m., Nux v., Phos., Phyt., Puls., Pyrog., Rhus t., Ruta., Samb., Sec., Sep., Sil., Spong., Staph., Sulf., Symph., Verat.

Symptome (Zeilen):

- kalten Raum betreten schl.
- m. Kehlkopfentzündung
- m. Knochenschmerzen
- Knochen w. verrenkt u. gebrochen
- Kollaps
- m. Kopfschmerzen
- Kopfschmerzen berstend
- Kopfschmerzen dumpf
- Kopfschmerzen d. Husten
- Kopfschwere
- kraftlos, müde, matt
- Kreuzbein- u. Lendenschmerz
- Lärm- u. geruchsempfindlich
- Lage zu verändern, Wunsch
- Lendenschmerz
- liegen, möchte still
- Lippen trocken
- Lungenentzündung, drohende
- Lymphdrüsenschwellung
- m. Magen-Darm-Symptomen
- Mundgeruch übel
- Mund trocken
- m. Nervosität
- Neuralgien
- Niesanfälle

75

Grippe

Charakter 5

	Acon.	All. c.	Ant. t.	Apis	Arn.	Ars.	Bell.	Bry.	Calend.	Canth.	Carb v.	Caust.	Cham.	Chin.	Cocc.	Coff.	Coloc.	Dros.	Dulc.	Eup-per.	Fer. p.	Gels.	Glon.	Hep.	Hyper.	Ign.	Ipec.	Kal. bi.	Kal. c.	Lach.	Led.	Maq.-p.	Merc.	Nat. m.	Nux v.	Phos.	Phyt.	Puls.	Pyrog.	Rhus t.	Ruta	Samb.	Sec.	Sep.	Sil.	Spong.	Staph.	Sulf.	Symph.	Verat.
Ohrenschmerzen	•						•															•												•				•												
Ohrenschmerz d. Grippeunterdrückung																																						•												
plötzlicher Beginn	•						•																																											
Puls beschleunigt							•																																		•									
Rachen gerötet, entzündet							•																																											
reizbar							•		•				•																						•	•												•		
Rückenschmerzen							•												•	•						•								•						•										
m. Schlafsucht																																								•										
Schmerzen brennend							•																													•														•
Schmerzen a. ganzen Körper																						•	•																	•										
Schmerzen: Kopf, Gesicht, Ohren, Zähne																																		•																
Schmerzen: Nierengegend	•				•	•	•	•	•			•										•	•	•				•	•	•	•				•	•				•				•						
Schmerzen: Nierengegend i. Liegen																		•																																
m. Schnupfen	•	•					•		•													•	•				•							•																
Schnupfen anfallsweise							•																																											
ohne Schnupfen								•																																										
Schnupfen wässrig, wundmachend		•					•															•																												
Schüttelfrost m. Fieber							•								•							•												•	•				•	•	•								
m. Schüttelfrost, Zittern																						•																												
Schwäche ohnmachtsartig b. Aufrichten							•																																											
Schweiß reichlich							•																											•																
Schweiß reichlich, stinkend																																		•																
m. Schwindel	•						•					•		•												•										•	•	•												
Speichelfluß stinkend																																		•																
Steif-lahm-Empfindung																																								•										

76

Grippe

Charakter 6

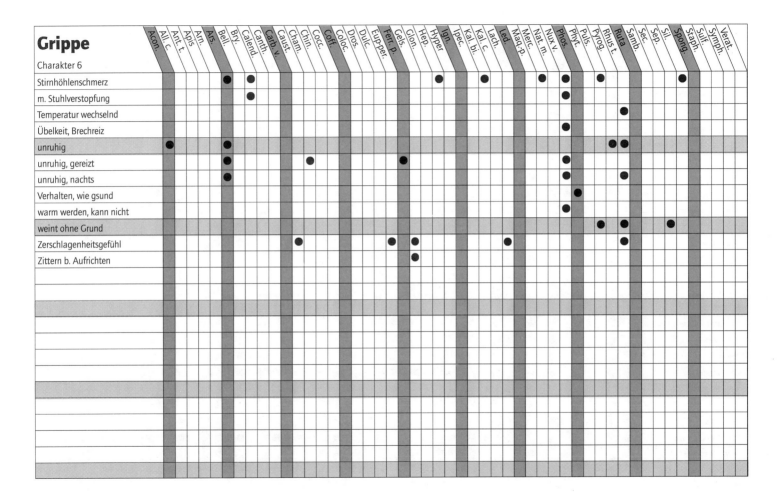

Stirnhöhlenschmerz
m. Stuhlverstopfung
Temperatur wechselnd
Übelkeit, Brechreiz
unruhig
unruhig, gereizt
unruhig, nachts
Verhalten, wie gsund
warm werden, kann nicht
weint ohne Grund
Zerschlagenheitsgefühl
Zittern b. Aufrichten

Grippe

Modalitäten

Modalitäten	Acon.	All. c.	Ant. t.	Apis	Arn.	Ars.	Bell.	Bry.	Calend.	Canth.	Carb. v.	Caust.	Cham.	Chin.	Cocc.	Coff.	Coloc.	Dros.	Dulc.	Euphr.	Ferr. p.	Gels.	Glon.	Hep.	Hyper.	Ign.	Ipec.	Kal. bi.	Kal. c.	Lach.	Led.	Mag-p.	Merc.	Nat. m.	Nux v.	Phos.	Phyt.	Puls.	Pyrog.	Rhus t.	Ruta	Samb.	Sec.	Sep.	Sil.	Spong.	Staph.	Sulf.	Symph.	Verat.
abends bess., morgens schl.																																				●														
Angst, nachts schl.	●						●																																		●									
Benommenheit, n. Aufstehen bess.																																					●													
Benommenheit, b. Aufstehen schl.																																															●			
Benommenheit, i. Freien bess.								●																											●															
Benommenheit, i. Freien schl.																																					●													
Bewegung schl.								●													●	●																												
Bewegung, fortgesetzte bess.																																								●										
Bewegung i. kalter Luft schl.													●																																					
frische Luft schl.																																					●													
Hinlegen bess.																																			●		●													
Hin- u. Herbewegen bess.								●																																●	●									
jeden 2. Tag schl.														●																								●												
Kälte schl.																																					●													
nachts schl.																																			●															
Schmerzen i. Bewegung schl.								●													●																													
Schmerzen: Druck bess.								●																																										
Schweiß erleichtert nicht																																		●																
Schwitzen schl.																																		●																
tagsüber schl.								●					●								●																													
Wärme bess.							●										●							●													●			●					●	●				
Wärme schl.																						●																●										●		
Wärme u. Kälte schl.													●		●															●			●	● ●	● ●			●							● ●			●		
warme Getränke bess.							●	●																													●													
warme Getränke schl.														●																			●				●	●												

78

Grippe

verschleppte Grippe u. Folgen 1

	Acon.	All. c.	Ant. t.	Apis.	Arn.	Ars.	Bell.	Bry.	Calend.	Canth.	Carb. v	Caust.	Cham.	Chin.	Cocc.	Coff.	Coloc.	Dros.	Dulc.	Eupper.	Ferr. p.	Gels.	Glon.	Hep.	Hyper	Ign.	Ipec.	Kal. c.	Kal. bi.	Lach.	Led.	Mag.-p.	Merc.	Nat. m.	Nux v.	Phos.	Phyt.	Puls.	Pyrog.	Rhus t.	Ruta.	Samb.	Sec.	Sep.	Sil.	Spong.	Staph.	Sulf.	Symph.	Verat.
allgemein						●	●									●						●		●	●									●			●	●											●	
n. Antibiotikum-Schäden																																																	●	
appetitlos																																						●												
n. Arzneimittelmißbrauch																																				●												●	
Augenmüdigkeit																						●																												
berührungsempfindlich																●																																		
Bewegung, langsam bess.																																						●												
blaß, anämisch																●																																		
Blut i. Adern heiß (Empfinden)							●																																											●
Blut i. Adern heiß o. kalt (Empfinden)							●																																											
Brust: Druck, Völle, Brennen, Stiche																																																		●
Durst fehlt																																						●												
Durst auf kleine Schlucke kalten Wassers							●																																											
Erschöpfung							●																																											
i. Freien besser																																					●	●												
Frieren stellenweise																																						●												
friert einseitig, sonst Hitze u. Schweiß																																						●												
friert i. warmen Zimmer																																						●												
Frischluft- u. zugluftempfindlich	●															●								●											●					●					●			●		
Frostschaudern							●									●																																		
Gliederschwere																						●																												
Glieder, strecken u. bewegen, möchte																●																																		
Gehörstörungen						●																●		●													●													
Herzklopfen m. Angst																																						●												
Hitzegefühl innerlich																																			●		●	●												●

79

Grippe

verschleppte Grippe u. Folgen 2

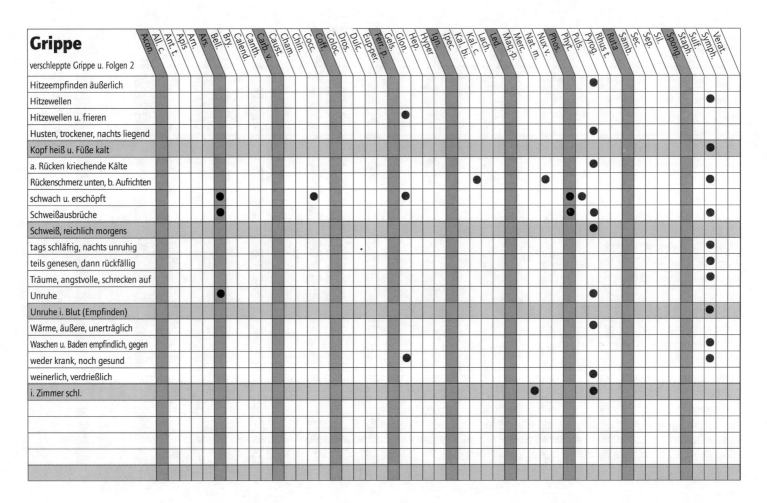

	Acon.	All. c.	Ant. t.	Apis	Arn.	Ars.	Bell.	Bry.	Calend.	Canth.	Carb. v.	Caust.	Cham.	Chin.	Cocc.	Coff.	Coloc.	Dros.	Dulc.	Eup. per.	Ferr. p.	Gels.	Glon.	Hep.	Hyper.	Ign.	Ipec.	Kal. bi.	Kal. c.	Lach.	Led.	Mag. p.	Merc.	Nat. m.	Nux v.	Phos.	Phyt.	Puls.	Pyrog.	Rhus t.	Ruta	Samb.	Sec.	Sep.	Sil.	Spong.	Staph.	Sulf.	Symph.	Verat.
Hitzeempfinden äußerlich																																								●										
Hitzewellen																																																		●
Hitzewellen u. frieren																							●																											
Husten, trockener, nachts liegend																																								●										
Kopf heiß u. Füße kalt																																																		●
a. Rücken kriechende Kälte																																								●										
Rückenschmerz unten, b. Aufrichten																														●					●			●												●
schwach u. erschöpft							●								●								●														●	●												
Schweißausbrüche							●																															●		●										●
Schweiß, reichlich morgens																																								●										
tags schläfrig, nachts unruhig																		●																																●
teils genesen, dann rückfällig																																																		●
Träume, angstvolle, schrecken auf																																																		●
Unruhe							●																																	●										
Unruhe i. Blut (Empfinden)																																																		●
Wärme, äußere, unerträglich																																								●										
Waschen u. Baden empfindlich, gegen																																																		●
weder krank, noch gesund																							●																											
weinerlich, verdrießlich																																								●										
i. Zimmer schl.																																		●						●										

Hals innen

	Acon.	All. c.	Ant. t.	Apis	Arn.	Ars.	Bell.	Bry.	Calend.	Canth.	Carb. v.	Caust.	Cham.	Chin.	Cocc.	Coff.	Coloc.	Dros.	Dulc.	Eupper.	Ferr. p.	Gels.	Glon.	Hep.	Hyper	Ign.	Ipec.	Kal. bi.	Kal. c.	Lach.	Led.	Mag. p.	Merc.	Nat. m.	Nux v.	Phos.	Phyt.	Puls.	Pyrog.	Rhus t.	Ruta	Samb.	Sec.	Sep.	Sil.	Spong.	Staph.	Sulf.	Symph.	Verat.
Angina, akute Entzündung	●			●		●	●	●					●								●	●	●			●			●	●			●			●		●		●	●				●					●
Engegefühl b. Schlucken	●						●	●						●										●						●				●	●	●		●		●										●
Entzündung n. Erkältung							●	●					●						●					●										●																
Entzündung, heiße Getränke bess.						●																																												
Entzündung b. kleinen Kindern													●																																					
Katarrh																								●		●								●	●			●		●										●
Kitzeln b. Sprechen																																					●													
Kratzen, Empfindung v.							●	●			●			●				●								●				●	●									●	●									●
Mandelbelag					●																			●						●			●				●													
" gelb-bräunlich, dick																												●																						
" linke Seite																														●																				
" weiß-gelbe Pröpfe, Geruch																																				●														
Mandelentzündung m. Eiterbelag				●																				●									●			●		●							●					
" b. kaltem Wetter																			●																															
Mandeln rot	●			●			●																●	●					●				●					●	●											●
Rachenentzündung akut	●			●			●	●		●		●											●	●					●	●				●	●															
Rachen rot	●			●			●																						●						●	●														
Rauheit b. → Brust empfunden			●																																															
Rauheit morgens							●																																						●				●	
Rauheit d. Husten					●						●	●												●		●					●									●					●	●				
Rauheit d. Reden																																																●		
Rauheit b. Schlucken																●										●																					●	●		
Rötung dunkel														●															●	●				●				●	●	●										
Schwellung	●			●			●															●	●			●																								

81

Hals innen

2

	Acon.	All. c.	Ant. t.	Apis	Arn.	Ars.	Bell.	Bry.	Calend.	Canth.	Carb v.	Caust.	Cham.	Chin.	Cocc.	Coff.	Coloc.	Dros.	Dulc.	Eup.per.	Ferr. p.	Gels.	Glon.	Hep.	Hyper.	Ign.	Ipec.	Kal. bi.	Kal. c.	Lach.	Led.	Mag.-p.	Merc.	Nat. m.	Nux v.	Phos.	Phyt.	Puls.	Pyrog.	Rhus t.	Samb.	Sec.	Sep.	Sil.	Spong.	Staph.	Sulf.	Symph.	Verat.
Schwellung Mandeln, linke Seite					●																										●																	●	
Schwellung Mandeln, rechte Seite								●																														●									●		
Trockenheit i. Rachen u. Kehle	●		●				●	●	●				●				●		●			●		●						●	●	●			●	●		●	●	●	●			●			●		●

Halsschmerzen

Inzwischen hat es sich in unseren Gesundheitsvereinen, die die Homöopathie auf ihre Fahnen schrieben, längst herumgesprochen: „Mercur bringt jede Angina weg!"

Bitte, seien Sie damit vorsichtig! Geben Sie Mercur nur dann, wenn das Arzneimittelbild mit dem Symptombild weitgehend übereinstimmt. Wenn Sie Merc. ohne diese Übereinstimmung geben, können Sie den so Behandelten oder sich selbst nachhaltig schädigen.

Wenn Sie aber das Mitel gewissenhaft gesucht und gefunden haben, sollten die Beschwerden nach einer, sagen wir vier bis fünftägigen Behandlung vorbei sein. Wenn Sie allerdings so heiser sind, daß man Sie kaum noch verstehen kann, oder wenn Sie Eiter auf den Mandeln sehen (vgl. Erläuterungen unter „Fieber"), sollte bei Selbstbehandlung spätestens am nächsten Tag eine Besserung eintreten.

Wenn bei Kindern mit heftigen Halsschmerzen noch hohes Fieber, Schluckbeschwerden oder gar zunehmende Atemnot einhergeht und sich vielleicht noch ein eigentümlich süßlicher Mundgeruch bemerkbar macht und der Mund zumeist weit geöffnet bleibt, sollten Sie dringend den Arzt rufen.

Es könnte sich um die sogenannte Epiglottitis handeln: Entzündung des Kehlkopfs und des Kehldeckels. Das wäre allerdings eine lebensgefährliche Sache und erfordert Krankenhauseinweisung! Zum Glück gehört die akute Epiglottitis eher zu den seltenen Erkrankungen des Kindesalters.

Halsschmerz

Ursachen

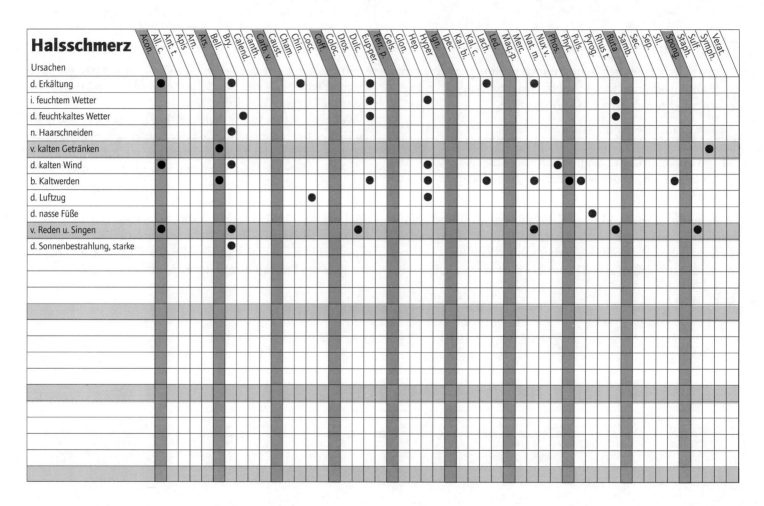

Ursachen	Acon.	All. c.	Ant. t.	Apis	Arn.	Ars.	Bell.	Bry.	Calend.	Canth.	Carb. v.	Caust.	Cham.	Chin.	Cocc.	Coff.	Coloc.	Dros.	Dulc.	Eupper.	Ferr. p.	Gels.	Glon.	Hep.	Hyper.	Ign.	Ipec.	Kal. bi.	Kal. c.	Lach.	Led.	Mag. p.	Merc.	Nat. m.	Nux v.	Phos.	Phyt.	Puls.	Pyrog.	Rhus t.	Ruta	Samb.	Sec.	Sep.	Sil.	Spong.	Staph.	Sulf.	Symph.	Verat.
d. Erkältung	●						●						●						●											●				●																
i. feuchtem Wetter																			●						●															●										
d. feucht-kaltes Wetter									●										●																					●										
n. Haarschneiden							●																																											
v. kalten Getränken								●																																										●
d. kalten Wind	●							●																	●												●													
b. Kaltwerden								●											●						●									●			●	●							●					
d. Luftzug															●										●																									
d. nasse Füße																																						●												
v. Reden u. Singen	●							●										●																●						●							●			
d. Sonnenbestrahlung, starke								●																																										

Halsschmerz

Charakter

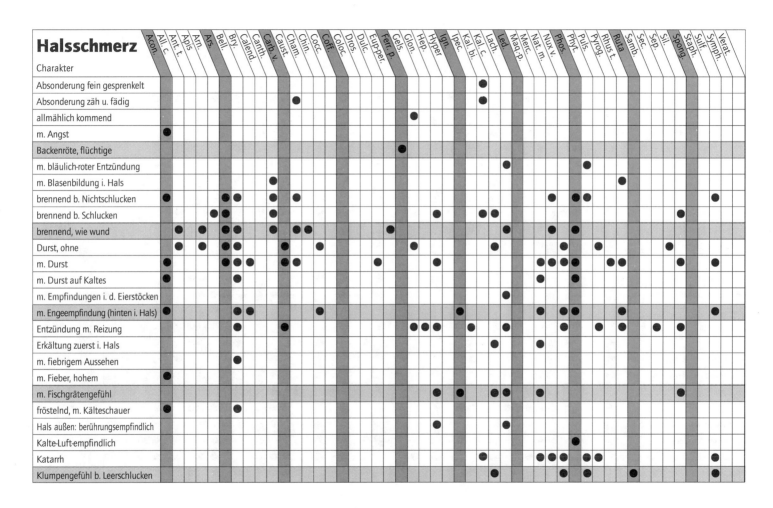

Charakter	Acon.	All. c.	Ant. t.	Apis	Arn.	Ars.	Bell.	Bry.	Calend.	Canth.	Carb v.	Caust.	Cham.	Chin.	Cocc.	Coff.	Coloc.	Dros.	Dulc.	Eup-per.	Ferr. p.	Gels.	Glon.	Hep.	Hyper.	Ipec.	Ign.	Kal. bi.	Kal. c.	Lach.	Led.	Mag-p.	Merc.	Nat. m.	Nux v.	Phos.	Phyt.	Puls.	Pyrog.	Rhus t.	Ruta	Samb	Sec.	Sep.	Sil.	Spong.	Staph.	Sulf.	Symph.	Verat.
Absonderung fein gesprenkelt																												●																						
Absonderung zäh u. fädig													●															●																						
allmählich kommend																								●																										
m. Angst	●																																																	
Backenröte, flüchtige																							●																											
m. bläulich-roter Entzündung																														●							●													
m. Blasenbildung i. Hals												●																												●										
brennend b. Nichtschlucken	●						●	●				●	●																							●	●	●										●		
brennend b. Schlucken						●	●					●												●				●	●																			●		
brennend, wie wund				●		●	●	●				●	●	●			●													●						●	●													
Durst, ohne				●		●	●	●					●			●								●						●				●			●				●			●						
m. Durst	●						●	●	●				●	●					●					●										●	●					●	●				●				●	
m. Durst auf Kaltes	●						●																											●																
m. Empfindungen i. d. Eierstöcken																														●																				
m. Engeempfindung (hinten i. Hals)	●						●	●							●												●							●	●		●													●
Entzündung m. Reizung							●						●											●	●	●	●			●				●			●						●		●					
Erkältung zuerst i. Hals																															●			●																
m. fiebrigem Aussehen							●																																											
m. Fieber, hohem	●																																																	
m. Fischgrätengefühl																								●			●	●	●		●															●				
fröstelnd, m. Kälteschauer	●						●																																											
Hals außen: berührungsempfindlich																								●						●																				
Kalte-Luft-empfindlich																																					●													
Katarrh																								●										●	●	●		●	●									●		
Klumpengefühl b. Leerschlucken																														●							●	●				●								●

Halsschmerz

Charakter 2

	Acon.	All. c.	Ant. t.	Apis	Arn.	Ars.	Bell.	Bry.	Calend.	Canth.	Carb. v.	Caust.	Cham.	Chin.	Cocc.	Coff.	Coloc.	Dros.	Dulc.	Eupper.	Ferr. p.	Gels.	Glon.	Hep.	Hyper.	Ign.	Ipec.	Kal. bi.	Kal. c.	Lach.	Led.	Mag. p.	Merc.	Nat. m.	Nux v.	Phos.	Phyt.	Puls.	Pyrog.	Rhus t.	Ruta	Samb.	Sec.	Sep.	Sil.	Spong.	Staph.	Sulf.	Symph.	Verat.
Kopf heiß u. rot							•																																											
b. Leerschlucken							•	•	•							•								•						•	•	•		•		•		•		•	•				•			•		
linke Seite					•		•																							•	•													•	•					
Mandeleiterung beschleunigt																																							•											
Mandelentzündung m. gelb. Eiterbelag					•			•					•		•									•		•		•		•	•		•			•									•	•			•
morgens b. Erwachen													•																	•			•								•								
Mundgeruch schlecht																																	•																
m. Nackensteife																		•											•																				
b. Nichtschlucken					•	•																							•		•	•		•		•												•		
→ zu den Ohren		•						•					•											•						•	•					•		•		•								•		
plötzlicher Beginn	•							•																																										
m. Prickeln u. Kitzeln	•																																																	
Pulsieren i. d. Kehle																							•															•											
Räuspern, ständig																		•						•						•	•					•	•	•				•							
rau u. wund								•							•				•															•																
rechte Seite					•			•													•												•		•												•		
roter Hals innen	•				•	•									•							•							•				•			•						•							
dunkelroter Hals innen	•													•																						•		•												
leuchtend roter Hals innen								•																																										
n. Schlaf																														•	•																			
b. Schlucken	•						•	•	•				•		•	•	•							•						•	•				•	•		•						•				•	•	
Schluckbedürfnis m. Klumpengefühl																														•							•					•					•			
Schlucken schwierig	•							•							•									•		•																•							
b. Schlucken v. Speisen									•										•					•						•	•						•	•				•			•		•		
Schluckschmerz → z. Ohr					•								•											•						•	•	•		•		•	•												

Halsschmerz

Charakter 3

Remedy column headers (left to right): Acon., Ali. c., Ant. t., Apis, Arn., Ars., Bell., Bry., Calend., Canth., Carb. v., Caust., Cham., Chin., Cocc., Coff., Coloc., Dros., Dulc., Eupper., Ferr. p., Gels., Clon., Hep., Hyper., Ign., Ipec., Kal. bi., Kal. c., Lach., Led., Mag. p., Merc., Nat. m., Nux v., Phos., Phyt., Puls., Pyrog., Rhus t., Ruta, Samb., Sec., Sep., Sil., Spong., Staph., Sulf., Symph., Verat.

Symptom	Mittel (●)
Schluckschmerz stechend→ z. Ohr	Clon., Ipec., Nux v., Phos., Symph.
Schlucken unmöglich	Ipec., Puls.
schnell sich entwickelnd	Bell.
Schwäche, Erschöpfung	Gels., Led.
Schweißausbrüche	Bell.
m. Speichelfluß, vermehrtem	Bell., Cham., Hep., Ipec., Kal. bi., Kal. c., Nat. m., Nux v., Phos., Phyt., Sil., Spong., Staph., Verat.
m. Splittergefühl i. Hals	Arn., Hep., Kal. bi., Kal. c., Nat. m., Staph.
Splitterschmerz b. Schlucken	Arn., Hep., Led.
stechend	Acon., Arn., Bell., Hep., Ign., Lach., Nux v., Rhus t., Ruta
stechend → Ohren b. Schlucken	Hep.
stechend b. Schlucken	Arn., Bell., Bry., Coff., Hep., Kal. bi., Kal. c., Lach., Led., Nux v., Pyrog., Sil., Spong., Staph.
m. Trockenheit i. Hals	Acon., Bell., Bry., Carb. v., Cham., Ipec., Nux v., Phos., Phyt., Puls., Rhus t., Sil., Spong., Sulf.
m. Trockenheit i. Mund	Arn., Bell., Bry., Calend., Carb. v., Caust., Coloc., Ipec., Kal. c., Lach., Led., Nux v., Phos., Puls., Rhus t., Sil.
m. Trockenheit i. Rachen	Bell.
m. Unruhe	Acon., Phos.
unruhig u. doch schläfrig	Apis
Zäpfchenschwellung	Apis
m. Zerschlagenheitsgefühl	Phyt.
zugeschnürt b. Schlucken, wie	Bell.
Zungenbelag dick u. gelb	Nat. m.
Zungenbelag m. Zahneindrücken	Merc.
Zunge wie verbrannt	Phyt.
wie zusammengeschnürt	Bell., Bry., Cham., Chin., Cocc., Ipec., Lach., Staph., Sulf.
Schmerz w. roh, b. Schlucken	Calend., Hep., Pyrog.
m. Schwellung d. Mandeln	Acon., Ant. t., Apis, Bell., Calend., Cham., Coloc., Gels., Hep., Ign., Ipec., Kal. bi., Kal. c., Lach., Led., Nux v., Phos., Phyt., Puls., Rhus t., Sil., Spong., Sulf., Symph.

Halsschmerz

Modalitäten

Halsschmerz – Modalitäten	Acon.	All. c.	Ant. t.	Apis	Arn.	Ars.	Bell.	Bry.	Calend.	Canth.	Carb v.	Caust.	Cham.	Chin.	Cocc.	Coff.	Coloc.	Dros.	Dulc.	Eup-per.	Ferr. p.	Gels.	Glon.	Hep.	Hyper.	Ign.	Ipec.	Kal. bi.	Kal. c.	Lach.	Led.	Mag-p.	Merc.	Nat. m.	Nux v.	Phos.	Phyt.	Puls.	Pyrog.	Rhus t.	Ruta	Samb.	Sec.	Sep.	Sil.	Spong.	Staph.	Sulf.	Symph.	Verat.
Absonderung (Eiter) bess.	●		●				●		●										●									●	●		●				●	●				●					●	●		●		●
Berührung u. Druck a. Hals schl.																															●																			
Bettruhe schl.																																		●																
Druck schl.																															●																			
b. Erwachen																														●	●																			
Hand aus dem Bett strecken schl.																									●																									
Husten schl.																									●											●	●								●		●			
Kälte bess.							●																																											
Kälte u. frische Luft bess.		●																																			●													
kalte Luft schl.								●					●											●										●	●															
Kaltes trinken bess.							●		●	●						●															●				●		●	●									●			
Kaltes trinken schl.							●				●																																					●			
kalte Umschläge bess.							●																																											
i. Liegen schl.							●																								●			●																
nachmittags schl.																															●																			
n. Schlaf schl.																														●	●																			
bei Nichtschlucken schl.				●	●																					●					●	●			●									●						
n. Schlucken bess.								●									●							●						●	●			●										●						
Schlucken macht stechenden Schmerz					●			●	●						●									●					●	●	●	●								●					●	●				
Schlucken schl.	●						●		●	●			●	●	●	●	●					●		●					●	●	●	●	●			●		●		●				●			●	●		
Leerschlucken schl.							●	●																●						●	●			●						●	●									
Schlucken v. Festem bess.																														●																				
Schlucken v. Flüssigem schl.							●						●													●					●																			
Schlucken v. Speichel schl.																																								●										
Sprechen schl.																																					●													

Halsschmerz

Modalitäten 2

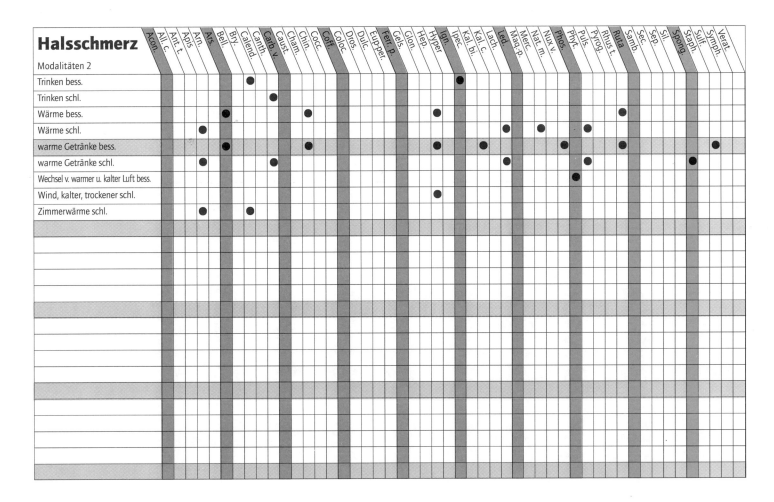

Modalitäten 2	Acon.	All. c.	Ant. t.	Apis	Arn.	Ars.	Bell.	Bry.	Calend.	Canth.	Carb. v.	Caust.	Cham.	Chin.	Cocc.	Coff.	Coloc.	Dros.	Dulc.	Eup-per.	Ferr. p.	Gels.	Glon.	Hep.	Hyper	Ign.	Ipec.	Kal. bi.	Kal. c.	Lach.	Led.	Maq.-p.	Merc.	Nat. m.	Nux v.	Phos.	Phyt.	Puls.	Pyrog.	Rhus t.	Ruta	Samb.	Sec.	Sep.	Sil.	Spong.	Staph.	Sulf.	Symph.	Verat.
Trinken bess.									●																		●																							
Trinken schl.											●																																							
Wärme bess.							●							●										●																		●								
Wärme schl.					●																									●				●						●										
warme Getränke bess.							●							●										●					●			●					●					●								●
warme Getränke schl.					●						●																			●								●									●			
Wechsel v. warmer u. kalter Luft bess.																																					●													
Wind, kalter, trockener schl.																								●																										
Zimmerwärme schl.					●				●																																									

Heiserkeit _____

Eine akute Heiserkeit, die eine feststellbare Ursache hat, läßt sich mit unserer Methode gut in den Griff bekommen. Besteht sie jedoch schon längere Zeit oder wiederholt sie sich ständig, gibt es für uns nichts zu kurieren. Da ist der Facharzt zuständig.

Heiserkeit

₁

Heiserkeit	Acon.	All. c.	Ant. t.	Apis	Arn.	Ars.	Bell.	Bry.	Calend.	Canth.	Cath. v.	Caust.	Cham.	Chin.	Cocc.	Coff.	Coloc.	Dios.	Dulc.	Eupper.	Fer. p.	Gels.	Glon.	Hep.	Hyper.	Ign.	Ipec.	Kal. bi.	Kal. c.	Lach.	Led.	Merc.	Mag.-p.	Nat. m.	Nux v.	Phos.	Phyt.	Puls.	Pyrog.	Rhus t.	Ruta	Samb.	Sec.	Sep.	Sil.	Spong.	Staph.	Sulf.	Symph.	Verat.
abends schl.												●	●																●								●													
m. Brennen i. Rachen																																					●													
b. Durchdrehen, Wutanfall														●		●							●																									●		
Erkältung, nach der										●																	●																							
b. feuchtem Wetter												●																	●																				●	
feuchtes Wetter schl.												●																																						
i. Freien schl.									●																																									
b. Halsschmerzen																			●								●			●							●													
Heiserkeit allg.	●	●	●	●	●		●	●	●			●	●	●		●		●				●		●			●	●	●	●			●	●			●	●		●		●					●	●	●	●
b. kaltem Wetter												●	●																																				●	
b. kalt-feuchtem Wetter												●							●																						●									
b. Kindern														●																																				
n. Krupp												●																																						
nervöse Ursachen													●																																					
b. Luftzug																								●									●																	
n. Masern									●			●							●																														●	
morgens	●				●																													●	●										●				●	
nachmittags schl.												●																		●							●													
n. Naßwerden																																								●										
plötzlich							●					●																																	●		●			
Räuspern bess.																																					●				●									
Reden, fortgesetztes bess.																																									●									
Reden, nach langem	●											●	●						●										●								●				●						●			
Reden oder Singen schl.																																															●			
schmerzhaft							●																						●								●													

Heiserkeit

2

	Acon.	All. c.	Ant. t.	Apis	Arn.	Ars.	Bell.	Bry.	Calend.	Canth.	Carb. v.	Caust.	Cham.	Chin.	Cocc.	Coff.	Coloc.	Dros.	Dulc.	Eupper.	Ferr. p.	Gels.	Glon.	Hep.	Hyper.	Ign.	Ipec.	Kal. bi.	Kal. c.	Lach.	Led.	Mag.-p.	Merc.	Nat. m.	Nux v.	Phos.	Phyt.	Puls.	Pyrog.	Rhus t.	Ruta	Samb.	Sec.	Sep.	Sil.	Spong.	Staph.	Sulf.	Symph.	Verat.
schmerzlos													●	●																							●													
Schmerzen b. Leerschlucken							●	●	●						●									●					●	●				●	●			●		●					●		●		●	
d. Singen						●			●					●																															●			●		
d. Singen wieder bess.																																								●										
Stimme flüsternd												●	●	●																							●	●												●
m. Stichen i. Hals								●																																										
Stimme rauh	●													●																							●								●	●				
Stimme tonlos														●	●			●						●																					●					
b. trockenem Husten, Reiz i. Kehlkopf																									●																									
v. Überschreien	●				●								●	●												●									●	●				●										
Ursache, ohne erkennbare								●	●																									●	●					●										
vormittags schl.														●					●					●											●													●		
i. warmen Zimmer									●																													●												
Watte i. Hals, wie mit																																					●													
m. wechselnder Stimmlage																								●														●												
d. weinen								●																																										
Wind, durch gehen im	●																							●																										

In akuten und einfachen Fällen, die nicht das sofortige Eingreifen eines Arztes erfordern, können unsere Mittel, wenn sie gut gewählt sind, wirksame Hilfe bringen.

Eine Bronchitis kann zusammen mit einer Erkältung oder auch einem banalen Schnupfen und in dessen Gefolge auftreten.

Beachten Sie aber, daß jeder länger dauernde Bronchialkatarrh ärztlich untersucht werden sollte. Denn chronische Reizzustände der Bronchien können zu Lungenblähung und Herzschwäche führen.

Der banalste Husten, die einfachste Bronchitis aber kann sich, bei geschwächter Widerstandskraft, zu einer Lungenentzündung entwickeln. Daher begrenzen wir die Selbstbehandlung bei einer fieberhaften Bronchitis auf fünf Tage. Wenn sich innerhalb von fünf Tagen nichts getan hat, muß sich der Kranke sicherheitshalber vom Arzt abhorchen lassen, um eine Lungenentzündung sicher auszuschließen; bei sehr schlechtem Allgemeinbefinden natürlich schon früher.

Verdächtig ist, wenn während eines Hustens der Kranke fröstelt oder gar Schüttelfrost bekommt und seine Temperatur höher ansteigt, wenn es in der Brust bei jedem Hustenstoß und sogar beim Atmen schmerzt oder wenn das Atmen erschwert wird, wenn Auswurf, der auch gering sein kann, rostfarben oder blutig ist. Das alles sind die Symptome der Lungenentzündung.

Trotzdem sollten Sie jetzt nicht bei jedem Husten in eine panische Angst vor Lungenentzündung verfallen. Nicht Angst sollen Sie haben, sondern Vorsicht sollen Sie walten lassen und sachlich vorgehen.

Noch etwas anderes: Wenn ein Husten ebenfalls von Fieber begleitet wird, aber nur an einer Seite des Brustkorbs tritt beim Sprechen, Atmen und Husten ein stechender Schmerz auf, so kann es sich um eine sogenannte feuchte Rippfellentzündung handeln. Dabei ist der schaumige Auswurf meist nur gering. Wenn aber der Auswurf rostfarbig oder blutig wird, ist zur Rippfellentzündung noch eine Lungenentzündung hinzugekommen. Auch bei diesen Symptomen müssen Sie den Arzt rufen!

Beobachten Sie Ihr krankes Kind: Wenn es auffallend hastig und geräuschvoll atmet oder wenn sich bei ihm Atemnot oder gar Erstickungsanfälle einstellen, wenn sein Auswurf blutig ist und es sich auch in einem schlechten Allgemeinzustand befindet, müssen Sie den Arzt holen. Verlieren Sie jetzt nicht den Mut und die Freude, wenn Sie immer wieder vor diesem und jenem gewarnt werden; aber Sie müssen, in Ihrem eigenen Interesse, vor möglichen Gefahren gewarnt werden.

Falls Sie ein Baby zu behandeln haben, müssen Sie auch wissen: Alle Babys haben oft einen rasselnden Husten. Das ist noch keine Lungenentzündung! Übrigens - zu einer Lungenentzündung gehört auch ein deutlich herabgesetztes Allgemeinbefinden: Müdigkeit, Mattigkeit, Unlustgefühl.

Da gibt es noch, wie Sie wissen, den Keuchhusten, eine ansteckende Krankheit bei Kindern, die man daran erkennt: Nach starken, bellenden, abgehackten Hustenanfällen mit vorgestreckter Zunge, folgt anschließend sehr geräuschvoll ein juchzendes, ziehendes Einatmen. Das sind unverkennbare Symptome. Ein solcher Anfall kann auch mit Erbrechen enden. Durch eine homöopathische Behandlung klingt die Krankheit sehr schnell ab und es kann kaum zu Komplikationen kommen.

Eine andere Kinderkrankheit, die Kinder zwischen zwei und vier Jahren befällt, ist der Pseudokrupp. Er tritt entweder für sich allein auf oder im Anschluß an Scharlach, Masern oder Diphterie.

Es handelt sich um eine rasch verlaufende Entzündung der Schleimhaut an der oberen Luftröhre und am Kehlkopf. Ein zäher Schleim überzieht wiederholt die Schleimhaut, so daß das Lumen der Luftröhre immer mehr verengt wird. Das Kind ist nicht nur heiser, es besteht Erstickungsgefahr! Daher steht das Kind unter Zeichen von Angst und Atemnot, wobei das zischende Einatmen sehr erschwert ist, unterbrochen von einem eigentümlichen, trockenen, bellenden, rauhen und heiseren Husten. Mit diesen Erscheinungen kann das Kind auch nachts aufwachen.

Was können Sie tun? Gehen Sie mit ihm gleich ins Badezimmer, schließen Sie die Tür und lassen Sie viel heißes Wasser in die Badewanne laufen. Die zunehmende Luftfeuchtigkeit bringt meist schon eine Linderung.

Der Homöopath wählt hier unter den Mitteln: Acon., Ant.t., Hep., Phos. und Spong. das den Symptomen entsprechende aus. Eine Behandlung des Pseudokrupp könnte mit Acon. beginnen, besonders wenn das Kind unruhig und ängstlich ist. Man gibt zunächst halbstündlich einen Schluck. Wenn dann am nächsten Tag der bellende Husten immer noch da ist, gibt man Spong. Ein drittes Mittel, etwa Hep. wird kaum mehr notwendig sein. Das sind so Erfahrungswerte.

Ich darf nochmal die bakterielle Epiglottitis (Kehldeckel-Entzündung) erwähnen, bei der zwar weniger Husten, sondern eher Halsschmerzen und Schluckstörungen im Vordergrund stehen, die aber dennoch jeweils als zwar seltene, aber gefährliche Variante des Pseudokrupps zu betrachten ist.

Husten

Ursache

Ursache	Acon.	All. c.	Ant. t.	Apis	Arn.	Ars.	Bell.	Bry.	Calend.	Canth.	Carb. v.	Caust.	Cham.	Chin.	Cocc.	Coff.	Coloc.	Dros.	Dulc.	Eup-per.	Ferr. p.	Gels.	Glon.	Hep.	Hyper.	Ign.	Ipec.	Kal. bi.	Kal. c.	Lach.	Led.	Mag. p.	Merc.	Nat. m.	Nux v.	Phos.	Phyt.	Puls.	Pyrog.	Rhus t.	Ruta	Samb.	Sec.	Sep.	Sil.	Spong.	Staph.	Sulf.	Symph.	Verat.
n. Anstrengung																																				●				●										
n. Ärger		●		●					●					●	●											●										●	●								●		●			●
d. Einatmen kalter Luft			●																					●					●							●														
b. Entblößen, Ausziehen							●																	●												●									●					
d. Erregung	●			●			●		●						●				●														●			●					●						●			
n. Essen u. Trinken							●		●				●																				●		●	●														
d. Feuchtigkeit				●															●																															
b. feuchtem Wetter													●						●					●														●		●					●	●	●			
b. grippalem Infekt	●	●					●		●	●														●					●							●	●	●												
a. kalter Luft	●	●					●						●	●										●									●			●	●										●			
d. kaltes Essen													●				●							●												●									●					●
d. kaltes Trinken							●						●				●							●									●			●										●		●		
b. Kaltwerden							●		●				●	●					●					●				●	●		●		●			●									●		●	●		
b. Kaltwerden d. Glieder							●																	●												●									●		●		
d. Luftzug	●													●		●																												●					
d. Lungenentzündung																																				●													
b. Masern									●							●	●	●								●	●											●								●			
d. Naßwerden													●																		●						●		●					●		●		
d. Schreck	●						●																			●																●	●						
b. Temperaturunterschieden																																					●												
d. Überhitzung	●								●				●																			●				●		●							●				
n. Verletzung					●																																												
b. Wechsel v. Warmen i. d. Kälte	●												●																							●	●							●					
n. Wind, kaltem, trockenem	●													●										●																							●		
b. Zahnen d. Kinder														●												●											●												

Husten

Charakter

	Acon.	All. c.	Ant. t.	Apis	Arn.	Ars.	Bell.	Bry.	Calend.	Canth.	Carb. v.	Caust.	Cham.	Chin.	Cocc.	Coff.	Coloc.	Dros.	Dulc.	Eupper.	Ferr. p.	Gels.	Glon.	Hep.	Hyper	Ign.	Ipec.	Kal. bi.	Kal. c.	Lach.	Led.	Maq.-p.	Merc.	Nat. m.	Nux v.	Phos.	Phyt.	Puls.	Pyrog.	Rhus t.	Ruta	Samb.	Sec.	Sep.	Sil.	Spong.	Staph.	Sulf.	Symph.	Verat.
abends												●													●	●									●			●		●										
Abhusten, nur mühsam, kleine Mengen			●																																															
Abhusten schwierig			●				●						●						●					●				●	●	●	●				●	●		●											●	
b. abkühlendem Körperteil																								●																●					●					
m. Angst u. Beklemmung	●						●																													●														
anhaltend	●		●		●		●	●	●				●	●			●					●		●		●	●		●	●					●	●	●	●	●					●			●		●	
anhaltend Tag u. Nacht																																																		
m. Atemnot	●		●													●	●									●				●					●												●			
m. Atemnot, Hals wie zu																																															●			
Atmung geräuschvoll			●												●	●										●			●	●					●	●	●			●							●	●		●
aufsetzen, muß sich			●				●		●																				●						●	●								●						
b. Ausatmen	●												●	●										●						●			●		●	●												●		
m. Bauchschmerz, wie wund							●		●						●																					●														
bellend	●						●								●							●		●						●					●			●									●			●
b. Bewegung							●	●	●	●			●	●										●					●	●					●			●						●	●			●		●
m. Brennen i. Hals							●																																											
Bronchitis absteigend									●																															●					●					
Bronchitis akute	●		●				●	●					●	●								●		●					●	●					●			●									●	●	●	
Bronchitis b. Kindern																			●									●		●																				
Brust-Engegefühl															●																	●	●																●	
Brust, hält sich d.				●					●				●		●													●	●	●														●						
b. Einatmen	●						●	●											●			●						●	●	●					●	●	●	●											
Erbrechen, führt zu			●			●	●						●	●								●				●		●					●	●			●												
erschüttert d. ganzen Körper							●	●					●	●								●				●			●	●	●			●	●	●	●		●							●	●			
erstickend	●	●					●					●																																						

96

Husten

Charakter 2

	Acon.	All. c.	Ant. t.	Apis	Arn.	Ars.	Bell.	Bry.	Calend.	Canth.	Carb. v.	Caust.	Cham.	Chin.	Cocc.	Coff.	Coloc.	Dros.	Dulc.	Euppel.	Ferr. p.	Gels.	Glon.	Hep.	Hyper.	Ign.	Ipec.	Kal. bi.	Kal. c.	Lach.	Led.	Merc.	Mag.-p.	Nat. m.	Nux v.	Phos.	Phyt.	Puls.	Pyrog.	Rhus t.	Ruta	Samb.	Sec.	Sep.	Sil.	Spong.	Staph.	Sulf.	Symph.	Verat.
m. Erstickungsangst																												●		●																				
m. Erstickungsgefühl erwachend																																															●			
b. Erwachen													●															●	●	●						●	●			●				●			●			
Erwachen m. bellendem, heiser. Husten	●																																																	
feucht morgens, trocken abends																							●																											
m. Fieber	●						●	●	●					●																						●	●			●	●									
fröstelig																		●																		●														
Gesicht bläulich				●	●		●						●					●										●						●																●
Gesicht blaß m. roten Wangen													●																																					
hackend			●				●	●					●																●							●	●			●							●			
Hals, rauhes Gefühl					●		●	●	●			●	●	●		●								●				●		●	●				●	●	●	●		●							●	●		
m. Halsschmerz	●						●					●	●											●						●						●	●								●	●				
m. Harnen, unwillkürlichem					●		●	●					●						●				●											●		●	●	●	●					●	●					●
hart							●	●				●						●										●	●	●						●	●	●	●											
heftig							●					●	●	●					●																	●	●													
heiserer Klang	●		●				●					●	●	●	●	●												●		●				●			●								●	●				
m. Heiserkeit				●								●	●					●	●					●				●									●									●				
heißer Atem	●						●	●							●																						●			●									●	
hohl	●							●					●															●									●									●				●
m. Hüftschmerzen													●																											●								●		
Hüsteln v. stetem Reiz																	●	●										●		●		●				●	●													
keuchend														●																							●			●										
Keuchhusten (→Kinderkrankheiten)	●						●											●										●																						
keuchhustenartig																●																																		
Kind greift a. d. Hals	●	●																					●																											

Husten

Charakter 3

	Acon.	All. c.	Ant. t.	Apis	Arn.	Ars.	Bell.	Bry.	Calend.	Canth.	Carb. v.	Caust.	Cham.	Chin.	Cocc.	Coff.	Coloc.	Dros.	Dulc.	Eupper.	Ferr. p.	Gels.	Glon.	Hep.	Hyper.	Ign.	Ipec.	Kal. bi.	Kal. c.	Lach.	Led.	Mag.-p.	Merc.	Nat. m.	Nux v.	Phos.	Phyt.	Puls.	Pyrog.	Rhus t.	Samb.	Sec.	Sep.	Sil.	Spong.	Staph.	Sulf.	Symph.	Verat.
Kinder, b. kleinen, empfindlichen																						●																											
Kind wird steif u. blaß i. Gesicht																											●																						
Kitzelhusten → Bronchien			●																					●	●		●			●							●			●				●					●
Kitzelhusten m. quälenden Schmerzen				●																																													
kitzelnd	●				●		●		●	●			●	●	●			●				●				●	●	●	●	●	●			●	●	●	●	●		●	●			●		●	●	●	
Kitzeln i. Hals		●						●	●	●			●									●		●				●			●						●										●		
Kitzelreiz, wie Staub							●	●							●							●										●			●														
klingend u. pfeifend	●						●		●																					●															●				
Kopf, hält sich den												●																						●													●		
Kopf, mit Hitze im			●		●		●	●					●																●																		●		
m Kopfschmerzen									●																										●	●													
krampfartig	●		●				●	●	●				●	●		●	●		●		●			●		●	●		●	●	●	●			●	●	●	●			●	●	●	●			●		●
m. Kratzen i. Hals	●							●													●			●													●			●									
Krupp	●		●																					●																				●				
laut	●								●									●						●																					●			
Liegen linksseitig unmöglich																																					●	●						●				
Liegen rechtsseitig unmöglich																																	●												●			
lose, tiefrsitzend i. Fieber			●				●	●	●				●			●		●			●	●												●			●	●					●			●		
lose, tiefsitzend morgens							●		●				●		●			●						●											●	●	●	●					●	●			●		
Magen, ausgehend vom			●					●	●																									●		●								●					
n. Masern																	●	●																	●														
morgens															●	●								●						●					●					●				●	●				
nachts	●							●								●														●					●										●	●			
b. Niederlegen			●		●	●	●	●	●	●					●	●								●		●									●	●		●		●				●	●				
Niederlegen, gleich danach							●	●																●														●											

Husten

Charakter 4

	Acon.	All. c.	Ant. t.	Apis	Arn.	Ars.	Bell.	Bry.	Calend.	Canth.	Carb. v.	Caust.	Cham.	Chin.	Cocc.	Coff.	Coloc.	Dros.	Dulc.	Eup.per.	Ferr. p.	Gels.	Glon.	Hep.	Hyper	Ign.	Ipec.	Kal. bi.	Kal. c.	Lach.	Led.	Mag.p.	Merc.	Nat. m.	Nux v.	Phos.	Phyt.	Puls.	Pyrog.	Rhus t.	Ruta	Samb.	Sec.	Sep.	Sil.	Spong.	Staph.	Sulf.	Symph.	Verat.
Oberbauch, hält sich den																			●																															
m. Ohrenschmerzen																													●						●															
pfeifend	●				●		●																	●				●	●															●			●			
plötzlicher Beginn																		●										●	●	●															●		●			
Pseudokrupp	●			●					●															●					●																		●			
quälend								●	●				●																●		●						●								●				●	
rasselnd, locker (d. Schleim)					●			●	●			●		●				●						●									●			●		●									●	●		●
d. Rauchen, aktives od. passives	●																●	●								●										●												●	●	
rauh																●																																		
b. Rechtsliegen																												●		●			●												●	●				
d. Reizung d. Bronchien							●						●	●		●		●				●						●	●							●	●								●					●
d. Reizung i. Hals	●		●					●	●				●	●		●		●	●			●				●		●	●	●	●					●	●	●	●	●	●				●	●	●	●	●	●
d. Reizung d. Magens													●													●		●	●				●	●	●										●					
i. Schlaf	●						●	●			●	●	●				●												●																●	●				
n. Schlafengehen							●						●				●											●	●				●	●	●	●				●										
m. Schlaflosigkeit																										●																								
i. Schlaf kitzelnder Husten	●														●															●																	●			
Schlaf, Husten verhindert den					●								●	●														●	●							●	●			●										
d. Schleim i. Bronchien b. Kindern				●																								●								●														
d. Schleim i. d. Brust				●									●	●														●	●											●				●		●		●	
d. Schleim i. Hals													●	●			●											●	●				●		●															
schmerzhaft				●	●		●						●			●	●																		●			●		●										
m. Schmerz i. Bauch							●	●						●			●												●	●																	●		●	
Schmerz i. Brust u. Bauch							●																																											
Schmerz heftig an d. Brust							●																●																											

Husten

Charakter 5

	Acon.	All. c.	Ant. t.	Apis	Arn.	Ars.	Bell.	Bry.	Calend.	Canth.	Carb. v.	Caust.	Cham.	Chin.	Cocc.	Coff.	Coloc.	Dros.	Dulc.	Eup. per.	Ferr. p.	Gels.	Glon.	Hep.	Hyper.	Ign.	Ipec.	Kal. bi.	Kal. c.	Lach.	Led.	Mag. p.	Merc.	Nat. m.	Nux v.	Phos.	Phyt.	Puls.	Pyrog.	Rhus t.	Ruta	Samb.	Sec.	Sep.	Sil.	Spong.	Staph.	Sulf.	Symph.	Verat.
Schmerz hinter d. Brustbein								●					●	●											●				●								●													
m. Schmerz d. Brustmuskeln	●				●		●	●																										●		●	●													
m. Schmerz i. d. Brust seitlich					●	●	●	●	●				●																●					●		●	●			●					●		●	●		
b. Schülern u. Studenten b. Lernen																																				●														
m. Schwäche					●		●																													●														
i. d. Schwangerschaft								●					●																							●									●					
Schweißausbrüche d. Husten	●		●	●		●	●	●					●	●	●	●			●					●		●			●	●	●			●	●	●				●		●		●	●		●	●		●
m. Schweiß nachts															●																		●																	
i. Sitzen nur, bekommt Luft		●																																																
m. Stechen i. d. Brust	●						●	●	●					●										●				●	●	●				●		●	●			●								●		
m. Stechen i. Hals								●																●					●	●						●	●							●						
tiefsitzend							●									●								●												●	●			●				●	●	●	●			●
n. Trinken allg.							●	●																●						●						●													●	
trocken abends, locker morgens																								●																●										
trocken u. bellend	●						●										●												●																		●			
trocken u. hart	●						●	●																●						●						●	●											●		
" " kurz aber stetig	●							●																																										
" " nachts schl.								●																																										
" u. heftig								●																																										
" quälend								●																												●													
" tagsüber							●										●									●	●									●	●								●	●	●		
" u. tiefsitzend b. Fieber	●			●			●	●	●					●	●	●	●	●						●					●	●	●					●	●								●		●	●		●
" u. tiefsitzend b. Schnupfen							●																										●	●											●					
trocken, verkrampft																						●																												
m. Übelkeit u. Brechreiz			●				●	●					●											●		●			●	●			●	●	●	●				●							●			●

Husten

Charakter 6

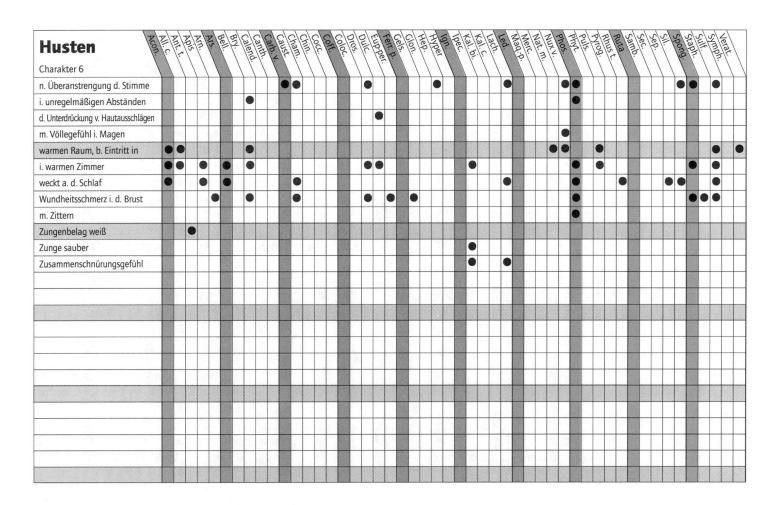

	Acon.	All. c.	Ant. t.	Apis	Arn.	Ars.	Bell.	Bry.	Calend.	Canth.	Carbo v.	Caust.	Cham.	Chin.	Cocc.	Coff.	Coloc.	Dros.	Dulc.	Eup-per.	Ferr. p.	Gels.	Cion.	Hep.	Hyper.	Ign.	Ipec.	Kal. bi.	Kal. c.	Lach.	Led.	Mag-p.	Merc.	Nat. m.	Nux v.	Phos.	Phyt.	Puls.	Pyrog.	Rhus t.	Ruta	Samb.	Sec.	Sep.	Sil.	Spong.	Staph.	Sulf.	Symph.	Verat.
n. Überanstrengung d. Stimme												●	●				●								●						●					●	●										●	●	●	
i. unregelmäßigen Abständen									●																												●													
d. Unterdrückung v. Hautausschlägen																			●																															
m. Völlegefühl i. Magen																																					●													
warmen Raum, b. Eintritt in	●	●							●																										●	●	●	●										●		●
i. warmen Zimmer	●		●		●		●		●									●	●							●											●			●						●	●			
weckt a. d. Schlaf	●				●		●						●																		●						●			●				●	●					●
Wundheitsschmerz i. d. Brust					●				●				●						●			●	●														●										●	●	●	
m. Zittern																																					●													
Zungenbelag weiß			●																																															
Zunge sauber																												●																						
Zusammenschnürungsgefühl																												●			●																			

Husten

Modalitäten

Modalitäten	Acon.	All. c.	Ant. t.	Apis	Arn.	Ars.	Bell.	Bry.	Calend.	Canth.	Carb. v.	Caust.	Cham.	Chin.	Cocc.	Coff.	Coloc.	Dros.	Dulc.	Euppor.	Ferr. p.	Gels.	Clon.	Hep.	Hyper	Ign.	Ipec.	Kal. bi.	Kal. c.	Lach.	Led.	Mag-p.	Merc.	Nat. m.	Nux v.	Phos.	Phyt.	Puls.	Pyrog.	Rhus t.	Ruta	Samb.	Sec.	Sep.	Sil.	Spong.	Staph.	Sulf.	Symph.	Verat.
abends schl.													●	●																							●	●	●											
Auswurf bess.								●						●										●						●	●						●	●	●						●			●		
b. Ausziehen schl.																										●																								
Bettwärme schl.				●									●	●	●				●															●	●	●	●	●												●
Bewegung bess.							●												●																	●	●	●		●	●			●	●	●	●		●	
Bewegung schl.						●	●	●					●		●		●													●	●	●			●		●	●		●										
Brustschmerz, Tiefatmen schl.								●					●	●																●	●					●	●			●					●	●				
Entblößen schl.							●																	●						●						●				●					●					
n. Essen u. Trinken schl.	●		●			●	●			●		●			●									●						●	●	●				●	●													
i. Freien bess.		●		●	●			●												●	●													●				●		●									●	
i. Freien schl.	●						●																						●	●	●					●				●					●					
frische Luft bess.																																				●														
i. Heizungsnähe bess.																						●																												
d. Husten immer schl.									●								●							●		●																								
i. Kälte schl.	●	●					●						●	●										●						●	●	●				●	●	●							●	●				
kalte Auflagen bess.																																	●																	
kalter Luft schl., Gehen in																																				●										●				
kalt Trinken bess.													●									●							●		●																	●		●
kalt Trinken schl.							●										●							●						●			●												●	●	●	●		
i. Liegen bess. (Sep. nur tagsüber!)	●							●											●											●														●			●			
i. Liegen schl.			●				●	●	●					●												●				●	●	●		●	●	●	●								●	●	●			
b. Liegen u. Bücken													●																																					
v. Mitternacht schl.				●	●								●																●	●					●		●	●							●	●	●			●
n. Mitternacht schl.	●		●				●	●	●						●	●	●		●																●		●			●					●	●	●			●
morgens schl.							●										●		●											●	●														●	●		●		

102

Husten

Modalitäten 2

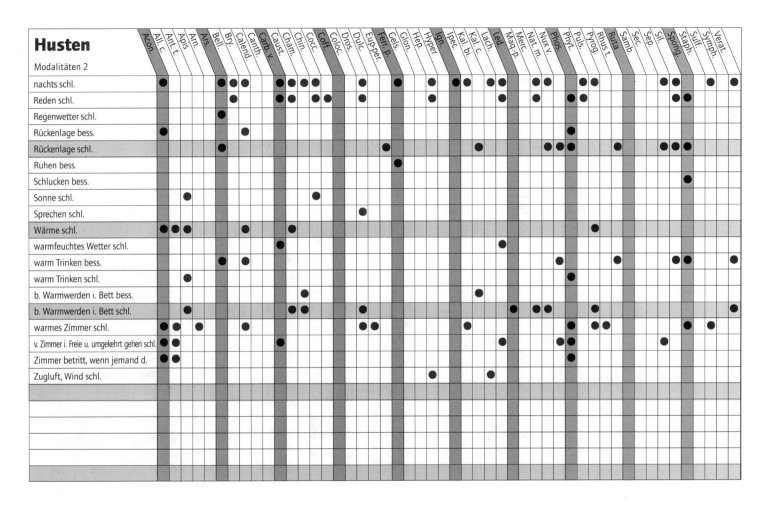

Remedy columns: Acon., All. c., Ant. t., Apis, Arn., Ars., Bell., Bry., Calend., Canth., Carb. v., Caust., Cham., Chin., Cocc., Coff., Coloc., Dros., Dulc., Eup-per., Ferr. p., Gels., Glon., Hep., Hyper., Ign., Ipec., Kal. bi., Kal. c., Lach., Led., Mag-p., Merc., Nat. m., Nux v., Phos., Phyt., Puls., Pyrog., Rhus t., Ruta, Samb., Sec., Sep., Sil., Spong., Staph., Sulf., Symph., Verat.

Rows (Modalitäten):
- nachts schl.
- Reden schl.
- Regenwetter schl.
- Rückenlage bess.
- Rückenlage schl.
- Ruhen bess.
- Schlucken bess.
- Sonne schl.
- Sprechen schl.
- Wärme schl.
- warmfeuchtes Wetter schl.
- warm Trinken bess.
- warm Trinken schl.
- b. Warmwerden i. Bett bess.
- b. Warmwerden i. Bett schl.
- warmes Zimmer schl.
- v. Zimmer i. Freie u. umgekehrt gehen schl.
- Zimmer betritt, wenn jemand d.
- Zugluft, Wind schl.

Husten

Auswurf

	Acon.	All. c.	Ant. t.	Apis	Arn.	Ars.	Bell.	Bry.	Calend.	Canth.	Carb v.	Caust.	Cham.	Chin.	Cocc.	Coff.	Coloc.	Dros.	Dulc.	Eupper.	Ferr. p.	Gels.	Clon.	Hep.	Hyper	Ign.	Ipec.	Kal. bi.	Kal. c.	Lach.	Led.	Mag. p.	Merc.	Nat. m.	Nux v.	Phos.	Phyt.	Puls.	Pyrog.	Rhus t.	Ruta	Samb	Sec.	Sep.	Sil.	Spong.	Staph.	Sulf.	Symph.	Verat.
Abhusten des Schleims mühsam		●					●		●				●						●					●				●	●								●	●												
b. Aufsitzen i. Bett																																					●													
bitter	●				●	●	●								●	●		●	●									●	●	●				●	●	●	●							●				●		●
m. Blutbeimengungen	●			●	●	●	●	●	●						●	●				●	●	●		●				●	●	●	●			●	●	●	●	●					●	●	●	●	●	●		
m. Blut, hell leuchtendem	●						●											●		●		●						●	●		●					●	●	●		●		●								
blutige Strähnen, zuweilen	●					●		●					●					●										●	●								●	●												
braun							●		●			●																									●	●						●						
dick	●		●				●		●										●		●			●				●	●	●	●		●				●	●		●		●			●					
durchsichtig			●	●	●	●	●		●								●		●					●				●		●	●						●	●							●			●		
fadenziehend													●															●		●							●						●							
fehlt	●																																				●	●					●							
gelb, morgens																												●									●													
gelblich-schleimig																		●															●				●								●	●				
Geruch wie alter Katarrh								●																									●				●										●			
geschluckt werden, muß					●								●					●				●						●	●															●		●				
grau							●								●			●										●	●	●				●	●		●			●				●				●		
grau-grünlicher Schleim							●					●						●	●									●		●							●			●				●				●		
grünlich			●	●		●			●						●	●	●							●	●		●	●		●				●		●	●							●	●		●		
klumpig							●																	●						●							●								●				
leicht, b. feuchtem Husten																													●	●																				
leicht lösend	●		●														●	●				●						●	●	●							●		●				●		●		●	●		●
milchig							●						●																								●	●							●	●		●		
morgens			●					●	●				●	●										●			●								●	●	●	●						●	●		●		
morgens b. Aufstehen																																					●	●												
morgens n. Aufstehen					●		●		●				●		●			●				●								●					●	●		●					●	●	●	●		●		

104

Husten

Auswurf 2

	Acon.	All. c.	Ant. t.	Apis	Arn.	Ars.	Bell.	Bry.	Calend.	Canth.	Carb. v.	Caust.	Cham.	Chin.	Cocc.	Coff.	Coloc.	Dros.	Dulc.	Eupper.	Ferr. p.	Gels.	Glon.	Hep.	Hyper	Ign.	Ipec.	Kal. bi.	Kal. c.	Lach.	Led.	Mag. p.	Merc.	Nat. m.	Nux v.	Phos.	Phyt.	Puls.	Pyrog.	Rhus t.	Ruta	Samb.	Sec.	Sep.	Sil.	Spong.	Staph.	Sulf.	Symph.	Verat.
reichlich							●					●						●	●			●			●				●							●		●							●	●		●		
salzig							●						●	●	●																	●		●	●	●		●							●	●		●	●	
schaumig		●	●	●	●	●	●						●									●	●									●	●		●	●												●		
Schleim-Rasseln m. schwierigem Auswurf				●																	●								●																					
schwer, b. feuchtem Husten																													●																					
schwer lösend				●	●		●		●			●						●	●					●					●	●	●					●		●						●	●		●	●		
spärlich, wenig	●								●			●																												●	●						●			
stinkend							●					●																		●							●	●		●				●	●			●		
süßlich					●																			●					●							●									●			●		
weiß, eiweißartig				●	●	●	●		●				●		●													●	●					●		●											●			
zäh	●	●	●		●							●	●		●				●					●					●	●						●	●	●						●	●	●	●	●		

Weil heutzutage die infektiösen Kinderkrankheiten nicht mehr in ihrer klassischen Form auftreten, sondern durch die Impfungen und antibiotischen Behandlungen ein mehr oder weniger verwaschenes Krankheitsbild aufweisen und gar nicht typisch verlaufen, ist es für den Laien nicht immer möglich, die für die homöopathische Mittelwahl notwendige Entscheidung sicher zu treffen. Schon allein um der Diagnose willen sollte sich der Arzt Ihr Kind ansehen. Außerdem können Sie auch aus dem Umfeld erfahren, welche Kinderkrankheit Ihr Kind wahrscheinlich hat. Was geht gerade um im Kindergarten, in der Schule?: Masern?, Scharlach?, Röteln?

Ich würde auf jeden Fall den Arzt rufen, wenn sich Fieber und Husten nicht spätestens fünf Tage nach Krankheitsbeginn auf die homöopathische Behandlung hin bessern. Um Ihnen Anhaltspunkte für eine homöopathische Mittelwahl zu geben, folgt hier eine Kurzbeschreibung der häufigsten Kinderkrankheiten, wie sie in ihrer klassischen Form auftreten.

Asthma

Ein Kind mit asthmatischen Erscheinungen muß konstitutionell vom Homöopathen behandelt werden. Das Mittel in der Rubrik „Asthma beim Kind" ist unter bestimmten Bedingungen zur schnellen Hilfe während eines Anfalls gedacht, der ja meist nachts auftritt. Bringt Ihr Mittel keine Linderung,

sollten Sie am nächsten Morgen (oder sogar noch in der Nacht) einen Arzt benachrichtigen. Die Bedingungen sind: Atemnot mit Erstickungszustand, in der Regel nachts. Das Kind kann mit dem Kopf nicht auf dem Kissen liegenbleiben, sondern muß aufsitzen. Gesicht und Glieder erscheinen bläulich. Bei diesen Symptomen geben wir alle zehn Minuten einen Schluck des Mittels: Sambucus.

Masern

Bei den Masern steigt das Fieber bis zu 40° C. Das Kind hat gerötete, wäßrige Augen, die lichtempfindlich sind, und dazu einen üblen Mundgeruch, den man vom gesunden Kind nicht kennt. Ab dem vierten Tag erscheint für eine knappe Woche ein roter, juckender Hautausschlag. Mit dem Herauskommen dieses Ausschlags beginnt auch schon das Fieber zu sinken. Klassische Masern dauern rund zehn Tage. Zu beachten ist, daß die Ansteckungsgefahr vier Tage vor dem Ausbruch des Ausschlags am größten ist. Daher sollten Sie Ihr Kind bis zu sechs Tagen nach Auftreten des Ausschlags isoliert halten.

Mumps

können nicht nur Kinder, sondern auch Erwachsene bekommen. Es handelt sich um eine schmerzhafte Anschwellung der Ohrspeicheldrüse am Unterkiefer, ein- oder beidseitig, zuweilen verbunden mit Kopfschmerzen. Das Ohrläppchen ist charakteristisch vorgeschoben. Komplikationen gibt es, wenn diese Krankheit auf die Ohren oder auf die Geschlechtsteile übergreift. Wenn also Ihr Kind plötzlich nicht mehr gut hören kann, wenn der Junge über Schmerzen und Schwellungen an den Hoden klagt; oder beim Mädchen Schmerzen und Schwellungen im Bereich der Eierstöcke und der Brust auftreten. Als Begleiterscheinungen können, zwar selten, Übelkeit und Erbrechen, sowie starke Bauchschmerzen hinzukommen.

Röteln

Das ist eine der leichtesten Kinderkrankheiten, und wer sie einmal hatte, der bekommt sie nie mehr. Hingegen sind schwangere Frauen gefährdet, die bisher noch keine Röteln hatten. Sie dürfen mit dieser Infektionskrankheit nicht in Berührung kommen, weil die Gefahr von Mißbildungen am Ungeborenen besteht. Gibt es im Umfeld einer schwangeren Frau Röteln, sollte sie eine Gabe Acon. (drei Globuli davon unter die Zunge) nehmen. Eine Sicherheitsgarantie kann freilich nicht gegeben werden. Die Röteln-Symptome sind: Mäßiges Fieber, empfindliche Halslymphknoten, eventuell Kopfschmerzen und leichter Schnupfen. Röteln dauern höchstens drei Tage.

Scharlach

Der Hals ist entzündet, das Kind hat Fieber mit Frösteln und erbricht. Der Hautausschlag ist rosafarben, der sich auf Fingerdruck hin blaß verfärbt. Der Ausschlag kann vom zweiten Tag an am ganzen Körper auftreten und dauert bis zu zehn Tagen. Charakteristisch ist auch eine starke Blässe um den Mund, die Zunge hat ein eigenartiges erdbeerfarbenes Aussehen. Das Kind bleibt bis zu drei Wochen danach ansteckend. Die Ansteckung entfällt, wenn Antibiotika verabreicht wurden. Das Mittel Bell. verkürzt, wenn es paßt, den Krankheitsverlauf. Auch wer mit Scharlachkranken in Kontakt tritt, sollte Bell. vorbeugend nehmen, jeden Morgen einen Schluck, aber wie immer: nur drei Tage lang.

Windpocken

Das Wohlbefinden ist eingeschränkt, erhöhte Temperatur, nervös und ruhelos. Innerhalb mehrerer Tage erscheinen rote Flecken auf dem ganzen Körper, die sich zu Bläschen entwickeln. Diese Bläschen trocknen schließlich zu Krusten ein. Unter diesen Krusten beginnt die Haut dann unangenehm zu jucken. Die Ansteckungsgefahr dauert von einigen Tagen vor dem Ausbruch des Ausschlags bis das letzte Bläschen eingetrocknet ist.

Eigentlich bräuchte diese Krankheit gar nicht behandelt zu werden. Nur wenn das Fieber zu heftig wird, hat sich Acon. bewährt; wenn im Fieber Delirien eintreten, auch: Bell. Wenn das Hautjucken unter den eingetrockneten Bläschen zu arg wird, kann man noch einige Schlucke mit Sulf. geben.

Zahnungsbeschwerden finden Sie unter „Zahnschmerzen".

Kinderkrankheiten

	Acon.	All. c.	Ant. t.	Apis	Arn.	Ars.	Bell.	Bry.	Calend.	Canth.	Carb. v.	Caust.	Cham.	Chin.	Cocc.	Coff.	Coloc.	Dros.	Dulc.	Eup-per.	Ferr. p.	Gels.	Glon.	Hep.	Hyper.	Ign.	Ipec.	Kal. bi.	Kal. c.	Lach.	Led.	Mag-p.	Merc.	Nat. m.	Nux v.	Phos.	Phyt.	Puls.	Pyrog.	Rhus t.	Ruta	Samb.	Sec.	Sep.	Sil.	Spong.	Staph.	Sulf.	Symph.	Verat.
Asthma b. Kind	●																●							●											●			●						●				●	●	
Drüsenschwellung a. Hals u. Leisten							●																	●						●			●				●								●	●				
Keuchhusten	●						●											●										●																						
" m. Erbrechen u. Erstickungsangst																		●										●																						
" m. Erregung, großer							●																																											
" Gesicht rot-blau i. Anfall																												●																						
" i. d. Ruhe u. nachts schl.														●																																				
" erhöhte Temperatur u. feuchte Haut							●																																											
" Husten krampfartig bes. nachts							●																																											
" m. Kitzelreiz i. Rachen							●																																											
" Siehe auch → "Husten"																																																		
Keuchhusten-Vorbeugung																		●																																
Masern	●			●	●		●	●									●		●	●		●								●								●	●	●										●
" Augen gerötet, glänzend	●						●																																											
" Augen lichtempfindlich							●																																											
" z. Beginn	●						●																																											
" Durst	●						●	●																																										
" durstlos				●																		●																●												
" Fieber: Körper heiß u. feucht							●	●																																										
" Fieber: Körper heiß u. trocken	●																																						●											
" Gesicht heiß u. rot							●																																											
" Halszäpfchen wassersüchtig				●																																														
" Haut ödematös				●																																														
" Husten trocken	●							●																														●												
" Kopfschmerzen							●	●															●																											

108

Kinderkrankheiten

2

	Acon.	All. c.	Ant. t.	Apis	Arn.	Ars.	Bell.	Bry.	Calend.	Canth.	Carb. v.	Caust.	Cham.	Chin.	Cocc.	Coff.	Coloc.	Dros.	Dulc.	Eup.per.	Ferr. p.	Gels.	Cion.	Hep.	Hyper.	Ign.	Ipec.	Kal. bi.	Kal. c.	Lach.	Led.	Mag. p.	Merc.	Nat. m.	Nux v.	Phos.	Phyt.	Puls.	Pyrog.	Rhus t.	Ruta	Samb.	Sec.	Sep.	Sil.	Spong.	Staph.	Sulf.	Symph.	Verat.
Masern langsame Entwicklung								●																																										
" Luft, frische, Verlangen				●																																														
" Mund trocken								●																															●											
" schnelle Entwicklung	●						●																																											
" m. Schnupfen	●																					●							●										●										
Masern m. Schüttelfrost																						●																												
" unruhig u. erregt	●						●																																											
Mumps							●	●					●																			●	●			●		●		●										
" abends schl.																																								●										
" Augen entzündet, Gesicht rot							●																																											
" Durst, starker																																								●										
" empfindlich, nörgelnd, weinend																																						●												
" Schmerz → z. d. Ohren																																								●										
" Schmerzen schießend							●																																											
" Schwellung schmerzhaft							●																										●																	
" Seite, linke schl.																														●										●										
" Seite, rechte schl.							●																										●																	
" Speichel viel																																	●																	
" Unruhe nachts																																								●										
" Zungenschwellung m. Zahneindrücken																																	●																	
" Zungenspitze m. rotem Dreieck																																								●										
Röteln	●						●														●																	●												
" Beginn m. Fieber u. Schnupfen	●																																					●												
" kleine rosarote Flecken	●																																																	
Scharlach: blaß-bläulicher Ausschlag																														●																				

Kinderkrankheiten 3

	Acon.	All. c.	Ant. t.	Apis	Arn.	Ars.	Bell.	Bry.	Calend.	Canth.	Carb. v.	Caust.	Cham.	Chin.	Cocc.	Coff.	Coloc.	Dros.	Dulc.	Eupper.	Ferr. p.	Cels.	Clon.	Hep.	Hyper	Ign.	Ipec.	Kal. bi.	Kal. c.	Lach.	Led.	Maq.p.	Merc.	Nat. m.	Nux v.	Phos.	Phyt.	Puls.	Pyrog.	Rhus t.	Ruta	Samb.	Sec.	Sep.	Sil.	Spong.	Staph.	Sulf.	Symph.	Verat.
Scharlach: Fieber hoch, Kopf heiß							●																																											
" Gesichtsschwellung				●																																														
" Haut rot u. trocken							●																																											
" Nierenentzündung u. Blähbauch										●																																								
" Nierenentzündung m. Lidödemen				●																																														
" Rachenschwellung dunkelrot							●																																											
" Schmerzen → z. Ohr																																								●										
" Unruhe besond. nachts																																								●										
" vorbeugend							●																																											
Windpocken	●			●	●		●																															●				●			●			●		
" ängstlich, unruhig	●																																																	
" Augen gerötet							●																																											
" Augen geschwollen					●																																													
" Benommenheit od. Kopfschmerz							●																																											
" m. Durst	●		●																																															
" durstlos																																						●												
" Fieber, einsetzendes	●						●																																											
" " Körper heiß u. feucht							●																																											
" " Körper heiß u. trocken	●																																															●		
" Juckreiz					●																																			●								●		
" " d. waschen schl.																																																●		

Kopfschmerz

Die klassische Homöopathie unterscheidet nicht zwischen Kopfschmerz und Migräne. Migräne ist ein einseitiger Kopfschmerz. Akute Kopfschmerzen lassen sich homöopathisch, wenn man's richtig macht, problemlos behandeln.

Sollte sich jedoch ein Kopfschmerz hartnäckig halten, trotz dem Einsatz verschiedener gut gewählter Mittel, oder er kehrt, trotz Behandlung, immer wieder, so ist eine ärztliche Untersuchung anzuraten. Schließlich könnte sich hinter einem für harmlos gehaltenen Kopfschmerz sogar ein gefährlicher Tumor verbergen. Für einen chronischen Kopfschmerz, der schon lange dauert, ist der Homöopath zuständig.

Stellen Sie die Symptome fest. Das erste Symptom, das Sie berücksichtigen, ist die Ursache; oder das intensivste Symptom. Dann sind die Modalitäten sehr wichtig.

Aber jetzt heißt es achthaben: Wenn der Kopfschmerz bei Kindern mit Krämpfen und bei Erwachsenen mit Schüttelfrost beginnt und sich bis zur Unerträglichkeit steigert, wenn hohes Fieber und Nackensteifigkeit hinzukommt, der Puls rast, eine große Empfindlichkeit gegen Licht und Geräusche besteht, aber auch jede Berührung als unangenehm empfunden wird, besteht dringender Verdacht auf die gefürchtete Hirnhautentzündung!

Wenn zu den genannten Symptomen noch hinzukommt: Ein unruhiger und gespannter Gesichtsausdruck mit unsicherem oder wirrem Blick, Pupillen, die kleiner erscheinen als normal, der Atem ist unregelmäßig, häufiges Erbrechen; wenn diese Symptome da sind oder wenigstens ein großer Teil davon, können Sie nicht schleunigst genug ärztliche Hilfe holen.

Eine Gehirnhautentzündung kann folgende Ursachen haben: Verletzung, Gehirnerschütterung, benachbarte Entzündungen oder Eiterungen (Mittelohrentzündung, Furunkel im Kopfbereich u.ä.), Zahnungsperioden bei Kindern, Erkältungen u.a.

Ebenfalls schleunigst einen Arzt rufen müssen Sie bei schlagartig auftretenden, vernichtenden Kopfschmerzen. Hier könnte es sich um die seltene aber lebensgefährliche Hirnhautblutung handeln! Fast immer äußert sie sich mit heftigsten Kopfschmerzen, die „wie vom Blitz getroffen" einsetzen.

Seien Sie auch vorsichtig, wenn nicht „Ihre" Kopfschmerzen auftreten, das heißt jene, die Sie - wenn Sie zu jenen Unglücklichen gehören, die regelmäßig unter Migräne leiden - von früheren Anfällen kennen, sondern andersartige.

Bei Kopfschmerzen nach Sturz oder heftigen Schlägen auf den Kopf können Sie in jedem Fall gleich Arnica geben, sollten aber sicherheitshalber einen Arzt benachrichtigen, oder den Patienten in den nächsten zwölf Stunden überwachen, um sich zu vergewissern, daß er nicht langsam in eine Bewußtlosigkeit rutscht. Blutungen aus Hirnhautgefäßen ins Schädelinnere können nämlich auch erst Stunden nach einer Kopfverletzung beginnen.

Kopfschmerzen

Ursachen

Ursachen	Acon.	All. c.	Ant. t.	Apis	Arn.	Ars.	Bell.	Bry.	Calend.	Canth.	Carbo v.	Caust.	Cham.	Chin.	Cocc.	Coff.	Coloc.	Dros.	Dulc.	Eupper.	Ferr. p.	Gels.	Glon.	Hep.	Hyper.	Ign.	Ipec.	Kal. bi.	Kal. c.	Lach.	Led.	Mag-p.	Merc.	Nat. m.	Nux v.	Phos.	Phyt.	Puls.	Pyrog.	Rhus t.	Ruta	Samb.	Sec.	Sep.	Sil.	Spong.	Staph.	Sulf.	Symph.	Verat.
d. Alkoholgenuß							●															●									●				●								●					●		
d. Angst v. Auftritt od. Prüfung																						●																												
n. Anstrengung, körperlicher						●																													●															
n. Ärger u. Zorn	●							●						●		●	●									●									●	●	●										●			●
d. Aufregung								●							●	●	●									●									●	●	●			●								●		
d. Augen-Überanstrengung													●									●								●						●					●					●	●			
d. Autofahren																																													●	●				
n. Biertrinken																																										●								
d. Blähsucht												●																																				●		
d. Blutung												●			●								●																							●				
d. Bügeln u. Mangeln								●																																		●								
d. Denkarbeit (Lesen u. Zuhören)																	●					●	●			●							●		●		●			●										
n. Durcheinanderessen																																			●															
b. Einkaufen																																			●															
n. Eisessen							●																												●															
n. Ereignissen, schwerwiegenden																						●																												
d. Erkältung	●							●	●					●					●										●	●					●	●				●		●			●			●		
n. Erkältung m. Schnupfen	●	●	●					●	●	●				●						●		●				●			●	●	●		●		●	●		●		●		●			●			●		
d. Essen, schweres, fettes												●																								●														
d. Fahrtwind i. Wagen								●				●											●								●																			
n. Fasten u. Hungern							●																														●								●					
d. Freude, zu große																●																																		
d. Gehirnerschütterung					●		●	●											●					●	●									●			●			●										
b. Gemütsbewegungen	●					●		●	●				●		●		●					●	●			●				●					●	●	●	●				●					●			●
d. Gerüche, intensive	●						●						●			●	●									●									●	●												●		

Kopfschmerzen

Ursachen 2

	Acon.	All. c.	Ant. t.	Apis	Arn.	Ars.	Bell.	Bry.	Calend.	Canth.	Carb. v.	Caust.	Cham.	Chin.	Cocc.	Coff.	Coloc.	Dros.	Dulc.	Eupper.	Gels.	Glon.	Hep.	Hyper.	Ign.	Ipec.	Kal. bi.	Kal. c.	Lach.	Led.	Mag-p.	Merc.	Nat. m.	Nux v.	Phos.	Phyt.	Puls.	Pyrog.	Rhus t.	Ruta	Samb.	Sec.	Sep.	Sil.	Spong.	Staph.	Sulf.	Symph.	Verat.
d. Haarschnitt								●															●								●						●							●					
n. Haarwäsche								●	●				●										●												●		●			●				●				●	
d. Hitze								●															●																										
n. Kaffeemißbrauch													●			●					●														●														
n. Kaffee, Alkohol, Zigaretten																																			●														
d. Kaltwerden	●						●	●	●			●		●	●				●				●						●			●	●	●	●									●			●		●
d. Kaltwerden d. Füße																													●						●														
d. Kaltwerden d. Kopfes								●				●											●					●	●		●		●	●	●									●	●				
d. Katarrh				●			●	●	●										●		●	●					●	●	●			●	●	●	●	●							●				●		
d. Katarrh, unterdrückten								●											●								●		●		●																		
d. Kummer																●									●								●		●											●			
b. Laufen								●																	●							●	●		●														
d. Magenverstimmung									●		●	●					●								●	●									●								●				●		
d. Medikamente																																			●														
n. Narkotika-Mißbrauch								●					●																		●				●		●												
d. nasse Füße																			●																●				●					●					
d. nassen Kopf								●												●												●			●									●					
d. naßkaltes Wetter							●		●			●							●		●								●					●					●					●			●		●
d. Naßwerden							●	●	●										●						●						●				●									●					
n. Naßwerden d. Schwitzen b. Zugluft	●																																				●												
d. Rauchen																									●	●									●														
n. Rausch, Trunkenheit							●					●				●																			●		●												
n. Schlafengehen, zu spätem																●	●																		●						●								
n. Schlaf i. feuchtem Raum								●																																									
d. Schlafmangel																●																			●		●												

113

Kopfschmerzen

Ursachen 3

Ursachen 3	Acon.	All. c.	Ant. t.	Apis	Arn.	Ars.	Bell.	Bry.	Calend.	Canth.	Carb. v.	Caust.	Cham.	Chin.	Cocc.	Coff.	Coloc.	Dros.	Dulc.	Eup.per.	Ferr. p.	Gels.	Glon.	Hep.	Hyper.	Ign.	Ipec.	Kal. bi.	Kal. c.	Lach.	Led.	Mag. p.	Merc.	Nat. m.	Nux v.	Phos.	Phyt.	Puls.	Pyrog.	Rhus t.	Ruta	Samb.	Sec.	Sep.	Sil.	Spong.	Staph.	Sulf.	Symph.	Verat.
d. Schnupfen, unterdrückten	●						●	●	●						●															●						●		●									●			
n. Schreck	●																●									●										●		●												
b. Schulmädchen i. d. Schule	●						●																												●	●														
i. Schwangerschaft								●	●					●																						●	●				●				●			●		
n. Schweiß, unterdrücktem							●	●	●				●																							●														
d. schweres Heben						●			●								●																			●				●						●		●		
n. sexuellen Ausschweifungen															●																					●									●	●	●			
d. sexuelle Probleme																																				●											●			
d. Sonne							●																●								●					●														
d. Sonne u. Hitze	●							●	●				●									●	●								●				●	●														
d. Streß, Hektik, Zeitdruck																																				●														
d. Trauma, (Sturz, Aufprall, Prellung)					●		●																				●									●				●										
d. Überarbeitung, Überforderung																●																				●					●									
d. Übermüdung															●																																			
d. Überspannung, nervöse									●						●		●						●				●								●	●		●												
d. unregelmäßiges Leben																																				●														
Verdauungsstörungen								●					●													●										●		●										●		
b. Verstopfung								●									●							●												●		●												●
d. kalten Wind	●							●																●					●							●					●				●					
b. Zahnung	●							●						●													●								●										●		●			
d. Zugluft od. Wind	●						●	●	●															●														●	●						●	●				●

Kopfschmerzen

Charakter 1

	Acon.	All. c.	Ant. t.	Apis	Arn.	Ars.	Bell.	Bry.	Calend.	Canth.	Carb. v.	Caust.	Cham.	Chin.	Cocc.	Coff.	Coloc.	Dros.	Dulc.	Eupper.	Ferr. p.	Gels.	Clon.	Hep.	Hyper.	Ign.	Ipec.	Kal. bi.	Kal. c.	Lach.	Led.	Mag-p.	Merc.	Nat. m.	Nux v.	Phos.	Phyt.	Puls.	Pyrog.	Rhus t.	Ruta	Samb.	Sec.	Sep.	Sil.	Spong.	Staph.	Sulf.	Symph.	Verat.
abends			●		●		●					●	●					●										●	●					●	●		●											●	●	●
m. Angst u. Beklemmung	●						●																																											
anhaltend													●								●			●	●	●									●										●					
anschwellend	●							●	●															●					●								●													●
m. Anspannung, innerer																		●																																
m. Appetit, vermehrtem							●			●																							●				●											●	●	●
Auftreten: plötzlich							●	●									●							●	●					●																				
" u. Verschwinden allmählich																																						●												
" u. Verschwinden plötzlich							●																			●			●			●																	●
" → verschlimmern sich allmählich	●								●			●	●																																					
" u. nehmen allmählich ab						●	●																	●								●														●	●			
" u. nehmen schnell ab							●									●										●																								●
m. Augenflimmern															●			●														●			●		●								●					●
Augenlider schwer							●																	●																					●					
Augen muß schließen						●	●					●																						●																
benommen, betäubt							●	●																●														●		●										
berstend	●						●	●									●							●	●								●	●	●	●	●							●		●	●			
m. Blässe	●						●						●											●	●								●		●										●					●
brennend	●					●	●	●																									●		●										●				●	
denken u. arbeiten besonders schwierig																								●																										
m. Doppeltsehen																								●																										
drückend								●								●								●	●			●		●	●			●		●	●	●		●				●					●	
dumpf				●									●			●								●			●	●							●			●					●		●					
durchbohrend wie v. einem Nagel						●								●			●		●					●		●					●			●	●						●		●			●	●		●	
m. Durchfall					●												●							●																										●

Kopfschmerzen

Charakter 2

Kopfschmerzen – Charakter 2	Acon.	All. c.	Ant. t.	Apis	Arn.	Ars.	Bell.	Bry.	Calend.	Canth.	Carb. v.	Caust.	Cham.	Chin.	Cocc.	Coff.	Coloc.	Dros.	Dulc.	Eupper.	Ferr. p.	Gels.	Cion.	Hep.	Hyper.	Ign.	Ipec.	Kal. bi.	Kal. c.	Lach.	Led.	Mag. p.	Merc.	Nat. m.	Nux v.	Phos.	Phyt.	Puls.	Pyrog.	Rhus t.	Ruta	Samb.	Sec.	Sep.	Sil.	Spong.	Staph.	Sulf.	Symph.	Verat.
wie eingezwängt i. engem Band	●		●									●				●						●	●											●														●		
m. Erbrechen					●		●	●	●					●			●	●				●		●			●				●				●	●	●							●	●	●				●
Essen liegt w. Stein i. Magen									●																																									
m. Fieber	●					●	●	●	●					●	●							●		●	●						●		●	●		●	●									●				
ehe das Fieber beginnt									●				●									●														●	●									●	●			
u. Füße kalt							●					●										●									●														●				●	●
u. Gesicht rot							●										●					●		●							●					●									●					
Gesicht gerötet u. heiß							●								●							●	●	●												●									●					
Gesicht kalt							●					●															●																							
Halsschlagader pulsierend							●															●																												
m. Harndrang																						●																												
heftig	●						●	●					●									●	●								●				●	●			●						●					
m. Kältegefühl i. Kopf							●																																										●	●
katarrhalisch (Stirnhöhlen)			●				●	●	●						●	●						●		●				●		●				●	●			●							●					
m. Katergefühl																																				●														
Kopf heiß							●																								●														●					
Kopf schwer															●																●					●				●										
m. Magen-Darm-Störung							●				●	●																	●							●		●							●					
m. Magenkrämpfen																																				●														
m. Magenleere- u. Schwächegefühl															●																					●	●							●						
m. Müdigkeit (→Schläfrigkeit)																						●																												
m. Muskelschmerzen																						●																		●										
Nerven, v. überreizten																●	●					●												●		●														
m. Nervosität							●	●	●					●	●							●												●		●					●				●					
neuralgisch			●				●	●														●										●			●															

116

Kopfschmerzen

Charakter 3

	Acon.	All. c.	Ant. t.	Apis	Arn.	Ars.	Bell.	Bry.	Calend.	Canth.	Carb. v.	Caust.	Cham.	Chin.	Cocc.	Coff.	Coloc.	Dros.	Dulc.	Euphr.	Ferr. p.	Gels.	Glon.	Hep.	Hyper.	Ign.	Ipec.	Kal. bi.	Kal. c.	Lach.	Led.	Mag.-p.	Merc.	Nat. m.	Nux v.	Phos.	Phyt.	Puls.	Pyrog.	Rhus t.	Ruta	Samb.	Sec.	Sep.	Sil.	Spong.	Staph.	Sulf.	Symph.	Verat.
m. Ohrgeräuschen (Sausen)															●								●															●							●		●			
pressend, wie v. Gewicht												●										●				●					●					●		●		●				●				●		
pulsierend, nachts i. Liegen																								●													●											●		
reißend							●	●	●					●	●	●																		●	●	●												●		
m. Reizbarkeit							●	●						●	●																	●			●															
schießend	●						●												●					●		●		●	●	●				●						●					●	●		●		
m. Schläfrigkeit	●						●	●					●											●			●			●					●	●	●													
b. Schnupfen	●	●					●	●	●				●							●		●		●			●								●			●		●					●	●		●		●
b. Schnupfen heftig klopfend	●																																																	
m. Schwäche u. Ohnmacht							●					●										●													●															●
m. Schweiß, kaltem																																																		●
m. Schwindel	●				●		●	●								●						●		●																					●	●				
n. Schwindelgefühl																																			●			●												
schwitzend					●	●	●		●	●			●				●							●										●				●												
m. Sehstörungen							●								●		●					●						●	●	●				●	●	●									●	●				
stechend	●				●		●	●	●	●				●																	●							●								●				
m. Übelkeit							●	●					●				●	●				●		●			●	●		●			●	●	●			●							●	●		●		
m. Übelkeit u. Erbrechen				●			●	●									●	●				●		●			●			●	●			●	●			●							●	●		●		
v. d. Übelkeit																											●																							
m. Überempfindlichkeit auf Eindrücke							●	●							●		●																			●									●					
m. Unruhe	●						●	●														●								●											●									
b. Verstopfung								●																					●	●	●		●																	●
Völlegefühl i. Kopf	●				●		●															●	●							●															●					
wandernder Schmerz														●																●	●	●						●												
wellenartig			●				●							●	●							●																							●					

117

Kopfschmerzen

Charakter 4

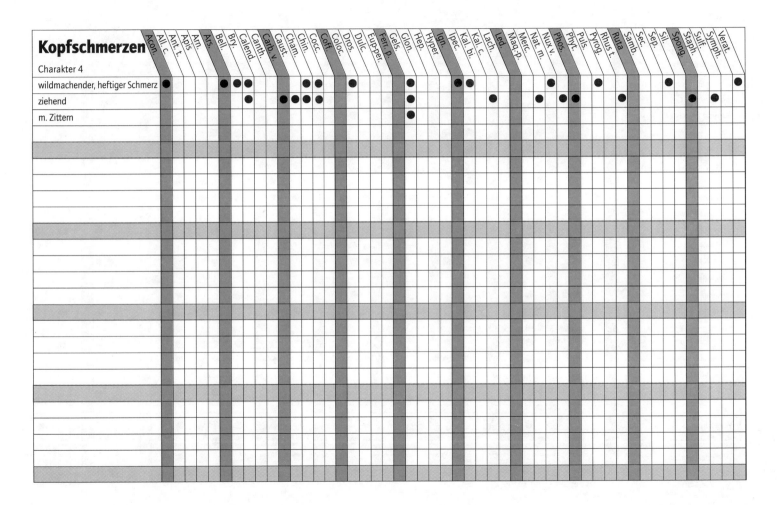

	Acon.	All. c.	Ant. t.	Apis	Arn.	Ars.	Bell.	Bry.	Calend.	Canth.	Carb. v.	Caust.	Cham.	Chin.	Cocc.	Coff.	Coloc.	Dros.	Dulc.	Eup. per.	Ferr. p.	Gels.	Glon.	Hep.	Hyper.	Ign.	Ipec.	Kal. c.	Kal. bi.	Lach.	Led.	Mag. p.	Merc.	Nat. m.	Nux v.	Phos.	Phyt.	Puls.	Pyrog.	Rhus t.	Ruta	Samb.	Sec.	Sep.	Sil.	Spong.	Staph.	Sulf.	Symph.	Verat.
wildmachender, heftiger Schmerz	●						●	●	●				●	●	●		●						●				●	●							●			●							●		●			●
ziehend								●	●			●	●	●	●								●							●				●		●	●			●					●	●				
m. Zittern																							●																											

Kopfschmerzen

Modalitäten

Modalitäten	Acon.	All. c.	Ant. t.	Apis	Arn.	Ars.	Bell.	Bry.	Calend.	Canth.	Carb v.	Caust.	Cham.	Chin.	Cocc.	Coff.	Coloc.	Dros.	Dulc.	Ferr. p.	Eup-per.	Gels.	Glon.	Hep.	Hyper.	Ign.	Ipec.	Kal. bi.	Kal. c.	Lach.	Led.	Maq.-p.	Merc.	Nat. m.	Nux v.	Phos.	Phyt.	Puls.	Pyrog.	Rhus t.	Ruta	Samb.	Sec.	Sep.	Sil.	Spong.	Staph.	Sulf.	Symph.	Verat.
Alkohol bess.																																					●								●					
Alkohol schl.							●	●	●				●				●							●	●		●				●	●				●	●			●		●	●		●				●	●
Anregungsmittel bess.																								●																										
Anregungsmittel schl.																											●										●													
Anstrengung, geist. u. körperl. schl.																	●							●													●	●							●	●				
Anstrengung, körperl. schl.					●																			●										●	●										●	●				
Aufrichten i. Bett schl.									●										●																		●								●					
b. Aufwachen schl.									●																					●				●	●															
Augenbewegung schl.								●	●															●			●											●		●	●			●						
Augen schließen bess.	●			●				●	●								●							●	●	●											●	●						●	●	●		●		
Autofahren schl.							●								●	●						●			●	●					●							●							●	●		●		
Baden u. Kopfwäsche schl.							●	●					●	●										●													●	●		●										
Berührung schl.	●				●		●										●					●	●							●				●						●										
Betäubungsmittel, Drogen schl.																	●																			●														
Bewegung bess.							●								●																							●	●						●					
Bewegung, heftige bess.																																						●												
Bewegung schl.	●			●			●	●					●				●							●	●						●	●			●	●									●	●				
Bewegung, anhaltende bess.																																								●										
Bewegung, geringste schl.									●																																									
Bewegung d. Kopfes bess.																●										●																								
Bewegung d. Kopfes schl.					●	●	●	●	●				●		●	●						●	●	●											●	●				●					●	●				●
Bücken schl.	●				●		●	●															●	●							●			●	●		●	●		●					●	●		●		
Druck (a. schmerzende Stelle) bess.					●		●	●									●						●				●					●		●	●			●	●		●	●			●					●
Druck (a. schmerzende Stelle) schl.																										●				●	●														●					
i. Dunkeln bess.	●						●									●																			●										●	●				

119

Kopfschmerzen

Modalitäten 2

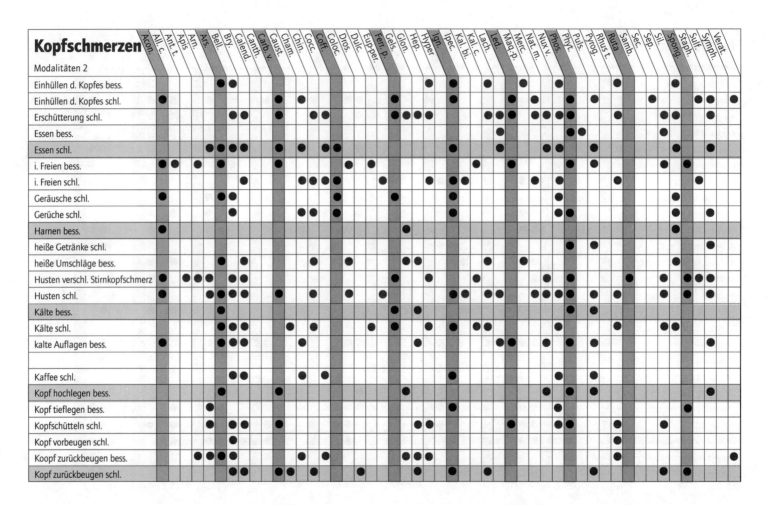

	Acon.	Alli. c.	Ant. t.	Apis	Arn.	Ars.	Bell.	Bry.	Calend.	Canth.	Carb. v.	Caust.	Cham.	Chin.	Cocc.	Coff.	Coloc.	Dros.	Dulc.	Eupper.	Ferr. p.	Gels.	Glon.	Hep.	Hyper.	Ign.	Ipec.	Kal. bi.	Kal. c.	Lach.	Led.	Mag. p.	Merc.	Nat. m.	Nux v.	Phos.	Phyt.	Puls.	Pyrog.	Rhus t.	Ruta	Samb.	Sec.	Sep.	Sil.	Spong.	Staph.	Sulf.	Symph.	Verat.
Einhüllen d. Kopfes bess.							●	●																●		●					●			●			●								●					
Einhüllen d. Kopfes schl.	●												●	●								●				●					●				●	●							●		●			●	●	●
Erschütterung schl.							●	●					●			●	●					●	●	●	●							●	●	●	●	●	●			●					●	●	●			
Essen bess.																															●			●	●										●					
Essen schl.							●	●	●	●	●		●		●		●	●						●							●				●	●									●			●		
i. Freien bess.	●	●			●		●											●	●											●							●								●					
i. Freien schl.									●						●	●	●			●						●					●				●	●														
Geräusche schl.	●						●	●									●					●													●										●					
Gerüche schl.							●								●	●	●																	●	●										●					●
Harnen bess.	●																					●																							●					
heiße Getränke schl.																																						●	●											●
heiße Umschläge bess.							●	●						●			●							●	●					●			●																	
Husten verschl. Stirnkopfschmerz	●		●	●	●		●	●														●		●						●			●		●					●	●				●		●	●	●	●
Husten schl.	●						●	●	●				●			●			●					●		●		●		●	●				●	●				●	●				●					●
Kälte bess.							●															●		●														●	●											
Kälte schl.							●	●	●				●		●	●			●		●	●			●					●	●	●				●				●					●	●				
kalte Auflagen bess.	●						●	●	●							●								●								●	●		●	●		●							●					
Kaffee schl.							●	●							●	●																			●	●									●			●		
Kopf hochlegen bess.							●						●									●													●	●									●				●	
Kopf tieflegen bess.						●																●													●										●					
Kopfschütteln schl.							●						●										●	●								●			●	●				●					●					
Kopf vorbeugen schl.								●																																●										
Koopf zurückbeugen bess.					●	●	●	●								●		●					●	●	●															●										●
Kopf zurückbeugen schl.							●	●					●	●			●				●			●		●					●				●					●					●	●				

120

Kopfschmerzen

Modalitäten 3

	Acon.	All. c.	Ant. t.	Apis	Arn.	Ars.	Bell.	Bry.	Calend.	Canth.	Carb. v.	Caust.	Cham.	Chin.	Cocc.	Coff.	Coloc.	Dros.	Dulc.	Eup. per.	Ferr. p.	Gels.	Glon.	Hep.	Hyper.	Ign.	Ipec.	Kal. bi.	Kal. c.	Lach.	Led.	Mag. p.	Merc.	Nat. m.	Nux v.	Phos.	Phyt.	Puls.	Pyrog.	Rhus t.	Ruta	Samb.	Sec.	Sep.	Sil.	Spong.	Staph.	Sulf.	Symph.	Verat.
Lesen schl.					•			•				•	•	•		•	•	•						•			•						•		•	•	•					•			•	•		•		
Licht schl.				•	•	•	•							•	•						•	•			•	•					•			•	•	•	•								•	•		•		
Liegen bess.					•		•	•						•							•	•				•				•				•		•					•				•	•				
Liegen schl.					•						•			•							•		•	•									•			•	•				•				•	•				
Liegen a. Rücken schl.																	•	•																		•									•					
Liegen a. schmerzhafter Seite bess.					•			•	•															•										•				•							•					
Liegen a. schmerzhafter Seite schl.					•			•						•												•										•								•		•	•			
morgens bess.													•																				•																	•
morgens schl.																							•			•			•				•	•	•										•				
morgens n. Erwachen schl.									•																									•		•													
Nasenbluten bess.									•							•					•																													
Rauchen schl.	•		•				•					•					•					•											•	•		•									•					
Reden schl.	•						•								•		•	•				•												•										•		•				
Regel bess.			•																																															
Regel schl.					•	•	•		•	•			•	•								•	•	•				•	•	•	•			•	•	•		•		•				•			•	•		•
v. Regel schl.	•				•	•			•				•									•								•		•		•		•		•										•		•
Regelbeginn bess.																														•																				•
n. Regel schl.															•															•															•					
v. u. n. Regel schl.																																						•												
Ruhe bess.							•	•																•											•					•				•	•				
n. Schlafen bess.							•															•	•	•										•		•	•	•		•				•	•				
Schwarztee schl.														•								•		•						•								•						•					
Schwitzen bess.																																	•	•											•	•		•		
Sitzen schl.													•	•																						•				•					•		•			
Sonne schl.	•					•	•		•				•	•			•	•				•	•			•	•	•		•				•	•			•		•					•			•		

121

Kopfschmerzen

Modalitäten 4

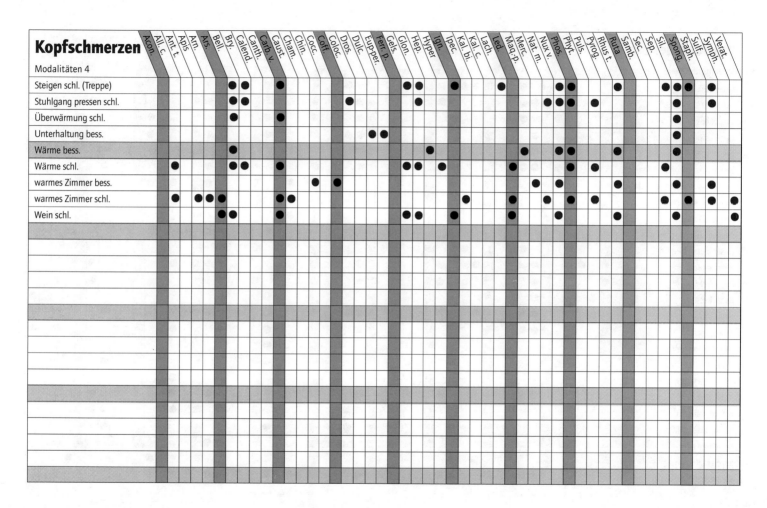

Acon.	All.c.	Ant.t.	Apis	Arn.	Ars.	Bell.	Bry.	Calend.	Canth.	Carb.v.	Caust.	Cham.	Chin.	Cocc.	Coff.	Coloc.	Dros.	Dulc.	Eupper.	Ferr.p.	Gels.	Glon.	Hep.	Hyper	Ign.	Ipec.	Kal.bi.	Kal.c.	Lach.	Led.	Mag.p.	Merc.	Nat.m.	Nux.v.	Phos.	Phyt.	Puls.	Pyrog.	Rhus t.	Ruta	Samb	Sec.	Sep.	Sil.	Spong.	Staph.	Sulf.	Symph.	Verat.

Steigen schl. (Treppe): Bry., Calend., Caust., Gels., Glon., Ign., Mag.p., Phos., Phyt., Ruta, Sil., Spong., Staph., Sulf.

Stuhlgang pressen schl.: Bry., Calend., Coloc., Hep., Phos., Phyt., Puls., Rhus t., Sil., Sulf.

Überwärmung schl.: Bry., Caust., Sil.

Unterhaltung bess.: Eupper., Ferr.p., Sil.

Wärme bess.: Bry., Hep., Mag.p., Phos., Phyt., Rhus t., Sil.

Wärme schl.: All.c., Bry., Calend., Caust., Gels., Glon., Coff., Mag.p., Puls., Rhus t., Sil.

warmes Zimmer bess.: Cocc., Coloc., Merc., Phos., Samb, Sil.

warmes Zimmer schl.: All.c., Arn., Ars., Bell., Caust., Cham., Lach., Mag.p., Phos., Phyt., Puls., Pyrog., Sil., Staph., Sulf., Verat.

Wein schl.: Bry., Calend., Caust., Gels., Glon., Coloc., Mag.p., Rhus t., Sil., Verat.

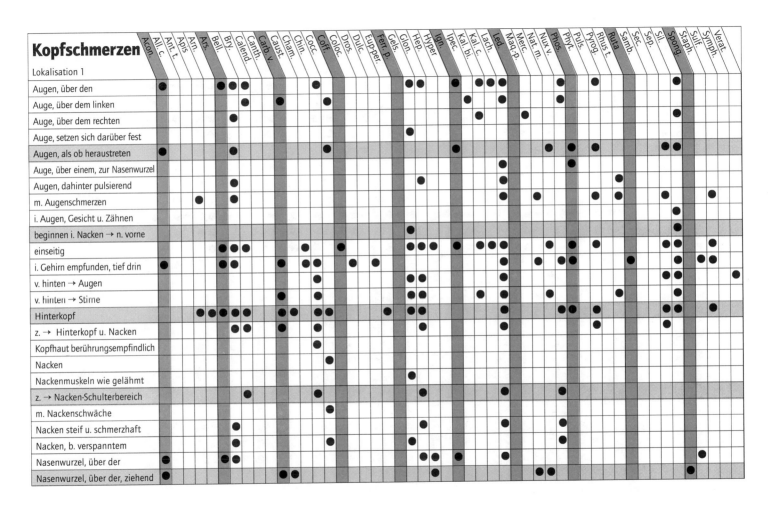

Kopfschmerzen

Lokalisation 1

Lokalisation 1	Acon.	All. c.	Ant. t.	Apis	Arn.	Ars.	Bell.	Bry.	Calend.	Canth.	Carb. v.	Caust.	Cham.	Chin.	Cocc.	Coff.	Coloc.	Dros.	Dulc.	Eup-per.	Ferr. p.	Gels.	Glon.	Hep.	Hyper	Ign.
Augen, über den	●					●	●	●						●								●	●			●
Auge, über dem linken								●			●				●											
Auge, über dem rechten							●																			
Auge, setzen sich darüber fest																						●				
Augen, als ob heraustreten	●						●								●											●
Auge, über einem, zur Nasenwurzel																										
Augen, dahinter pulsierend							●																●			
m. Augenschmerzen				●			●																			
i. Augen, Gesicht u. Zähnen																										
beginnen i. Nacken → n. vorne																						●				
einseitig						●	●	●					●			●						●	●	●		●
i. Gehirn empfunden, tief drin	●					●	●				●		●	●			●		●							
v. hinten → Augen														●								●	●			
v. hinten → Stirne											●			●								●	●			
Hinterkopf				●	●	●	●	●			●	●		●	●					●		●	●			
z. → Hinterkopf u. Nacken							●	●			●			●									●			
Kopfhaut berührungsempfindlich														●												
Nacken															●											
Nackenmuskeln wie gelähmt																						●				
z. → Nacken-Schulterbereich								●						●									●			
m. Nackenschwäche															●											
Nacken steif u. schmerzhaft							●																●			
Nacken, b. verspanntem							●								●							●				
Nasenwurzel, über der	●					●	●																●	●		●
Nasenwurzel, über der, ziehend	●										●	●												●		

Lokalisation 1	Ipec.	Kal. bi.	Kal. c.	Lach.	Led.	Mag.-p.	Merc.	Nat. m.	Nux v.	Phos.	Phyt.	Puls.	Pyrog.	Rhus t.	Ruta	Samb.	Sec.	Sep.	Sil.	Spong.	Staph.	Sulf.	Symph.	Verat.
Augen, über den		●	●	●					●			●							●					
Auge, über dem linken	●			●					●															
Auge, über dem rechten		●				●													●					
Auge, setzen sich darüber fest																								
Augen, als ob heraustreten								●		●		●						●	●					
Auge, über einem, zur Nasenwurzel				●						●														
Augen, dahinter pulsierend				●										●										
m. Augenschmerzen				●			●					●		●				●				●		
i. Augen, Gesicht u. Zähnen																			●					
beginnen i. Nacken → n. vorne																			●					
einseitig		●	●	●				●		●		●						●	●			●		
i. Gehirn empfunden, tief drin				●			●		●	●					●				●		●	●		
v. hinten → Augen				●														●	●					●
v. hinten → Stirne		●		●				●						●					●					
Hinterkopf				●					●	●		●						●	●			●		
z. → Hinterkopf u. Nacken				●								●						●						
Kopfhaut berührungsempfindlich																								
Nacken																								
Nackenmuskeln wie gelähmt																								
z. → Nacken-Schulterbereich				●					●															
m. Nackenschwäche																								
Nacken steif u. schmerzhaft				●					●															
Nacken, b. verspanntem									●															
Nasenwurzel, über der				●																	●			
Nasenwurzel, über der, ziehend							●	●												●				

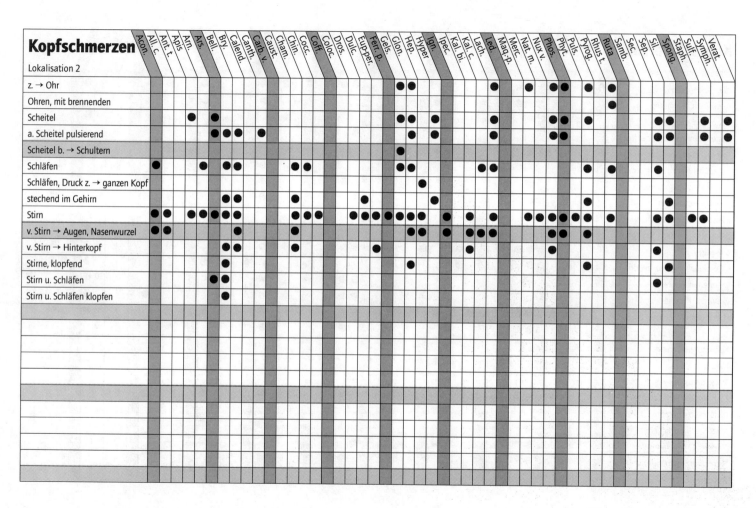

Kopfschmerzen

Lokalisation 2

Acon. | All. c. | Ant. t. | Apis | Arn. | Ars. | Bell. | Bry. | Calend. | Canth. | Carb. v. | Caust. | Cham. | Chin. | Cocc. | Colf. | Coloc. | Dros. | Dulc. | Eupper. | Ferr. p. | Gels. | Glon. | Hep. | Hyper. | Ign. | Ipec. | Kali. bi. | Kali. c. | Lach. | Led. | Mag. p. | Merc. | Nat. m. | Nux v. | Phos. | Phyt. | Puls. | Pyrog. | Rhus t. | Ruta | Samb. | Sec. | Sep. | Sil. | Spong. | Staph. | Sulf. | Symph. | Verat.

- z. → Ohr
- Ohren, mit brennenden
- Scheitel
- a. Scheitel pulsierend
- Scheitel b. → Schultern
- Schläfen
- Schläfen, Druck z. → ganzen Kopf
- stechend im Gehirn
- Stirn
- v. Stirn → Augen, Nasenwurzel
- v. Stirn → Hinterkopf
- Stirne, klopfend
- Stirn u. Schläfen
- Stirn u. Schläfen klopfen

Magenschmerz

Magenschmerzen, die kurzfristig aufgetreten sind und deren Ursache Sie kennen, dürfen und sollen Sie behandeln. Wenn Sie das Mittel sachkundig suchen, werden Sie auch Erfolg haben.

Nicht behandeln sollten Sie, wenn Sie die Ursache nicht kennen oder wenn die Schmerzen heftig sind und von einem schlechten Allgemeinbefinden, sowie von Fieber, Durchfall, Erbrechen und Kreislaufstörungen begleitet werden. Auch wenn sich die Bauchdecke hart anfühlt und ein Druck darauf Schmerzen verursacht, ist der Arzt zuständig. Selbst wenn zu einer einfachen Magenverstimmung erhöhte Temperatur, Erbrechen und Durchfall hinzukommen, ist die Sache nicht mehr harmlos.

Freilich muß es nicht gleich ein Darmverschluß, eine Bauchfell- oder Blinddarmentzündung sein. Wenn Ihnen der Arzt auf Grund seiner Untersuchung die Diagnose sagt, wissen Sie, was in Wirklichkeit vorliegt, und das allein wird Sie schon mal beruhigen.

Ein Magendurchbruch, infolge von Magengeschwüren verursacht mörderische Schmerzen. Aber einem solchen Ereignis gehen ja jahrelange Magenbeschwerden voraus, also: eine chronische Sache. Das ist sowieso nichts für uns, denn wir versuchen grundsätzlich nur akute Erkrankungen zu behandeln. Bitte beachten Sie: Wenn die akuten Magenschmerzen heftig sind, sollten sie sich nach wenigen Gaben, und leichtere Schmerzen spätestens nach 24 Stunden, gebessert haben. Lesen Sie auch die Erläuterungen unter „Bauchschmerzen" und „Verdauungsbeschwerden".

Ursachen

Ursachen	Acon.	All. c.	Ant. t.	Apis	Arn.	Ars.	Bell.	Bry.	Calend.	Canth.	Carb. v.	Caust.	Cham.	Chin.	Cocc.	Coff.	Coloc.	Dros.	Dulc.	Eupper.	Ferr. p.	Gels.	Glon.	Hep.	Hyper	Ign.	Ipec.	Kal. bi.	Kal. c.	Lach.	Led.	Mag.-p.	Merc.	Nat. m.	Nux v.	Phos.	Phyt.	Puls.	Pyrog.	Rhus t.	Ruta	Samb.	Sec.	Sep.	Sil.	Spong.	Staph.	Sulf.	Symph.	Verat.
Ärger, Verdruß, Zorn	●						●						●				●									●										●	●										●			
Alkoholmißbrauch							●																								●					●	●													
Anstrengung, körperliche						●			●																															●										
Austern									●																																									
Biergenuß																																				●														
blähende Speisen													●																																					
Eiscreme							●																							●								●												
Enttäuschung													●																																					
Erkältung																			●																	●														
Erregung															●		●																			●														
Fahren															●																					●		●							●					
Fasten, Hungern														●		●										●					●														●					
fettes Essen							●						●																									●							●					
Fleischgericht																												●																						
Gymnastik, Sport									●				●																																					
hastiges Essen																																				●														
hastiges Trinken																																													●					
Heben, Tragen, schwer																																								●					●					
Husten					●	●	●	●							●			●										●	●	●						●	●	●		●	●	●			●	●				
Hysterie																										●																								
Kaffee															●	●										●										●														
kalte Getränke, wenn überhitzt	●																															●																		
Kränkung																																				●														
Lebensmittel-Vergiftung						●																														●														
Säfteverlust														●	●																																			

Magenschmerz

Ursachen 2	Acon.	All. c.	Ant. t.	Apis	Arn.	Ars.	Bell.	Bry.	Calend.	Canth.	Carb. v.	Caust.	Cham.	Chin.	Cocc.	Coff.	Coloc.	Dros.	Dulc.	Eupper.	Ferr. p.	Gels.	Clon.	Hep.	Hyper	Ign.	Ipec.	Kal. bi.	Kal. c.	Lach.	Led.	Mag.-p.	Merc.	Nat. m.	Nux v.	Phos.	Phyt.	Puls.	Pyrog.	Rhus t.	Ruta	Samb.	Sec.	Sep.	Sil.	Spong.	Staph.	Sulf.	Symph.	Verat.
Schreck												●															●																							
schwere Speisen							●																						●										●												
verdorbener Käse							●																																											
Verstopfung										●																											●													
Wein										●																																								

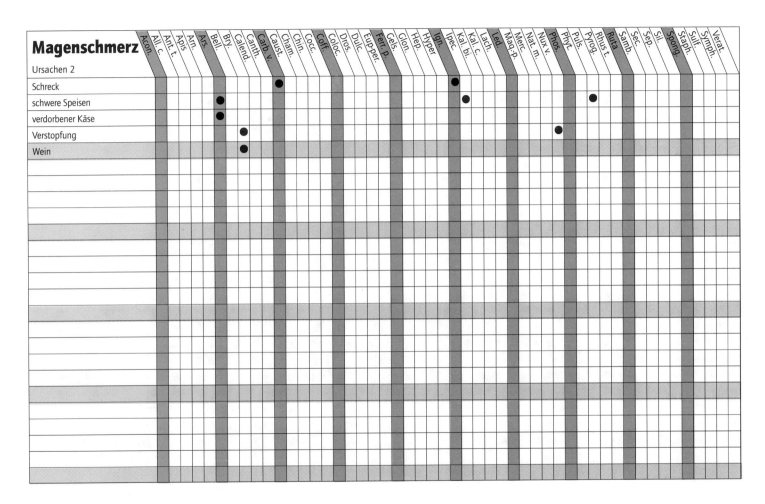

Magenschmerz

Charakter

Charakter	Acon.	All. c.	Ant. t.	Apis	Arn.	Ars.	Bell.	Bry.	Calend.	Canth.	Carb. v.	Caust.	Cham.	Chin.	Cocc.	Coff.	Coloc.	Dros.	Dulc.	Eup.per.	Ferr. p.	Gels.	Glon.	Hep.	Hyper.	Ign.	Ipec.	Kal. bi.	Kal. c.	Lach.	Led.	Mag. p.	Merc.	Nat. m.	Nux v.	Phos.	Phyt.	Puls.	Pyrog.	Rhus t.	Ruta	Samb.	Sec.	Sep.	Sil.	Spong.	Staph.	Sulf.	Symph.	Verat.
anfallsweise							●	●					●				●										●	●								●	●						●							
brennend	●					●	●				●	●																			●	●				●	●	●						●				●		
→ Brust erstreckend																			●												●	●				●														
drückend, b. Fahren u. Reiten																																								●										
drückend, i. nüchternen Zustand														●																						●														
b. Fieber							●	●	●				●		●		●					●										●				●		●												
heftig					●	●	●	●									●	●											●						●	●														●
krampfartig							●	●					●	●	●		●	●								●						●			●	●														●
krampfartig anfallsweise													●				●													●						●														
krampfartig n. Trinken							●																													●														
kratzend							●		●																									●		●	●													
b. leerem Magen																	●									●										●									●					
nagend																										●									●	●									●					
plötzlich	●						●	●					●			●																				●											●			
reißend							●	●							●	●	●																	●		●				●					●					
→ Rücken erstreckend							●																	●												●	●	●		●					●					
schneidend	●						●	●	●						●		●												●	●		●	●		●	●	●	●	●							●	●			
m. Schwäche																																				●														
i. Sitzen	●						●								●									●												●									●				●
stechend	●						●	●	●							●	●														●	●				●		●			●					●	●			
n. Trinken	●			●	●	●	●			●					●		●																		●	●	●			●				●		●		●		
b. Übelkeit							●																	●			●																							
Unbehaglichkeit i. Magen ohne Schmerz							●	●							●									●						●						●							●		●	●				

Magenschmerz

Modalitäten 1

	Acon.	All. c.	Ant. t.	Apis	Arn.	Ars.	Bell.	Bry.	Calend.	Canth.	Carb. v.	Caust.	Cham.	Chin.	Cocc.	Coff.	Coloc.	Dros.	Dulc.	Euppher.	Ferr. p	Gels.	Glon.	Hep.	Hyper.	Ign.	Ipec.	Kal. bi.	Kal. c.	Lach.	Led.	Mag-p.	Merc.	Nat. m.	Nux v.	Phos.	Puls.	Pyrog.	Rhus t.	Ruta	Samb.	Sec.	Sep.	Sil.	Spong.	Staph.	Sulf.	Symph.	Verat.
n. Aufstehen bess.																							●														●												
n. Aufstehen schl.												●																																			●	●	
Aufstoßen bess.							●						●		●		●						●	●	●												●						●						
Aufstoßen schl.														●		●																					●												
Autofahren schl.								●																													●												
Beine anziehen bess.								●																																									
Berührung schl.							●																				●										●												
Bettwärme bess.												●																							●														
Beugen n. rückwärts bess.							●					●																		●																			
Bewegung bess.																	●																																
Bewegung schl.							●	●					●	●															●	●						●													
drückend, n. Essen schl.					●		●	●	●	●	●		●			●								●		●		●	●	●				●	●	●							●	●			●		
drückend, n. Rauchen bess.																														●																			
Eiscreme bess.																																					●												
Erschütterung schl.							●	●																																				●					
Essen bess.																								●		●			●				●		●		●						●						
n. Essen bess.													●											●		●	●		●	●						●													●
Essen schl.							●	●																●		●	●									●													
n. Essen schl.							●	●					●			●	●	●		●						●		●	●	●				●	●	●	●		●				●	●	●		●	
n. Essen, 1-3 Std. schl.													●																							●	●												
i. Freien schl.																																				●	●												
Gehen schl.		●					●	●					●					●								●								●	●	●	●	●					●						●
Kaffee schl.											●			●		●										●										●													
kalte Getränke bess.													●																							●			●										
kalte Getränke schl.	●						●			●			●																●							●			●			●			●				

Magenschmerz

Modalitäten 2

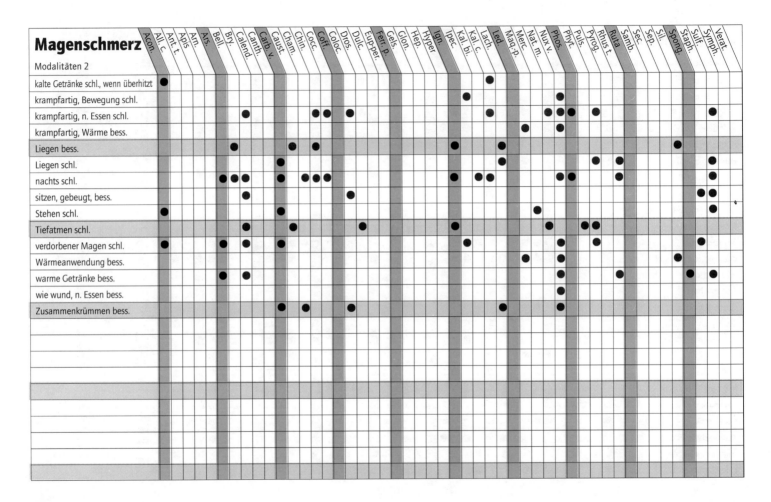

Mittel-Spalten (von links nach rechts): Acon., All. c., Ant. t., Apis, Arn., Ars., Bell., Bry., Calend., Canth., Carb. v., Caust., Cham., Chin., Cocc., Coff., Coloc., Dros., Dulc., Eupper., Ferr. p., Gels., Glon., Hep., Hyper., Ign., Ipec., Kal. bi., Kal. c., Lach., Led., Mag.-p., Merc., Nat. m., Nux v., Phos., Phyt., Puls., Pyrog., Rhus t., Ruta, Samb., Sec., Sep., Sil., Spong., Staph., Sulf., Symph., Verat.

Modalität	Mittel (markiert)
kalte Getränke schl., wenn überhitzt	Acon., Lach., Phos.
krampfartig, Bewegung schl.	Kal. c., Phos.
krampfartig, n. Essen schl.	Calend., Cocc., Coff., Coloc., Lach., Nux v., Phos., Phyt., Puls., Verat.
krampfartig, Wärme bess.	Nat. m., Phos.
Liegen bess.	Bell., Cham., Cocc., Kal. c., Led., Sil.
Liegen schl.	Cham., Led., Puls., Rhus t., Verat.
nachts schl.	Bell., Bry., Calend., Cham., Cocc., Coff., Kal. c., Led., Merc., Nux v., Puls., Rhus t., Symph., Verat.
sitzen, gebeugt, bess.	Calend., Coloc., Sulf., Symph.
Stehen schl.	Acon., Cham., Nux v., Verat.
Tiefatmen schl.	Calend., Cham., Dulc., Kal. c., Nux v., Puls., Pyrog.
verdorbener Magen schl.	Acon., Bell., Calend., Cham., Kal. c., Phos., Sulf.
Wärmeanwendung bess.	Mag.-p., Sil.
warme Getränke bess.	Bell., Bry., Phos., Rhus t., Spong., Verat.
wie wund, n. Essen bess.	Phos.
Zusammenkrümmen bess.	Cham., Cocc., Coloc., Led., Phos.

Modalitäten

Die Modalitäten gehören zu den feineren Kriterien der Symptomatik, denn dadurch erst wird das jedem Symptom Eigentümliche und Charakteristische offenbart.

Als Beispiel: Ein junger Mann sucht sich eine Partnerin für's Leben und - welch ein Glück: er findet sie! Alle Bedingungen, die seinen Vorstellungen entsprechen, scheinen erfüllt. An dem Mädchen war alles passend: Das Alter, die Körpergröße, die Haarfarbe und sogar die Augen. Zudem war sie ausgesprochen schön. Sie war auch an allem interessiert und geistig sehr beweglich. Nebenbei bemerkt: unvermögend war sie auch nicht. Was wollte er mehr?

Als man aber dabei war, die Beziehung zu vertiefen, kamen auch die Nachteile, die man ja nicht ewig verheimlichen kann, allmählich zum Vorschein. Es stellte sich heraus, daß dieses Mädchen wegen jedem Schmarrn eingeschnappt war und schmollte. Der junge Mann hingegen wurde wahnsinnig eifersüchtig, sobald sein Mädchen auch nur einige Worte mit einem anderen Mann wechselte.

Bald mußten beide enttäuscht feststellen, daß sie es bei ihrem Kennenlernen versäumt hatten, auch die sogenannten „Modalitäten" zu berücksichtigen, nämlich, auf ein durch bestimmte Umstände geändertes Verhalten zu achten.

Auf die Homöopathie übertragen: Unter welchen Voraussetzungen oder Einwirkungen wird eine Beschwerde besser oder schlechter? So haben wir stets zu fragen.

Natürlich werden wir schon durch die Feststellung des Ortes (wo die Beschwerde auftritt) und auch durch die Zeit (*wann* eine Beschwerde auftritt) und auch durch die Empfindung (*wie* sich eine Beschwerde äußert) in die Nähe des richtigen Mittels geführt.

Wenn wir aber die Beeinflußbarkeit der Symptome durch Wärme oder Kälte, Bewegung oder Ruhe, Nässe oder Trockenheit undsoweiter außer acht lassen, werden wir uns sehr schwer tun, auf das ähnlichste Arzneimittelbild (siehe Seite 11!) zu kommen.

Es gibt ja etliche homöopathische Mittel, die man überhaupt nur nach ihren Modalitäten voneinander unterscheiden kann. Daher verdienen sie bei der Mittelsuche unsere besondere Aufmerksamkeit.

Modalitäten

Modalitäten	Acon.	All. c.	Ant. t.	Apis	Arn.	Ars.	Bell.	Bry.	Calend.	Canth.	Carb. v.	Caust.	Cham.	Chin.	Cocc.	Coff.	Coloc.	Dros.	Dulc.	Eupper.	Ferr. p.	Gels.	Glon.	Hep.	Hyper.	Ign.	Ipec.	Kal. c.	Kal. bi.	Lach.	Led.	Mag. p.	Merc.	Nat. m.	Nux v.	Phos.	Phyt.	Puls.	Pyrog.	Rhus t.	Ruta	Samb.	Sec.	Sep.	Sil.	Spong.	Staph.	Sulf.	Symph.	Verat.
abends schl.	●	●	●			●	●	●	●				●		●							●				●				●			●		●		●	●		●				●		●		●		
Aufdecken i. Bett bess.	●			●									●																																●			●		●
Aufdecken i. Bett schl.	●					●	●	●				●	●					●	●					●						●	●			●	●	●	●	●						●			●		
Aufsitzen i. Bett bess.							●																	●												●								●	●					
Aufstehen bess.							●									●														●														●	●					
Aufstehen schl.	●				●		●	●				●							●											●				●						●							●	●	●	●
Aufstoßen bess.	●	●	●				●	●																●			●	●	●	●														●	●		●		
Aufstoßen schl.					●			●			●	●	●										●						●		●		●		●		●									●	●	●	●
Baden u. Waschen bess.	●			●			●																															●												
Baden u. Waschen schl.						●				●	●						●											●		●			●	●	●	●				●				●	●					
Berührung (Handauflegen) bess.				●	●	●	●		●							●																							●					●			●		
Berührung schl.	●			●	●	●	●	●			●	●	●					●			●			●				●	●	●	●	●	●		●			●		●				●	●	●	●	●		●
Berührung, leichte, schl.	●			●			●						●															●										●												
berühren u. zudecken unerträglich	●																																																	
Bettwärme bess.							●	●					●				●				●						●			●			●		●			●						●	●					
Bettwärme schl.			●	●						●				●			●				●			●		●	●		●	●			●			●	●			●				●				●		●
Bewegung bess.			●		●					●	●				●			●			●												●					●	●	●	●	●			●					
Bewegung schl.	●			●			●	●	●		●		●		●	●	●		●	●	●	●	●		●			●					●	●	●	●		●				●		●		●		●		●
Bewegung, beginnende schl.							●	●		●	●			●				●								●				●	●				●		●	●	●	●	●									●
Bewegung, fortgesetzte, bess.								●		●	●			●				●		●																				●	●	●	●							●
Bewegung, geringste schl.								●																														●		●									
Bewegung, heftige schl.	●					●	●		●																			●					●												●					
Bewegung, langsame bess.							●														●	●													●												●			
Bücken schl.							●	●																												●														
Druck bess.							●						●			●	●															●		●	●			●		●					●	●				●

132

Modalitäten

2

	Acon.	All. c.	Ant. t.	Apis	Arn.	Ars.	Bell.	Bry.	Calend.	Canth.	Carb. v.	Caust.	Cham.	Chin.	Cocc.	Coff.	Coloc.	Dros.	Dulc.	Eupper.	Ferr. p.	Gels.	Glon.	Hep.	Hyper.	Ign.	Ipec.	Kal. bi.	Kal. c.	Lach.	Led.	Mag. p.	Merc.	Nat. m.	Nux v.	Phos.	Phyt.	Puls.	Pyrog.	Rhus t.	Ruta	Samb.	Sec.	Sep.	Sil.	Spong.	Staph.	Sulf.	Symph.	Verat.
Druck schl.	●			●								●				●							●					●	●	●			●	●						●					●	●	●			
Druck, leichter schl., fester Druck bess.															●															●		●		●																
n. Essen bess.								●																									●		●			●						●	●					
n. Essen schl.		●	●	●		●	●	●			●	●			●	●	●	●	●	●	●				●	●	●	●	●	●	●		●	●	●	●	●			●	●	●	●	●	●		●			
frische Luft bess. (draußen)		●	●	●														●				●	●				●			●					●			●		●					●					
frische Luft schl. (draußen)			●											●	●	●	●						●			●				●			●			●				●							●			●
Gehen bess.											●						●	●								●											●	●	●	●		●								
Geräusche schl.	●						●							●	●	●	●						●					●					●	●									●	●	●		●			
Kälte bess.		●		●			●										●				●							●		●	●		●			●				●					●					
Kälte schl.	●					●	●					●	●	●			●		●	●		●			●	●	●		●	●	●				●			●	●				●	●	●			●		●
kalt baden bess.				●	●			●																						●		●			●										●					
kalt-feuchte Anwendungen bess.				●	●												●		●											●				●								●			●			●		
kalt-feuchte Anwendungen schl.						●					●								●			●			●			●										●		●			●	●		●	●	●		
kalte Getränke bess.		●	●	●		●		●				●	●																●	●			●			●												●		●
Kaltwerden eines Körperteils schl.						●										●							●										●		●	●	●	●						●	●	●				
d. Koitus schl.				●													●						●			●			●					●	●	●	●						●	●	●		●			
kratzen, reiben bess.					●		●	●	●													●			●			●		●			●			●				●	●	●	●							
kratzen, reiben schl.											●	●				●																	●					●						●	●					
Lagewechsel, ständiger bess.					●	●											●																			●				●					●					
Licht, schl.	●				●		●	●						●	●	●			●						●											●				●					●	●				
Liegen bess.	●			●	●	●					●					●								●									●	●		●				●						●				●
Liegen schl.	●		●	●	●									●				●							●					●					●	●		●	●	●		●		●					
Liegen m. angezogenen Beinen bess.						●										●	●															●													●				●
Liegen m. erhöhtem Kopf bess.						●															●																	●											
morgens bess.	●			●																													●			●													

Modalitäten

3

Modalität	Acon.	All. c.	Ant. t.	Apis	Arn.	Ars.	Bell.	Bry.	Calend.	Canth.	Carb. v.	Caust.	Cham.	Chin.	Cocc.	Coff.	Coloc.	Dros.	Dulc.	Eup.-per.	Ferr. p.	Gels.	Glon.	Hep.	Hyper.	Ign.	Ipec.	Kali bi.	Kali c.	Lach.	Led.	Mag.-p.	Merc.	Nat. m.	Nux v.	Phos.	Phyt.	Puls.	Pyrog.	Rhus t.	Ruta	Samb.	Sec.	Sep.	Sil.	Spong.	Staph.	Sulf.	Symph.	Verat.
morgens schl.			•		•		•	•		•					•		•							•			•			•						•		•		•				•					•	•
morgens b. Erwachen schl.					•	•	•							•	•			•	•					•		•	•	•	•	•				•	•	•	•	•			•		•	•		•	•			
nachmittags schl.				•			•	•	•		•															•						•			•	•								•	•			•		
nachts schl.	•				•	•	•	•	•				•	•					•		•				•			•		•	•	•	•	•		•			•		•	•			•	•			•	•
Reden schl.							•			•			•			•			•					•						•						•		•							•			•		
d. Reden anderer schl.						•																								•																	•		
Ruhe bess.	•						•	•	•		•			•		•		•				•		•			•			•	•															•	•		
Ruhe schl.	•						•						•					•	•											•									•	•	•			•			•	•
n. Schlaf bess.								•														•									•							•						•					
n. Schlaf schl.	•			•	•								•	•			•	•				•								•					•	•	•	•		•			•			•	•	•	•
Schweiß bess. Symptome	•			•			•	•								•						•	•							•				•									•	•					
Stillen schl.	•						•			•	•	•		•			•							•				•	•			•	•	•			•	•											
n. Stuhlgang bess.								•			•			•																														•				•		
n. Trinken bess.	•							•					•											•						•				•	•							•	•				•		
Umdrehen i. Bett schl.	•							•															•			•					•												•		•	•		
Umhertragen d. Kindes bess.		•				•					•			•		•												•		•								•							•					•
n. Urinieren bess.							•									•					•	•										•						•	•										•
Verdruß, Vorwürfe, Ärger schl.	•			•			•	•					•		•	•						•		•		•				•	•				•	•				•				•			•		
Wärme bess.	•			•	•	•	•								•	•	•													•									•	•				•				
Wärme schl.	•	•	•	•	•			•					•		•	•				•				•						•			•							•				•		•			
Wärmeanwendung bess.							•															•		•						•		•		•					•				•	•					
warm-feuchte Anwendung bess.							•												•				•					•								•	•	•					•		•					
war.m-feuchte Anwendung schl.			•																																•					•				•						
warme Getränke bess.							•		•																															•			•						•	•
Wetterwechsel schl.			•			•	•					•								•									•	•		•			•				•	•				•			•		•	•

Modalitäten

4

Modalität	Acon.	All. c.	Ant. t.	Apis	Arn.	Ars.	Bell.	Bry.	Calend.	Canth.	Carb v.	Caust.	Cham.	Chin.	Cocc.	Coff.	Coloc.	Dros.	Dulc.	Eupper.	Ferr. p.	Gels.	Glon.	Hep.	Hyper.	Ign.	Ipec.	Kal. bi.	Kal. c.	Lach.	Led.	Mag.-p.	Merc.	Nat. m.	Nux v.	Phos.	Phyt.	Puls.	Pyrog.	Rhus t.	Ruta	Samb.	Sec.	Sep.	Sil.	Spong.	Staph.	Sulf.	Symph.	Verat.
Wetterwechsel v. warm → kalt schl.	●						●					●	●						●					●		●									●	●				●					●					●
Zimmerwäre schl.		●	●	●	●			●				●	●						●					●		●	●				●	●		●				●						●			●			

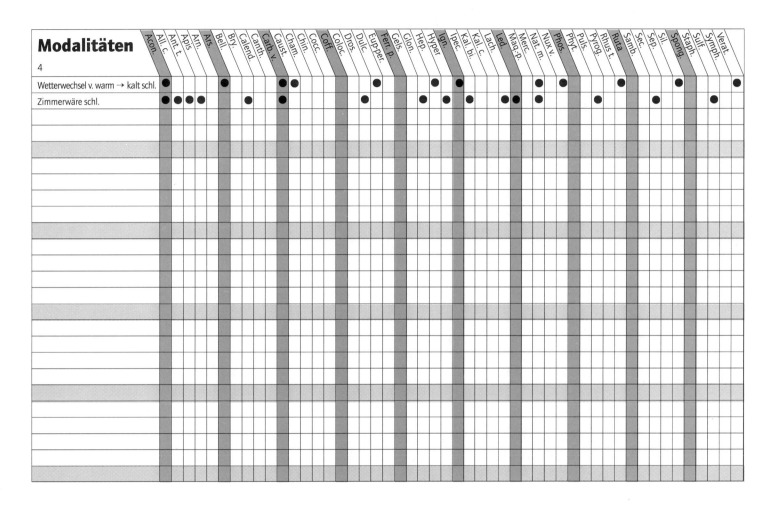

Psyche _____

Laune und Verhaltensweise eines Kranken können für die Mittelwahl von großer Bedeutung sein, aber nur dann, wenn das psychische Symptom erst seit der akuten Erkrankung auf- tritt. Wenn jemand von eh und je unruhig, ängstlich und so weiter ist, können Sie ein solches Symptom bei einer Akut- behandlung nicht verwenden.

Psyche

1

	Acon.	All-c.	Ant-t.	Apis	Arn.	Ars.	Bell.	Bry.	Calend.	Canth.	Carb-v.	Caust.	Cham.	Chin.	Cocc.	Coff.	Coloc.	Dros.	Dulc.	Eupper.	Ferr-p.	Gels.	Glon.	Hep.	Hyper.	Ign.	Ipec.	Kali-bi.	Kali-c.	Lach.	Led.	Merc.	Mag-p.	Nat-m.	Nux-v.	Phos.	Phyt.	Puls.	Pyrog.	Rhus-t.	Ruta	Samb.	Sec.	Sep.	Sil.	Spong.	Staph.	Sulf.	Symph.	Verat.
ängstlich, furchtsam	●				●	●	●	●							●	●						●				●				●				●		●		●		●				●	●					●
allein gelassen, möchte sein					●	●	●	●			●				●	●		●				●	●	●								●	●		●	●		●							●			●	●	
allein nicht gern	●			●			●															●								●				●	●	●									●					
angefaßt werden, will nicht	●			●			●	●	●					●	●	●						●		●		●						●		●											●					
Angst, grundlose							●		●																											●														
Angst d. Schmerzen	●						●						●	●			●																																	
Angstträume	●				●		●	●							●		●					●									●			●	●	●								●	●	●				
ansehen lassen, will sich nicht					●		●								●	●																		●											●					
antwortet, aber gleich wieder apathisch					●		●																													●														
apathisch, teilnahmslos					●	●					●				●	●								●						●				●	●	●							●	●			●	●		●
Berührung, fürchtet	●					●	●	●						●	●		●							●						●	●	●		●										●			●			
bösartig							●	●			●			●										●								●	●		●	●								●			●	●		
denken u. sprechen fällt schwer																								●																										
eigensinnig							●	●							●	●																												●			●			
erregbar	●					●	●								●			●				●										●		●	●	●		●										●	●	
geschwätzig	●							●											●	●												●								●								●		●
getragen werden, möchte					●		●	●							●			●						●	●		●													●	●									●
grob							●								●									●								●																●		●
i. Handeln wie gelähmt, blockiert																										●																								
jammernd u. klagend							●		●						●		●													●		●																●	●	
Kind schlägt													●																																					
Lampenfieber, Prüfungsangst							●																	●																					●					
launenhaft	●				●		●	●	●						●		●		●		●	●	●					●	●			●		●	●			●						●				●	●	
nervös	●					●	●	●	●					●	●		●					●	●									●		●	●	●		●						●				●		●
Phantasien, Delirium	●	●			●		●	●	●							●	●															●		●	●	●		●		●			●	●				●		●

137

Psyche

2

	Acon.	All. c.	Ant. t.	Apis	Arn.	Ars.	Bell.	Bry.	Calend.	Canth.	Carb v.	Caust.	Cham.	Chin.	Cocc.	Coff.	Coloc.	Dros.	Dulc.	Eup.per.	Ferr. p	Gels.	Glon.	Hep.	Hyper.	Ign.	Ipec.	Kal. bi.	Kal. c.	Lach.	Led.	Mag. p.	Merc.	Nat. m.	Nux v.	Phos.	Phyt.	Puls.	Pyrog.	Rhus t.	Ruta	Samb.	Sec.	Sep.	Sil.	Spong.	Staph.	Sulf.	Symph.	Verat.
rastlos	•																									•										•														•
reizbar	•		•	•		•	•	•		•		•	•	•			•	•				•		•						•	•	•			•	•	•	•		•		•		•	•	•	•	•		•
Ruhe u. Stille, wünscht						•	•	•																											•															
sagt: "nicht so schlimm"			•	•																																		•												
schlaflos, trotz Müdigkeit				•		•							•				•							•						•	•					•	•	•				•			•		•			
Schrecksituationen	•			•	•	•											•																			•	•	•				•								
Schreien b. Kindern				•		•	•							•				•																																
schweigsam	•			•	•	•								•	•			•				•	•							•					•	•	•							•			•	•		
Sterbensgedanken	•			•									•											•																										•
still-ergeben, ruhig								•														•								•						•									•					
streitsüchtig					•	•	•	•				•	•											•					•					•		•								•	•		•	•		
traurig	•					•	•	•			•			•				•			•	•	•								•				•	•								•	•		•	•		•
Trost, mag nicht					•	•	•	•								•	•														•					•														
ungeduldig	•			•		•	•											•	•					•											•	•		•									•	•		•
Ungeduld u. Zorn b. Kindern													•																																					
unruhig	•		•	•		•	•	•			•		•			•		•					•								•		•		•	•		•		•						•	•		•
unvernünftig	•						•	•																•									•		•	•									•				
verdrießlich, unerträglich								•					•				•	•								•							•											•					
verwirrt b. Erwachen	•		•			•	•		•		•												•	•						•				•										•		•			
verzweifelt	•					•	•						•							•										•			•	•															•	
Vorahnungen, schlechte	•					•						•										•				•				•						•	•						•							
wehleidig, extrem empfindlich	•			•	•	•						•											•	•									•	•																
weinen	•			•		•	•	•									•													•	•					•		•						•		•	•		•
weiß nicht, was er will								•					•																							•														
Schulangst						•																•							•																					

138

Regelstörungen

Selten werden Sie eine akute Regelstörung beheben können, wenn Sie nur die folgenden drei Seiten in Betracht ziehen. Sie müssen unbedingt auch die Rubriken „Symptome" und „Modalitäten" und vielleicht noch weitere benutzen.

Der Gang zur Routine- und Vorsorgeuntersuchung beim Frauenarzt bleibt Ihnen freilich nicht erspart. Lassen Sie sich aber genau informieren, allenfalls auch von verschiedenen Fachpersonen, bevor Sie sich zu einer Ausschabung oder gar zur Entfernung der Gebärmutter entscheiden.

Wenn Regelschmerzen von der ersten Periode an bestehen, ist das Mittel meist: Pulsatilla.

Siehe auch unter „Bauchschmerzen"!

Regelstörungen

Regelschmerzen 1

	Acon.	All. c.	Ant. t.	Apis	Arn.	Ars.	Bell.	Bry.	Calend.	Canth.	Carb. v.	Caust.	Cham.	Chin.	Cocc.	Coff.	Coloc.	Dros.	Dulc.	Eupper.	Ferr. p.	Gels.	Glon.	Hep.	Hyper.	Ign.	Ipec.	Kal. bi.	Kal. c.	Lach.	Led.	Mag. p.	Merc.	Nat. m.	Nux v.	Phos.	Phyt.	Puls.	Pyrog.	Rhus t.	Ruta	Samb.	Sec.	Sep.	Sil.	Spong.	Staph.	Sulf.	Symph.	Verat.
allgemein								●							●	●																						●							●			●	●	●
d. Aufregung u. Ärger (s. → Zorn)	●																																															●	●	●
i. Bauch, ganzen																																													●					
i. → Beine hinunter ausstrahlend									●					●			●					●																●							●					
Beine hochziehen bess.	●																	●																		●														
Bewegung schl.								●	●	●					●																		●												●					
n. Durchnässung																																		●																
n. Erkältung	●																																					●												
d. Erschütterung schl.							●																								●																			
m. Fieberfrost																														●																				●
m. Genitalien, empfindlichen															●															●	●																			
b. geringer Blutung umso stärker																															●																			
m. hysterischen Symptomen																	●					●													●															
m. Kälteempfinden																																																		●
krampfartige	●						●								●		●					●	●									●			●	●		●						●	●					
m. Kopfschmerz infolge Blutzudrang							●	●						●									●	●								●			●	●		●							●		●			
z. → Leistengegend ausstrahlend																																						●							●					
m. Magenbeschwerden							●		●																					●	●				●			●											●	
d. nasse Füße	●																		●																		●	●		●				●	●			●	●	
i. Pubertät																																						●	●											
z. → Rücken ausstrahlend							●						●	●								●													●		●	●		●				●						
d. Schreck od. Schock	●																																																	
überall spürbar																																				●														
Wärme u. Hitze bess.							●							●																		●				●														
d. Zorn													●																																					

Regelstörungen

Regelblutung setzt aus 2

	Acon.	All. c.	Ant. t.	Apis	Arn.	Ars.	Bell.	Bry.	Calend.	Canth.	Carb. v.	Caust.	Cham.	Chin.	Cocc.	Coff.	Coloc.	Dros.	Dulc.	Eupper.	Ferr. p.	Gels.	Cion.	Hep.	Hyper.	Ign.	Ipec.	Kal. bi.	Kal. c.	Lach.	Led.	Mag.-p.	Merc.	Nat. m.	Nux v.	Phos.	Phyt.	Puls.	Pyrog.	Rhus t.	Ruta	Samb.	Sec.	Sep.	Sil.	Spong.	Staph.	Sulf.	Symph.	Verat.
d. Anstrengung, Überlastung									•																																									
d. Ärger	•													•	•		•																					•									•			
m. Atembeschwerden																																						•								•				
d. Baden, kaltes	•																		•																					•										
v. Durchnässung	•																		•																	•		•		•										
d. Erkältung	•						•	•											•																	•		•						•				•		
d. enttäuschte Liebe																										•								•																
d. Enttäuschung																	•																	•				•									•			
d. Feuchtigkeit																																								•										
d. Gefühlserregungen														•																		•																		
d. kaltes Wasser	•						•						•						•																•			•										•		
m. Kopf, heißem	•				•		•	•															•	•								•													•			•		
m. Kopf-Neuralgien																							•																											
b. Krämpfen																•							•	•														•												•
d. Kummer																										•																								
Nasenbluten statt Regel									•															•						•						•		•		•				•					
d. nasse Füße	•																																	•				•		•										
m. nervöser Unruhe						•																							•						•			•					•						
m. rheumatischen Schmerzen																																								•										
d. Schreck od. Schock	•								•								•						•							•						•				•										•
d. Sturz																		•																																
d. Umzug, Auswanderung, Flucht									•																																									
n. Überhitzung									•																																									
d. Verletzung									•																																									
n. Zorn, Entrüstung														•			•																														•			

141

Regelstörungen

Zwischenblutung setzt ein 3

	Acon.	All. c.	Ant. t.	Apis	Arn.	Ars.	Bell.	Bry.	Calend.	Canth.	Carb v.	Caust.	Cham.	Chin.	Cocc.	Coff.	Coloc.	Dros.	Dulc.	Eupper.	Ferr. p	Gels.	Glon.	Hep.	Hyper.	Ign.	Ipec.	Kal. bi.	Kal. c.	Lach.	Led.	Mag.-p.	Merc.	Nat. m.	Nux v.	Phos.	Phyt.	Puls.	Pyrog.	Rhus t.	Ruta	Samb.	Sec.	Sep.	Sil.	Spong.	Staph.	Sulf.	Symph.	Verat.
n. Ärger (s. → Zorn)																													●	●																				
anfallsweise								●							●	●																				●		●	●											
anhaltend						●						●																	●	●							●							●				●		
n. Anstrengung																																								●										
dunkles Blut							●	●	●				●		●	●															●							●						●	●			●		
Bewegung schl.								●	●						●		●												●									●						●				●		
n. Eisenpräparaten																																						●											
n. Erkältung																																						●											
d. Erregung, Aufregung	●							●	●				●				●																		●									●	●		●		
d. Erschütterung					●																																	●		●	●	●		●						●
Gehen schl.																																												●						
geronnen							●	●							●	●	●																		●	●		●						●						
hellrotes Blut	●						●	●							●	●													●			●				●								●						
m. Kältegefühl												●																																	●					●
n. Koitus							●	●																																					●					
m. Krämpfen								●							●																													●						
d. Kummer																										●																								
plötzlich							●	●																		●																		●						
n. Schlafmangel, Übernächtigung																																			●															
n. Schreck od. Schock	●						●																													●														
stoßweise, gußweise							●								●	●													●							●														
d. Verletzung					●																																				●									
zeitweise aussetzend							●								●	●													●	●						●	●						●	●	●			●		
d. Zorn															●															●				●			●							●			●		
übelriechend							●	●							●																	●					●							●					

Schmerzen

Durch eine homöopathische Behandlung lassen sich Schmerzen hervorragend lindern oder auch ganz wegbringen. Auch Sie werden diese Erfahrung machen können, früher oder später. Das ist erfreulich und auch in Ordnung, wenn die Ursache des Schmerzes bekannt ist, etwa eine Verletzung. Beachten Sie aber bitte, daß der Schmerz ein Warnsignal unserer Natur darstellt, daß irgend etwas in unserem Organismus nicht in Ordnung ist. Aber, was ist nicht in Ordnung?

Das werden wir nicht immer herauskriegen können. Darum kann es sogar gefährlich sein, einen Schmerz, der anhält oder immer wiederkehrt ohne eine erkennbare Ursache, durch homöopathische Gaben immer wieder zu vertreiben. Eine ärztliche Untersuchung könnte da Klarheit verschaffen.

Eine Maßnahme, um Schmerzen nach operativen Eingriffen (besonders zum Beispiel nach einer Zahnextraktion oder einer Star-Operation und anderem) erträglicher zu machen und Entzündungen zu verhindern, besteht darin, Schlucke von Lösungen von Acon. C 30 und Arn. C 30 in stündlichem Wechsel zu geben. Normalerweise arbeiten wir ja nur mit einem Mittel. Nur in ganz seltenen Ausnahmen, wie hier zum Beispiel, werden wir unserem Grundsatz untreu und geben zwei Mittel im Wechsel.

Schmerzen

Charakter

Charakter	Acon.	Ali. c.	Ant. t.	Apis	Arn.	Ars.	Bell.	Bry.	Calend.	Canth.	Carb. v.	Caust.	Cham.	Chin.	Cocc.	Coff.	Coloc.	Dros.	Dulc.	Eup.per.	Ferr. p.	Gels.	Glon.	Hep.	Hyper.	Ign.	Ipec.	Kal. bi.	Kal. c.	Lach.	Led.	Mag.-p.	Merc.	Nat. m.	Nux v.	Phos.	Phyt.	Puls.	Pyrog.	Rhus t.	Ruta	Samb.	Sec.	Sep.	Sil.	Spong.	Staph.	Sulf.	Symph.	Verat.
äußerliche					●		●					●	●	●																							●													
allmählich beginnend	●								●				●													●																								
m. Angst	●						●	●					●	●			●														●				●			●		●										
atmen schwierig									●																																									
ausstrahlend					●		●											●													●			●	●											●				
blitzartig													●					●								●								●	●	●		●											
bohrend	●					●		●	●				●		●	●			●	●				●					●		●	●		●		●									●	●				
bohrend v. außen n. innen								●									●							●								●																		
bohrend v. innen n. außen								●							●	●																●													●	●				
brennend	●				●	●	●	●	●	●		●	●	●		●		●																●	●	●	●	●						●	●	●	●	●		●
dauernd, ununterbrochen	●			●																											●											●								
drückend	●		●		●		●		●					●				●						●		●						●			●		●	●							●			●		●
dumpf		●	●																					●		●							●	●		●														
m. Durst, vermehrtem	●												●																																					
m. Frostschauern							●						●				●	●		●											●	●		●		●		●							●	●				
Gesicht rot							●						●									●																												
w. gequetscht u. wund					●																	●	●											●		●	●													
m. Harnen, vermehrtem																		●				●																												
m. Herzklopfen	●																						●	●		●					●		●		●			●												
m. Hitze, lokaler	●				●	●	●	●	●		●		●	●				●									●								●	●	●	●		●				●	●		●		
innerliche						●	●		●			●	●			●	●																					●										●		
m. Kälteempfinden	●						●		●					●		●	●					●		●			●	●	●	●	●				●		●			●	●	●			●	●		●		●
m. Kältegefühl i. Kopf																						●															●													
b. Kleinkindern													●																																					
kolikartig	●						●	●	●				●		●		●									●						●			●		●			●					●			●		●

Schmerzen

Charakter 2

	Acon.	All.c.	Ant.t.	Apis	Arn.	Ars.	Bell.	Bry.	Calend.	Canth.	Carb.v.	Caust.	Cham.	Chin.	Cocc.	Coff.	Coloc.	Dros.	Dulc.	Eup.per.	Ferr.p.	Gels.	Glon.	Hep.	Hyper.	Ign.	Ipec.	Kal.bi.	Kal.c.	Lach.	Led.	Mag.p.	Merc.	Nat.m.	Nux.v.	Phos.	Phyt.	Puls.	Pyrog.	Rhus.t.	Ruta	Samb.	Sec.	Sep.	Sil.	Spong.	Staph.	Sulf.	Symph.	Verat.
kommen u. vergehen langsam						•	•		•							•						•	•		•		•		•							•		•		•						•	•		
krampfartig	•		•	•		•	•	•			•			•		•	•					•	•			•	•	•				•	•	•		•		•		•		•	•	•	•	•	•		•
m. Muskelschwäche																																	•																
nachts													•	•									•										•											•	•			•
Nagel, wie von einem																						•		•									•			•		•												
nagend							•																										•					•		•										
neuralgisch, Neuralgien	•			•	•		•	•						•			•					•				•		•					•		•	•		•		•					•		•		•
plötzlich aufhörend								•																																										
plötzlich u. heftig beginnend								•																																										
plötzlich kommend	•			•			•	•				•		•	•		•					•	•	•			•	•		•			•		•			•	•					•		•				
plötzlich kommend u. vergehend				•			•		•			•		•	•		•		•			•		•			•			•			•			•														
plötzlich, vergehen langsam																						•	•					•			•					•														
pulsierend, klopfend	•						•	•					•	•	•	•								•				•	•				•	•	•	•		•	•					•	•					
rasend	•						•	•															•		•																	•								
schießend, scharf				•			•	•				•		•			•		•	•								•	•	•			•	•											•		•	•		
m. Schläfrigkeit			•																											•				•	•									•			•			
schneidend	•		•	•			•	•	•		•			•								•		•	•	•				•		•	•	•	•	•	•	•		•						•		•		•
m. Schreien	•						•	•							•		•	•												•																				•
m. Schwäche							•					•				•		•		•				•											•													•		•
m. Schweißausbrüchen			•				•															•							•		•		•					•					•						•
d. Spannung	•		•	•		•	•	•	•				•					•			•			•		•			•	•	•	•	•	•		•		•		•		•	•	•		•		
Splitterschmerz											•											•					•									•		•					•			•			
stechend	•			•					•		•		•			•					•					•			•	•	•		•		•			•		•			•	•	•			•		
stechend - brennend				•			•									•			•			•											•		•	•		•						•	•		•		
m. Taubheitsgefühl	•						•									•		•	•																			•		•										

145

Schmerzen

Charakter 3

	Acon.	All. c.	Ant. t.	Apis	Arn.	Ars.	Bell.	Bry.	Calend.	Canth.	Carb. v.	Caust.	Cham.	Chin.	Cocc.	Coff.	Coloc.	Dros.	Dulc.	Eupper.	Ferr. p.	Gels.	Glon.	Hep.	Hyper.	Ign.	Ipec.	Kal. bi.	Kal. c.	Lach.	Led.	Mag. p.	Merc.	Nat. m.	Nux v.	Phos.	Phyt.	Puls.	Pyrog.	Rhus t.	Ruta	Samb.	Sec.	Sep.	Sil.	Spong.	Staph.	Sulf.	Symph.	Verat.
m. Übelkeit	•						•											•											•	•						•									•					
unerträglich, z. Verrücktwerden	•						•	•						•																•		•				•														
m. Unruhe	•						•	•										•														•			•															
w. verbrüht							•			•	•	•																				•				•	•	•		•					•					•
m. Verzweiflung	•						•						•	•	•		•															•				•														•
wandernd					•			•					•		•	•															•	•	•	•	•									•			•			
weh, einfach, undifferenzierbar	•				•		•	•	•	•			•		•							•				•										•														
weinen v. Schmerzen	•						•						•				•															•		•	•										•					
wellenartig	•		•		•										•	•			•																			•												
wund, äußerlich	•				•		•		•								•					•				•				•	•				•	•	•	•		•	•	•			•	•	•	•	•	•
wund, b. Berührung	•							•					•																				•	•				•			•	•		•						
wund, innerlich	•							•	•													•	•										•		•	•	•			•	•						•	•		
wund, wie zerschlagen					•			•							•							•	•											•			•	•												
w. zerschlagen (Wirbelsäule)					•																																													
ziehend	•						•	•					•				•		•									•	•							•		•		•		•		•	•		•	•		
m. Zittern															•							•														•														
zuckend							•		•	•			•			•		•								•				•			•	•	•			•		•				•	•		•			
zusammenschnürend	•				•		•		•		•	•			•	•	•									•	•		•	•		•	•	•	•	•	•	•						•	•			•		•

Schmerzen

Modalitäten, Lokalität 1

	Acon.	All. c.	Ant. t.	Apis	Arn.	Ars.	Bell.	Bry.	Calend.	Canth.	Carb. v.	Caust.	Cham.	Chin.	Cocc.	Coff.	Coloc.	Dros.	Dulc.	Eupper.	Ferr. p.	Gels.	Clon.	Hep.	Hyper.	Ign.	Ipec.	Kal. bi.	Kal. c.	Lach.	Led.	Mag.p.	Merc.	Nat. m.	Nux v.	Phos.	Phyt.	Puls.	Pyrog.	Rhus t.	Ruta	Samb.	Sec.	Sep.	Sil.	Spong.	Staph.	Sulf.	Symph.	Verat.
Berührung bess.							●	●									●																					●												
Berührung schl.	●				●	●	●	●	●					●	●	●	●						●						●	●	●	●	●	●	●	●		●		●					●	●		●	●	●
Berührung, leichte schl.							●	●							●															●	●		●	●																
Bewegung bess.							●												●											●									●	●	●		●		●					
Bewegung, fortgesetzte bess.													●																											●										
Bewegung schl.					●		●	●									●						●			●							●	●	●	●	●	●		●				●		●				
draußen i. frischer Luft schl.															●																																			
Druck bess.								●					●																				●				●													●
Druck schl.	●				●		●																						●	●	●					●		●												
d. eingetretenen Nagel od. Splitter																															●																			
Erschütterung schl.					●		●	●									●																																	
n. Erwachen schl.					●																									●																	●			
Gelenke							●	●											●								●					●			●		●	●		●	●									
i.d. Gelenken, wie zerschlagen							●						●											●										●				●												
i. Gelenken ziehend					●		●	●					●				●													●		●								●			●							
i. Gliedern: treiben a.d. Bett							●						●																			●																		
Heiße Anwendungen bess.							●																	●					●			●								●					●					
Ischiasneuralgie	●						●	●					●				●									●						●		●						●										
Kalte Anwendungen bess.				●																												●									●			●						
Kälte bess.				●																																														
Kälte schl.	●						●						●	●					●							●								●																
Kälte, feuchte, schl.																																																		
i. Knochen (→ Röhrenknochen)														●	●				●					●			●					●						●	●	●	●	●		●	●		●	●	●	
i. Knochen b. feuchtem Wetter schl.																																●								●										
a. Knochenhaut																																								●										

147

Schmerzen

Modalitäten, Lokalität 2

	Acon.	All. c.	Ant. t.	Apis	Arn.	Ars.	Bell.	Bry.	Calend.	Canth.	Carb. v.	Caust.	Cham.	Chin.	Cocc.	Coff.	Coloc.	Dros.	Dulc.	Eup.per.	Ferr. p.	Gels.	Glon.	Hep.	Hyper.	Ign.	Ipec.	Kal. bi.	Kal. c.	Lach.	Led.	Mag.-p.	Merc.	Nat. m.	Nux v.	Phos.	Phyt.	Puls.	Pyrog.	Rhus t.	Ruta	Samb.	Sec.	Sep.	Sil.	Spong.	Staph.	Sulf.	Symph.	Verat.
d. Koliken, entzündliche	●																																																	
" i. keiner Lage bess.	●																																																	
" krümmen v. Schmerzen	●																																			●				●										
" plötzlich auftretend	●																																																	
" verschiedene	●							●	●								●																		●	●														
" zusammenkrümmen u. Druck bess.																	●																		●					●									
Krämpfe → Muskeln							●																										●		●										●				
a. kranker Seite liegen bess.						●		●						●																●														●					
a. kranker Seite liegen schl.	●						●																			●				●	●				●										●		●			
geg. Mitternacht schl.	●																																																	
n. Mitternacht schl.							●																										●							●									
morgens schl.								●																											●					●									
Muskeln	●			●		●	●	●	●				●		●						●										●				●	●				●										●
Muskeln nach Operation											●																																							
Muskeln m. Steife							●		●				●									●													●					●	●	●								
nachmittags → nachts schl.																		●																																
nachts schl.	●						●																										●							●		●								
d. Nerven entlang																									●	●																								
Nerven, periphere		●	●														●																			●														
n. Operationen											●																																							
Phantomschmerz d.amp. Gliedes	●	●			●		●																		●	●											●								●		●		●	
Reiben bess.										●																							●				●													
rheumatisch, nachts i. Bettwärme																																●		●				●										●		●
m. Rötung	●					●	●	●	●	●					●	●																	●	●				●	●					●				●		
Röhrenknochen (lange Gliederknochen)																																				●					●									

Schmerzen

Modalitäten, Lokalität 3

	Acon.	All. c.	Ant. t.	Apis	Arn.	Ars.	Bell.	Bry.	Calend.	Canth.	Carb. v.	Caust.	Cham.	Chin.	Cocc.	Coff.	Coloc.	Dros.	Dulc.	Eupper.	Ferr. p.	Gels.	Glon.	Hep.	Hyper.	Ign.	Ipec.	Kal. bi.	Kal. c.	Lach.	Led.	Mag. p.	Merc.	Nat. m.	Nux v.	Phos.	Phyt.	Puls.	Pyrog.	Rhus t.	Ruta	Samb.	Sec.	Sep.	Sil.	Spong.	Staph.	Sulf.	Symph.	Verat.
Rücken							●				●						●	●					●								●				●	●										●	●			●
Ruhe bess.	●							●	●																											●					●									
Ruhe schl.					●	●																												●			●							●						
Schleimhäute				●			●																													●														
Schwellung	●				●	●	●	●	●		●		●	●					●		●								●	●	●	●		●	●	●		●			●				●	●	●			●
i. Sehnen							●																						●								●				●									
i. Sehnen u. Muskeln																																									●									
i. Sehnen, d. Überbeanspruchung																																									●									
a. Steißbein n. Sturz																									●																									
d. Verletzungen u. Wunden					●																																													
d. Verrenken od. Verheben																															●					●														
Wärme bess.	●						●						●																	●		●			●						●	●			●					
Wärme schl.				●	●								●	●																			●	●	●								●							
w. zerschlagen, Bewegung bess.																																								●	●									
w. zerschlagen, Bewegung schl.																																●			●															
Zugluft schl.							●	●			●							●											●						●	●					●				●			●		
Zusammenkrümmen bess.							●						●				●															●	●		●															

Schnupfen

Wenn Sie durch eine erkennbare Ursache einen einmaligen Schnupfen bekommen haben, werden Sie ihn mit den „Heilenden Schlucken" gut behandeln können.

Wenn Sie jedoch die Neigung haben, immer wieder Schnupfen zu bekommen, also an einer chronischen Anfälligkeit für Erkältungen leiden, müssen Sie konstitutionell behandelt werden. Dann ist der erfahrene Homöopath zuständig, ob es nun ein Arzt oder Heilpraktiker ist.

Die Behandlung eines hartnäckigen Schnupfens, der sich aufsteigend zu den Stirnhöhlen oder Ohren, oder absteigend zum Kehlkopf oder in die Bronchien verlagert, erfordert schon etwas mehr Erfahrung. Symptome und Mittel stehen zwar auch dafür in unseren Rubriken zur Verfügung, aber steht auch das notwendige Können zur Verfügung?

Es ist nicht zweckmäßig, mit zu vielen Mitteln herumzuexperimentieren, weil sich dadurch die Symptomatik so verändern kann, daß dann der Homöopath, den Sie schließlich aufsuchen, Ihr Mittel beim besten Willen nicht mehr finden kann.

Das sollte stets beachtet werden, wenn die Versuchung da ist, zu viele Mittel nacheinander auszuprobieren. Noch ein Hinweis: Bei fließendem Schnupfen bei Babys (das heißt, wenn die Nase läuft und läuft und läuft) denken Sie bitte zuerst mal an Cham. und an Nux v. Beim Stockschnupfen hingegen (das heißt, wenn überhaupt nichts aus der Nase kommt) denken Sie bitte an Puls oder Samb.

Aus einem Schnupfen kann sich sehr leicht, durch fortgeleitete Infektion, eine Sinusitis (Nebenhöhlenentzündung) entwickeln. Ihre Symptome sind: Allgemeine Abgeschlagenheit, meist einseitige Gesichts- und Kopfschmerzen, Nasenverstopfung. Ehe Sie sich dagegen mit Antibiotika und Punktion behandeln oder gar operieren lassen, versuchen Sie es doch erstmal mit einem gut gewählten Mittel. In der Rubrik „Sinusitis" finden Sie die wichtigsten Symptome.

Vorteilhaft ist es, wenn Sie die Eigenbehandlung schon bei den ersten Anzeichen beginnen.

Schnupfen

Ursachen

Ursache	Acon.	All. c.	Ant. t.	Apis	Arn.	Ars.	Bell.	Bry.	Calend.	Canth.	Carb. v.	Caust.	Cham.	Chin.	Cocc.	Coff.	Coloc.	Dros.	Dulc.	Eupper.	Ferr. p.	Gels.	Glon.	Hep.	Hyper.	Ign.	Ipec.	Kal. bi.	Kal. c.	Lach.	Led.	Mag. p.	Merc.	Nat. m.	Nux v.	Phos.	Phyt.	Puls.	Pyrog.	Rhus t.	Ruta	Samb.	Sec.	Sep.	Sil.	Spong.	Staph.	Sulf.	Symph.	Verat.
Abkühlung b. Überhitzung							•					•																								•										•				
Ärger	•						•	•															•							•					•	•	•			•										
Baden								•	•										•																															
Durchnässung	•							•	•										•																															
Entblößung d. Kopfes																									•											•														
Enttäuschung																																•				•														
Frühjahr			•																			•																												
Haarschnitt								•																										•						•					•					
kalt-feuchter Aufenthalt																			•																															
Kalttrinken, wenn erhitzt										•		•																								•														
kaltwerden	•																		•					•										•	•						•									
Kummer							•	•	•													•								•					•	•	•													
Meer - Aufenthalt																																		•		•														
Regenwetter									•										•																															
Schwitzen	•																		•																															
Sitzen auf kalter Fläche																																		•																
Sommer								•														•								•																				
Überhitzung	•							•			•		•																						•	•				•					•					
Wetter: feucht		•																	•					•																•										
" kalt							•												•					•																										
" kalt-feucht		•																	•					•																•	•									
" kalt-trocken	•																																		•															
" wechselnd																						•		•																										
Wind, kalt-trockener	•	•																											•																		•			
Zugluft	•						•	•	•										•					•												•				•										

151

Schnupfen

Charakter

Charakter	Acon.	All. c.	Ant. t.	Apis	Arn.	Ars.	Bell.	Bry.	Calend.	Canth.	Carb. v.	Caust.	Cham.	Chin.	Cocc.	Coff.	Coloc.	Dros.	Dulc.	Euppr.	Ferr. p.	Gels.	Glon.	Hep.	Hyper	Ign.	Ipec.	Kal. bi.	Kal. c.	Lach.	Led.	Mag. p.	Merc.	Nat. m.	Nux v.	Phos.	Phyt.	Puls.	Pyrog.	Rhus t.	Ruta	Samb.	Sec.	Sep.	Sil.	Spong.	Staph.	Sulf.	Symph.	Verat.
absteigend z. → Brust		●					●						●																●					●		●	●													
Augenlider verklebt, morgens							●																													●									●			●		
m. Augentränen	●	●					●						●		●					●										●	●				●	●	●	●							●					
b. Babys u. Kleinkindern																				●																●		●				●								
deckt sich auf					●			●					●	●	●			●	●					●							●				●	●	●	●							●			●		●
m. Durst a. kalte Getränke	●							●																											●		●													
einseitig									●																●										●	●	●													
erschöpft u. matt							●																●																											
m. Fieber	●	●					●	●					●										●		●						●			●	●															
m. fiebrigem Gefühl													●	●																							●													
Fließschnupfen	●	●					●		●					●				●	●				●	●		●									●	●	●			●			●					●		
fließend tags, nachts Stockschnupfen																																			●	●		●												
Fließschnupfen i. warmen Zimmer	●																			●															●	●														●
fließend abends			●		●								●																						●															●
fließend i. frischer Luft							●												●																●															●
fließend morgens	●												●					●	●																●			●					●							
mal fließend, mal trocken			●				●	●																							●				●	●	●	●							●					●
mal fließend, mal verstopft							●	●																											●	●	●	●							●					
m. Frieren							●		●														●							●					●	●	●				●									
m. Frösteln	●						●						●				●						●	●										●													●	●	●	
Frösteln zu Beginn	●																	●	●																●	●														
m. Geruchsverlust									●															●											●	●				●		●					●	●		
m. Geschmacksverlust																								●											●	●				●					●					●
m. Gesichtshitze																																				●														
m. Gliederschmerzen	●							●										●					●	●	●												●													

152

Schnupfen

Charakter 2

	Acon.	All. c.	Ant. t.	Apis	Arn.	Ars.	Bell.	Bry.	Calend.	Canth.	Carb. v.	Caust.	Cham.	Chin.	Cocc.	Coff.	Coloc.	Dros.	Dulc.	Euphr.	Ferr. p.	Gels.	Glon.	Hep.	Hyper.	Ign.	Ipec.	Kal. bi.	Kal. c.	Lach.	Led.	Mag. p.	Merc.	Nat. m.	Nux v.	Phos.	Phyt.	Puls.	Pyrog.	Rhus t.	Ruta	Samb.	Sec.	Sep.	Sil.	Spong.	Staph.	Sulf.	Symph.	Verat.
m. Halsweh							●	●																	●						●			●		●		●	●	●										
m. Halsweh beginnend								●																							●			●		●		●	●											
Harnmenge vermehrt		●																																																●
m. Heiserkeit	●	●					●				●	●	●							●	●	●		●			●							●		●				●		●			●	●		●		
heißes Wasser tropft (Empfindung)																								●																										
m. Hunger		●																							●																									
m. Husten	●	●					●						●	●	●									●			●		●	●					●	●	●			●					●			●		
m. Kopfschmerz	●	●					●	●					●				●			●	●	●		●			●								●	●	●													
m. Kopf-Völlegefühl	●																																	●																
m. Krupp	●						●																	●																										
Krusten u. Pfropfen i. d. Nase													●											●					●								●							●	●			●		
Krusten, n. abgelösten: Blutung							●																						●								●													
Krusten, n. abgelösten: Neubildung							●																						●																					
morgens b. Aufstehen, Beginn																																			●															
Nase brennt innen						●	●						●											●																								●		
Nasenschmerz, wie roh							●																																						●	●				
Nase u. Oberlippe wund						●	●									●								●						●				●	●	●												●		
Nase schmerzhaft, rot glänzend																																				●														
Nasenschwellung, außen rot																																		●																
Nasenschwellung innen	●						●	●									●												●	●	●	●	●											●			●	●		
Nase trocken (→ Trockenheitsgefühl)			●	●					●				●									●							●	●				●	●									●						
Niesen, anfallsweise																						●				●				●				●										●				●		
Niesen, beginnt mit									●																									●																
Niesen häufig	●	●					●	●	●				●						●	●		●		●		●					●			●										●	●			●		
d. Niesen: Hals- od. Kopfschmerzen																																					●													

153

Schnupfen

Charakter 3

	Acon.	All. c.	Ant. t.	Apis	Arn.	Ars.	Bell.	Bry.	Calend.	Canth.	Carb. v.	Caust.	Cham.	Chin.	Cocc.	Coff.	Coloc.	Dros.	Dulc.	Eup. per.	Ferr. p.	Gels.	Glon.	Hep.	Hyper.	Ign.	Ipec.	Kal. bi.	Kal. c.	Lach.	Led.	Mag. p.	Merc.	Nat. m.	Nux v.	Phos.	Phyt.	Puls.	Pyrog.	Rhus t.	Ruta	Samb.	Sec.	Sep.	Sil.	Spong.	Staph.	Sulf.	Symph.	Verat.
Niesen n. Husten							●	●					●											●																									●	
Niesen i. kaltem Wind																								●																										
Niesen m. laufender Nase	●	●					●													●		●		●									●	●	●														●	
Niesreize, erfolglose	●						●						●																							●	●								●					
plötzlicher Beginn	●																																			●														
b. Scharlach			●																																	●	●			●										
m. Schlaflosigkeit	●						●									●																																		
m. Schläfrigkeit															●							●																												
Schmerz: Nasenwurzel u. Stirnhöhlen							●																	●					●				●			●									●					
Schneuzen muß, ohne Absonderung																												●		●																				
b. Schneuzen: übler Geruch																												●																				●		
Schniefen b. Babys u.Kleinkindern	●						●						●				●							●											●		●			●		●			●					●
m. Schüttelfrost								●																			●								●					●										
m. Schweißausbrüchen																				●																														
Sekret läuft hinten hinab																						●		●				●							●	●		●		●				●	●	●				
stark und reichlich		●					●																												●															
z.-> Stirnhöhlen aufsteigend								●	●															●						●										●					●				
m. Tränenfluß u. Niesen	●	●					●								●					●	●														●	●														
unterdrückt	●						●	●	●			●	●	●	●	●												●	●	●					●			●				●			●	●	●	●		●
trocken i. Freien																																																		
Trockenheit der Choanen	●																																												●	●				
Trockenheitsgefühl(->Nase trocken)																														●																●				
Trockenheit schmerzhaft																														●															●	●		●		
trocken nachts																																						●								●				
trocken: Nasenschmerz oben																														●																				

154

Schnupfen

Charakter 4

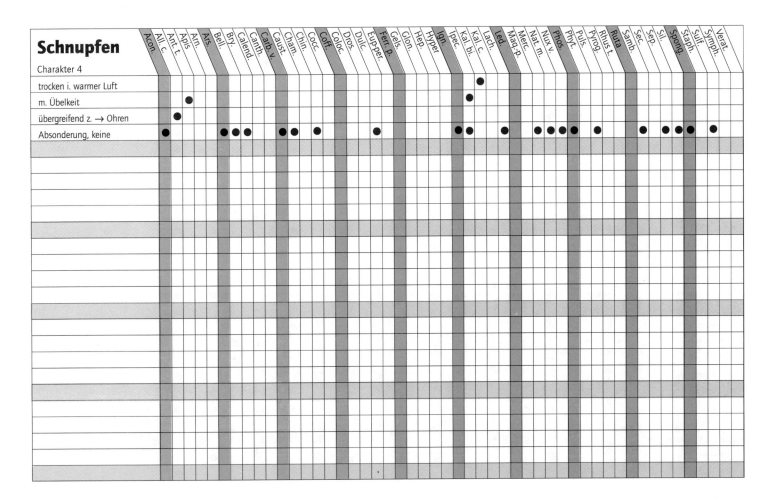

	Acon.	All. c.	Ant. t.	Apis	Arn.	Ars.	Bell.	Bry.	Calend.	Canth.	Carb. v.	Caust.	Cham.	Chin.	Cocc.	Coff.	Coloc.	Dros.	Dulc.	Eupper.	Ferr. p.	Gels.	Glon.	Hep.	Hyper.	Ign.	Ipec.	Kal. bi.	Kal. c.	Lach.	Led.	Mag.-p.	Merc.	Nat. m.	Nux v.	Phos.	Phyt.	Puls.	Pyrog.	Rhus t.	Ruta	Samb.	Sec.	Sep.	Sil.	Spong.	Staph.	Sulf.	Symph.	Verat.
trocken i. warmer Luft																													•																					
m. Übelkeit				•																								•																						
übergreifend z. → Ohren			•																																															
Absonderung, keine	•	•					•	•	•				•	•		•				•								•	•	•					•	•	•	•				•			•	•	•	•	•	

Schnupfen

Modalitäten

Modalitäten	Acon.	All. c.	Ant. t.	Apis	Arn.	Ars.	Bell.	Bry.	Calend.	Canth.	Carb. v.	Caust.	Cham.	Chin.	Cocc.	Coff.	Coloc.	Dros.	Dulc.	Eup.per.	Ferr. p.	Gels.	Glon.	Hep.	Hyper.	Ign.	Ipec.	Kal. bi.	Kal. c.	Lach.	Led.	Mag.-p.	Merc.	Nat. m.	Nux v.	Phos.	Phyt.	Puls.	Pyrog.	Rhus t.	Ruta	Samb.	Sec.	Sep.	Sil.	Spong.	Staph.	Sulf.	Symph.	Verat.
abends schl.			●																																			●												
Bewegung bess.																				●																	●	●			●									
Fließschnupfen draußen schl.							●											●		●																		●										●		
i. Freien bess.		●	●					●																										●	●	●		●												
i. Freien schl.																		●	●											●					●			●										●		
Frische Luft bess.			●																																			●												
Gehen bess.																				●																		●												
kalte Luft schl.																				●														●																
liegen bess.																																		●																
morgens schl.		●	●																											●				●	●			●						●						
Niesen b. Aufstehen schl.			●																											●																			
Niesen i. Freien bess.			●																																			●												
Niesen i. kalter Luft schl.							●																	●																										
Niesen morgens schl.			●										●									●								●				●	●										●					
Niesen i. warmen Zimmer schl.			●																																			●												
Reden schl.	●																													●																				
Schneuzen bess.																																	●												●					
Schweiß schl.																																	●																	
Überhitzung schl.																																						●												
m. Ungeduld																																						●												
unterdrückter, schl.	●							●					●					●												●	●							●										●	●	
Verstopfung i. Freien bess.																																					●			●										●
Wärme bess.							●													●																		●											
Wärme schl.																																						●												

Schnupfen

Modalitäten 2

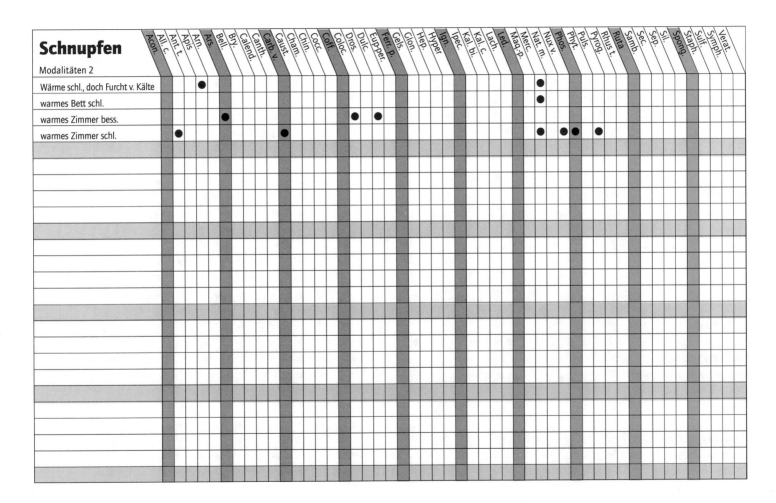

	Acon.	All. c.	Ant. t.	Apis	Arn.	Ars.	Bell.	Bry.	Calend.	Canth.	Carb. v.	Caust.	Cham.	Chin.	Cocc.	Coff.	Coloc.	Dros.	Dulc.	Eup-per.	Ferr. p.	Gels.	Cion.	Hep.	Hyper.	Ign.	Ipec.	Kal. bi.	Kal. c.	Lach.	Led.	Mag-p.	Merc.	Nat. m.	Nux v.	Phos.	Phyt.	Puls.	Pyrog.	Rhus t.	Ruta	Samb.	Sec.	Sep.	Sil.	Spong.	Staph.	Sulf.	Symph.	Verat.
Wärme schl., doch Furcht v. Kälte					●																													●																
warmes Bett schl.																																		●																
warmes Zimmer bess.							●											●	●																															
warmes Zimmer schl.			●									●																						●		●	●	●												

Schnupfen

Absonderung

	Acon.	All. c.	Ant. t.	Apis	Arn.	Ars.	Bell.	Bry.	Calend.	Canth.	Carb. v.	Caust.	Cham.	Chin.	Cocc.	Coff.	Coloc.	Dros.	Dulc.	Eupper.	Ferr. p.	Gels.	Clon.	Hep.	Hyper	Ign.	Ipec.	Kal. bi.	Kal. c.	Lach.	Led.	Mag. p.	Merc.	Nat. m.	Nux v.	Phos.	Phyt.	Puls.	Pyrog.	Rhus t.	Ruta	Samb.	Sec.	Sep.	Sil.	Spong.	Staph.	Sulf.	Symph.	Verat.
bitter							●										●												●						●	●									●					
blutgestreift																																					●													
blutig		●					●	●						●	●		●					●							●	●	●		●	●	●										●	●		●		●
brennend	●	●					●	●		●			●																●				●												●			●		●
dick																						●							●				●			●		●							●					●
draußen i. Freien keine																													●																					
dünn							●						●	●																				●		●		●							●			●	●	
durchsichtig	●																												●						●	●									●	●				
eitrig																				●		●							●	●			●	●			●								●	●				
eiweißartig																																		●																
gelb	●						●											●				●							●	●	●		●	●	●										●	●		●		
gelb - grün							●											●				●							●				●												●	●		●		
grau							●				●	●														●										●									●					
grünlich								●					●					●				●							●				●		●										●	●				●
heiß	●							●																												●														
m. Käsegeruch																								●										●																
klebrig, zäh							●			●			●				●					●							●									●							●	●	●			
m. Krustenbildung																													●									●							●					
Krusten bräunlich, übelriechend																													●																					
Krustenbildung rötlich-braun																													●																					
milchig																																						●							●					
mild																																		●				●							●	●				
mild, übelriechend																								●					●					●				●							●	●				
nachts keine													●																	●					●															
Pfropfen i. Nasenlöchern																													●																●	●				

158

Schnupfen

Absonderung 2

Absonderung 2	Acon.	All. c.	Ant. t.	Apis	Arn.	Ars.	Bell.	Bry.	Calend.	Canth.	Carb. v.	Caust.	Cham.	Chin.	Cocc.	Coff.	Coloc.	Dros.	Dulc.	Eupper.	Ferr. p.	Gels.	Glon.	Hep.	Hyper.	Ign.	Ipec.	Kal. bi.	Kal. c.	Lach.	Led.	Mag.-p.	Merc.	Nat. m.	Nux v.	Phos.	Phyt.	Puls.	Pyrog.	Rhus t.	Ruta	Samb.	Sec.	Sep.	Sil.	Spong.	Staph.	Sulf.	Symph.	Verat.
reichlich		●					●																			●				●				●	●	●		●							●					
reichlich wässrig		●																																																
reizt Naseneingang u. Oberlippe		●																																																
salziger Geschmack							●								●				●															●	●	●	●								●	●		●	●	
scharf, ätzend, wundmachend		●					●					●	●	●										●	●				●					●	●	●										●		●		
stinkend							●																		●				●	●				●		●		●							●	●		●		
tagsüber													●	●																				●																
unterdrückt d. Medikamente							●			●						●				●								●	●					●	●	●	●	●								●	●		●		
wässrig	●	●					●							●																				●	●	●														
wässrig, scharf		●					●																	●								●		●	●	●														
wässrig i. warmen Zimmer		●																																●		●		●												
weißer Schleim																																			●			●							●					
weißlich dick																																		●	●	●														
wundmachend, aber milde Tränen		●																																																
zäh							●							●										●					●											●				●						
zäh, sich ziehend																												●					●											●				●		

Schnupfen

Nasenverstopfung

Mittel-Liste (Spaltenköpfe)
Acon. · All.c. · Ant.t. · Apis · Arn. · Ars. · Bell. · Bry. · Calend. · Canth. · Carb.v. · Caust. · Cham. · Chin. · Cocc. · Coff. · Coloc. · Dros. · Dulc. · EupPer. · Ferr.p. · Gels. · Glon. · Hep. · Hyper · Ign. · Ipec. · Kal.bi. · Kal.c. · Lach. · Led. · Mag.p. · Merc. · Nat.m. · Nux.v. · Phos. · Phyt. · Puls. · Pyrog. · Rhus.t. · Ruta · Samb. · Sec. · Sep. · Sil. · Spong. · Staph. · Sulf. · Symph. · Verat.

Symptom	Mittel (●)
allgemein	All.c., Bell., Calend., Cham., Chin., Hep., Kal.bi., Kal.c., Phos., Phyt., Puls., Rhus.t., Sil., Spong.
abends	Caust., Lach., Puls.
Absonderung trotzdem	Bell., Calend., Mag.p., Phos., Pyrog., Sil.
abwechselnd m. Absonderung	Bell., Bry., Phos., Phyt., Puls., Pyrog., Sil.
abwechselnde Seiten	Acon., Phos., Phyt., Puls., Verat.
einseitig	Calend., Phos., Phyt., Puls., Sulf., Verat.
n. Erkältung, jeder	Sil.
b. Erwachen	Kal.c., Pyrog.
b. feucht-warmen Wetter	Kal.c.
i. Freien bess.	Phos., Ruta, Verat.
Gefühl v. Verstopfung	Cocc., Kal.c., Phos.
m. wässriger Absonderung	Bell., Coff., Phos.
b. kaltem Regen	Dulc.
b. Kopfschmerz	Lach., Led., Phos.
morgens	Ars., Bell., Hep., Kal.c., Lach., Puls., Sil., Spong.
morgens rinnt Nase	Nux.v.
nachts	Bry., Ign., Phos., Sil., Spong.
nachts schl.	Bry., Chin., Gels., Kal.c., Phos., Sep., Sil., Spong., Staph.
nachts weckt auf	Nux.v.
plötzlich	Sil.
b. Säuglingen	Lach., Phos., Sep.
b. Schneuzen blutet	Pyrog.
Trinken, kann nicht	Lach.
i. warmen Zimmer	Apis, Caust., Nux.v., Puls., Pyrog., Sulf.

Schwindel

Bei einem fortbestehenden Schwindel ohne erkennbare Ursache sollte man ärztlichen Rat einholen. In allen einfach gelagerten Fällen kann durch ein homöopathisches Mittel schnelle Hilfe gebracht werden.

Schwindel

	Acon.	All. c.	Ant. t.	Apis	Arn.	Ars.	Bell.	Bry.	Calend.	Canth.	Carb. v.	Caust.	Cham.	Chin.	Cocc.	Coff.	Coloc.	Dros.	Dulc.	Eupper.	Ferr. p.	Gels.	Glon.	Hep.	Hyper.	Ign.	Ipec.	Kal. bi.	Kal. c.	Lach.	Led.	Mag.-P.	Merc.	Nat. m.	Nux v.	Phos.	Phyt.	Puls.	Pyrog.	Rhus t.	Ruta	Samb.	Sec.	Sep.	Sil.	Spong.	Staph.	Sulf.	Symph.	Verat.
n. Ärger		●																									●									●														
n. Alkohol													●					●																	●	●														●
b. alten Menschen						●											●																●							●										
m. Angst	●					●		●					●													●								●		●				●					●					
b. Aufrichten i. Bett							●		●						●																				●	●	●	●	●	●					●					
b. Aufrichten v. Sitzen schl.	●								●						●															●	●				●	●		●							●		●	●		●
b. Aufwärtssehen													●																								●													
d. Augenanstrengung																																		●		●														
b. Augenschließen					●	●	●							●										●						●															●					
b. Autofahren															●									●																					●					
w. betrunken								●							●	●						●														●			●					●		●				
Bewegung schl.								●	●				●		●	●	●					●	●	●												●														
d. Blumenduft																																				●														
m. Brechreiz					●	●	●	●	●						●															●					●	●													●	
drehend, wie i. Kreis	●					●	●	●	●													●		●											●	●		●		●	●									
m. Erbrechen							●							●										●				●	●	●	●				●										●					
b. Essen						●											●							●											●	●														
n. Flüssigkeitsverlust														●																						●														
Gehen i. Freien bess.																																						●		●										
Gehen i. Freien schl.	●					●	●						●		●				●					●						●	●					●								●				●		
n. Gehirnerschütterung	●						●																																											
d. geistige Anstrengung							●								●		●																	●	●			●							●				●	
b. Gesichtsröte									●								●																																	
hinlegen, muß sich			●														●													●			●		●			●					●	●						
b. Husten	●		●														●													●						●														

Schwindel

2

	Acon.	All.c.	Ant.t.	Apis	Arn.	Ars.	Bell.	Bry.	Calend.	Canth.	Carb.v.	Caust.	Cham.	Chin.	Cocc.	Coff.	Coloc.	Dros.	Dulc.	Eup-per.	Gels.	Glon.	Hep.	Hyper.	Ign.	Ipec.	Kal.bi.	Kal.c.	Lach.	Led.	Mag-p.	Merc.	Nat.m.	Nux-v.	Phos.	Phyt.	Puls.	Pyrog.	Rhus-t.	Ruta	Samb.	Sec.	Sep.	Sil.	Spong.	Staph.	Sulf.	Symph.	Verat.
n. Kaffee od. Tee, zuviel														●																				●	●														
b. Kopfdrehen od. Kopfschütteln	●						●														●	●			●				●					●	●									●					
m. Kopfschmerz	●				●	●									●	●					●													●	●									●					
b. Lesen					●																									●					●														
i. Liegen bess.	●				●	●	●								●	●															●			●			●		●					●					
i. Liegen schl.					●								●	●	●																●			●	●		●		●				●	●					
b. Nasenbluten	●				●		●	●					●	●																				●	●		●												
d. Nervosität																	●				●				●										●		●			●								
m. Ohnmacht	●		●							●												●												●	●														●
m. Ohrgeräuschen									●		●		●	●			●																				●												
n. Rauchen																					●													●	●														
n. Schlafmangel															●																				●														
n. Schreck	●																																																
b. Schwangerschaft						●	●										●				●													●	●		●												
m. Schwarzwerden v. d. Augen	●					●	●														●	●						●	●	●			●	●	●	●	●							●		●			
Seekrankheit							●										●																●											●					
m. Sehstörungen							●														●	●																											
d. Sonne, starke	●																					●																											
m. Übelkeit	●				●	●		●	●	●			●	●	●		●				●	●			●			●	●	●			●	●	●		●		●				●	●		●	●		●
b. Vorbeugen u. Bücken	●						●	●						●	●	●							●				●		●						●														
m. Wanken u. Taumeln	●										●		●		●	●					●	●						●						●	●	●	●							●					
i. warmen Zimmer schl.	●																				●																												
n. Wein bess.																					●																												
n. Wein schl.							●								●																																		
m. zittriger Schwäche							●												●		●	●												●	●	●													

163

Strahlenbelastung

Röntgen; Kobalt; Radioaktive Reaktoremissionen

	Acon.	All. c.	Ant. t.	Apis	Arn.	Ars.	Bell.	Bry.	Calend.	Canth.	Carb v.	Caust.	Cham.	Chin.	Cocc.	Coff.	Coloc.	Dros.	Dulc.	Eupper.	Ferr. p.	Gels.	Glon.	Hep.	Hyper.	Ign.	Ipec.	Kal. bi.	Kal. c.	Lach.	Led.	Mag. p.	Merc.	Nat. m.	Nux v.	Phos.	Phyt.	Puls.	Pyrog.	Rhus t.	Ruta	Samb.	Sec.	Sep.	Sil.	Spong.	Staph.	Sulf.	Symph.	Verat.
Abortneigung b. Schwangeren	●				●							●																		●								●				●			●	●				
Ängste	●						●																							●						●	●	●						●	●					●
Alpträume	●						●	●	●															●						●				●		●					●									●
Appetitlosigkeit						●	●					●										●															●													
Augenbrennen	●						●	●																										●		●	●				●									
Augenlider jucken							●	●																●									●			●														
Beginn m. Brennen d. Hände																																			●															
Bindehautentzündung	●						●	●	●								●																●				●										●	●		●
Blutvergiftung, drohende							●	●	●			●																		●							●													
Brennen allg.	●						●	●	●				●	●	●																●					●							●	●	●					
Depressionen	●														●											●			●		●		●										●	●	●					
Durchfall, schmerzlos						●	●																	●												●							●	●						
Durchfall, Unverdautes						●	●																	●										●	●															
Durst auf kalte Getränke	●					●	●	●																												●					●									●
Durst auf kleine Schlucke Kaltes	●						●	●							●																																	○		
Ekzeme, allergische	●						●	●					●											●				●	●	●			●	●		●								●	●					
Erbrechen	●						●	●																										●	●		●							●						●
Fieber → Rubrik!																																																		
Gesicht: leichtes Brennen						●	●	●	●				●		●								●																		●									
Halsbrennen, innen	●						●	●			●																						●				●													
Halslymphdrüsen-Schwellung						●		●					●	●																●	●	●	●			●	●	●		●					●		●	●		
Halsschmerzen → Rubrik!																																																		
Hals: Würgegefühl	●						●	●					●																		●					●									●					
Hautbrennen, allg.	●						●	●	●		●		●																		●				●	●				●				●			●			
Hautjucken	●							●					●																	●	●		●			●	●	●		●	●	●		●			●	●		

Strahlenbelastung
Röntgen; Kobalt; Radioaktive Reaktoremissionen 2

	Acon.	All. c.	Ant. t.	Apis	Arn.	Ars.	Bell.	Bry.	Calend.	Canth.	Carb. v.	Caust.	Cham.	Chin.	Cocc.	Coff.	Coloc.	Dros.	Dulc.	Eupper.	Ferr. p.	Gels.	Glon.	Hep.	Hyper.	Ign.	Ipec.	Kal. bi.	Kal. c.	Lach.	Led.	Mag.-p.	Merc.	Nat. m.	Nux v.	Phos.	Phyt.	Puls.	Pyrog.	Rhus t.	Ruta	Samb.	Sec.	Sep.	Sil.	Spong.	Staph.	Sulf.	Symph.	Verat.
Hautrötung, fleckweise	●						●	●	●	●	●	●	●		●									●						●	●			●		●	●	●		●				●	●	●				●
Hautstechen, feines	●						●	●	●	●	●		●											●					●	●	●			●		●	●	●		●										
Hitze, glühende, äußerlich							●	●	●	●						●								●						●	●					●	●	●		●					●	●				
Hitze, glühende, innerlich							●			●			●			●														●	●			●			●	●						●						●
Hunger, unstillbar									●							●															●					●	●	●							●					●
Knochenschmerzen, bes. Gelenke					●	●							●			●																				●		●		●	●				●					
Kopfschmerzen → Rubrik!																																																		
Matt und schlapp	●						●	●					●																	●	●			●		●	●								●	●				●
Müdigkeit, bleierne	●						●	●	●		●	●	●		●							●								●	●			●		●	●							●	●	●				●
Mundgeschmack bitter	●						●	●	●	●		●			●																●				●	●	●								●	●				●
Mundgeschmack metallisch																													●				●			●	●				●			●						
n.Pilzgenuß, cäsiumverseucht																																				●														
Prickeln an Händen und Füßen	●						●	●			●		●													●										●	●							●						
Radium-Verbrennung																																					●										●			
Reizhusten	●						●	●	●				●	●										●	●	●								●		●	●			●				●						●
Röntgen-Bestrahlung/Verbrennung							●																														●													
Schilddrüsen-Überfunktion	●						●	●								●														●	●			●		●	●								●					
Schlaf, unerquicklich	●								●				●	●										●							●			●		●	●			●						●				
Schlaf unruhig	●						●	●	●															●												●	●			●					●	●				
Schleimhäute brennen	●									●	●	●																			●			●										●						
Schluckbeschwerden	●						●	●	●		●	●	●		●									●				●	●	●	●			●		●	●			●					●			●		
Schmerzen brennend	●						●				●	●	●																					●			●													
Übelkeit mit Schwäche										●														●										●																
Unruhe	●						●	●					●	●																	●			●		●				●	●					●				●
Verdauungsbeschwerden → Rubrik																																																		

165

Symptome

Es kann gar nicht genug betont werden: Ein Symptom, das Sie sich zu benutzen entschließen, muß wirklich eindeutig und bombensicher sein. Hüten Sie sich, ein Symptom auf Grund einer bloßen Vermutung zu konstruieren. Durch solch ein Vorgehen müssen Sie zwangsläufig zum falschen Mittel kommen. Nehmen Sie das, was vorliegt. Und es liegt in der Regel viel mehr an Symptomatik vor, als man zunächst vermuten würde. Allerdings müssen Sie sich die Mühe machen, den Kranken genau zu beobachten und ihn gewissenhaft auszufragen. Ihre Fragen stellen Sie möglichst so, daß er nicht bloß mit „ja" oder „nein" antworten kann. Sie dürfen also niemals fragen: „Haben Sie brennende Schmerzen?", sondern Sie fragen: „Wie würden Sie Ihre Schmerzen beschreiben?". So wäre es richtig.

Sollte einmal keine Ursache für ein Ameisenlaufen, das ist eine Empfindung von Kribbeln, festzustellen sein, könnte man bei der Behandlung entweder Sulf. oder Sec. versuchen.

Achtung: Alle auf Personengruppen bezogene Rubriken, wie zum Beispiel „alte Leute", „Kinder", „Babys" und so weiter sind mit größtem Vorbehalt zu benutzen, weil sie unvollständig sind.

Auch manche anderen Rubriken sind mit Sicherheit unvollständig. Das liegt in der Natur der Sache, weil mir ja nicht alle Quellen, die es geben mag, zur Verfügung standen. Außerdem ist die homöopathische Forschung nie abgeschlossen. Bitte das stets zu berücksichtigen!

Symptome

1

Symptome	Acon.	All. c.	Ant. t.	Apis	Arn.	Ars.	Bell.	Bry.	Calend.	Canth.	Carb. v.	Caust.	Cham.	Chin.	Cocc.	Coff.	Coloc.	Dros.	Dulc.	Eupper.	Ferr. p.	Gels.	Glon.	Hep.	Hyper	Ign.	Ipec.	Kal. bi.	Kal. c.	Lach.	Led.	Mag. p.	Merc.	Nat. m.	Nux v.	Phos.	Phyt.	Puls.	Pyrog.	Rhus t.	Ruta	Samb.	Sec.	Sep.	Sil.	Spong.	Staph.	Sulf.	Symph.	Verat.
abnorme Empfindung (Parästhesie)	●																							●						●						●		●		●		●		●						
abwechselnde	●																			●				●		●												●	●											
Ameisenlaufen, prickelndes Gefühl	●						●	●					●							●														●	●	●	●	●							●	●	●	●	●	
Atemnot b. Schweiß				●	●		●						●																																●	●		●		●
Atmung beschleunigt	●		●		●		●	●	●	●		●	●	●	●		●							●	●	●	●	●	●					●	●	●	●	●	●						●			●		●
Atmung keuchend	●		●	●	●	●	●								●	●	●	●									●			●															●	●	●	●		
Atmung mühsam	●		●	●	●	●	●	●								●	●					●	●	●		●			●	●					●	●											●			
Atmung schnaufend, pfeifend				●			●							●	●									●			●		●	●															●					
Augenlider schwer							●																●													●						●								
Augenringe, dunkle							●	●					●			●	●							●		●			●					●	●	●	●						●	●	●					●
Bett zu hart empfunden					●	●	●				●							●	●																					●	●	●			●					
Bewegungsdrang						●									●	●		●	●															●	●								●							
bohrt Kopf i. Kissen					●	●	●																	●																					●			●		
brennendes Gefühl	●	●				●	●				●						●							●											●			●				●		●						
Brust: Völlegefühl	●			●			●	●			●		●		●		●							●	●	●				●			●			●	●						●		●					
Durst auf kalte Getränke	●			●			●	●					●	●	●	●	●							●		●				●			●		●	●														●
entblößen, Verlangen sich zu	●			●																										●				●	●		●						●				●			●
Entzündung m. Rötung				●			●	●			●							●																●		●									●		●			
Essensgeruch ekelt							●						●				●		●														●	●	●									●						
Fieber, keines, wo erwartet			●				●						●											●						●			●		●			●						●				●	●	
Frische Luft, Verlangen				●	●	●	●				●						●							●			●			●				●	●										●			●		
Fröst eln, inneres	●			●		●	●	●						●	●	●	●		●				●	●	●								●	●	●	●	●								●	●		●	●	
Füße heiß	●					●									●	●	●							●				●		●			●	●	●	●		●							●			●		
Füße kalt	●				●		●	●					●	●			●		●	●				●						●			●	●	●	●	●	●		●		●	●	●	●	●		●		●
Geruch kränklich		●				●	●	●	●	●			●		●	●								●		●										●				●							●	●		

Symptome

2

Symptome	Acon.	All. c.	Ant. t.	Apis	Arn.	Ars.	Bell.	Bry.	Calend.	Canth.	Carb. v.	Caust.	Cham.	Chin.	Cocc.	Coff.	Coloc.	Dros.	Dulc.	Eupper.	Ferr. p.	Gels.	Cion.	Hep.	Hyper.	Ign.	Ipec.	Kal. c.	Kal. bi.	Lach.	Led.	Mag-p.	Merc.	Nat. m.	Nux v.	Phos.	Phyt.	Puls.	Pyrog.	Rhus t.	Ruta	Samb.	Sec.	Sep.	Sil.	Spong.	Staph.	Sulf.	Symph.	Verat.
Geruch säuerlich	•				•	•	•	•			•			•		•								•		•				•			•			•		•		•				•	•			•	•	•
Geruch unangenehm					•	•	•												•					•						•			•			•		•		•				•	•		•	•		•
Geschmack verändert			•		•	•																								•			•		•			•						•	•					
Gesicht blaß	•		•	•	•									•	•	•	•	•	•	•	•	•		•	•		•	•				•	•		•	•				•					•	•			•	•
Gesicht blau			•					•	•	•		•						•	•											•			•										•	•	•					•
Gesicht rot	•			•	•		•	•				•		•		•		•		•	•	•		•			•					•			•	•		•		•					•					•
Gesicht Schwellung	•	•			•		•	•	•		•			•																•																				
Glieder kalt	•		•	•	•		•	•	•	•			•	•	•	•	•	•	•	•	•	•	•	•	•	•		•		•	•	•	•	•	•	•	•	•	•	•			•	•	•		•			•
Hände heiß	•		•					•		•			•							•									•				•			•		•		•					•			•		
Hände kalt	•		•	•		•								•	•				•	•	•	•						•	•			•	•	•	•	•	•	•		•	•	•	•	•		•				•
Hals eng - Empfindung (→ "Hals")	•						•	•						•					•	•	•									•						•											•			•
Haut blaß	•		•	•		•	•	•	•		•			•											•	•					•		•	•	•	•	•	•		•					•		•	•		•
Haut bläulich						•	•	•																						•						•				•							•			•
Haut empfindlich	•			•					•		•								•											•			•							•										
Haut feucht																															•							•											•	•
Haut heiß					•		•						•	•	•						•				•					•			•		•	•		•							•					
Haut kalt				•					•		•	•	•			•				•		•		•		•							•							•				•	•	•		•		•
Haut rot		•		•		•	•	•		•		•		•			•					•		•	•	•	•			•			•			•											•			•
Haut trocken	•		•	•	•	•	•	•	•	•		•	•	•				•		•				•	•				•	•	•	•			•					•			•		•	•				•
heftig, außerordentlich	•		•				•				•			•																•								•		•										
Hitzegefühl	•			•		•		•	•						•		•		•																	•		•		•	•				•	•		•		•
Jucken i. d. Bettwärme				•						•					•				•					•					•			•			•	•		•		•		•		•	•			•		•
Kältegefühl	•									•	•								•			•								•	•	•			•			•				•				•			•	•
Kälteverlangen		•	•	•						•									•											•			•			•				•				•				•		•
Kopf wie leer						•								•			•					•					•			•			•	•	•			•						•				•		•

168

Symptome

3

Symptome	Acon.	All. c.	Ant. t.	Apis	Arn.	Ars.	Bell.	Bry.	Calend.	Canth.	Carb. v.	Caust.	Cham.	Chin.	Cocc.	Coff.	Coloc.	Dros.	Dulc.	Eup. per.	Fer. p.	Gels.	Glon.	Hep.	Hyper.	Ign.	Ipec.	Kal. bi.	Kal. c.	Lach.	Led.	Mag. p.	Merc.	Nat. m.	Nux v.	Phos.	Phyt.	Puls.	Pyrog.	Rhus t.	Ruta	Samb.	Sec.	Sep.	Sil.	Spong.	Staph.	Sulf.	Symph.	Verat.
Lähmungsgefühl					●		●	●	●						●							●		●																●								●		
Leergefühl, irgendwo															●														●							●		●						●				●		
Lippen blau	●		●	●			●										●													●					●									●						●
Lippen rissig					●	●	●		●		●			●	●		●							●		●		●		●			●	●		●		●		●				●			●	●	●
Lippen rissig: Mitte d. Unterlippe															●		●							●											●	●	●	●		●				●					
Lippen trocken	●		●	●			●	●	●		●													●						●					●	●	●	●						●	●	●			
Lymphknoten-Schwellung Kopf																								●																					●	●			
Mund trocken, ohne Durst	●	●		●			●	●				●			●			●											●						●		●						●		●				
Ohnmacht b. Aufsitzen	●				●			●				●															●						●		●										●				
plötzlicher Beginn	●			●			●	●		●			●				●			●		●	●	●			●		●		●		●		●	●				●							●			●
prickelnde Empfindung	●			●					●					●						●				●						●			●		●			●						●			●	●	●
Puls aussetzend	●			●		●	●	●	●		●	●			●				●					●	●	●				●	●				●	●	●	●						●		●			●
Puls flatternd				●	●	●	●												●					●					●							●		●											●
Puls kaum fühlbar			●	●		●	●	●								●						●	●				●	●		●			●			●					●								
Puls langsam	●		●				●			●		●	●									●																						●					●
Puls schnell	●		●	●	●		●	●		●	●		●		●						●	●	●		●	●				●	●				●	●		●	●						●		●			●
Puls schwach	●		●	●	●	●				●												●			●	●			●	●		●			●		●	●	●						●			●		●
Pupillen vergrößert					●							●		●	●	●	●		●			●	●	●	●		●			●			●					●							●				
Pupillen verkleinert										●			●		●																		●			●								●	●				
Schaudern b. Einschlafen							●																				●																						
Augen glasig	●			●	●	●	●	●							●				●			●		●						●			●		●			●						●	●		●		
Schwäche, lähmige						●							●	●	●	●								●						●			●			●		●	●				●					●
Schwäche, nervöse	●				●					●			●	●	●	●	●							●						●			●		●	●		●					●	●	●	●	●	
Schwäche, plötzliche	●			●		●	●				●		●									●			●		●		●					●	●				●	●	●			●			●
Schwäche d. Schlafmangel														●							●			●									●	●		●													

Symptome	Acon.	All. c.	Ant. t.	Apis	Arn.	Ars.	Bell.	Bry.	Calend.	Canth.	Carb. v.	Caust.	Cham.	Chin.	Cocc.	Coff.	Coloc.	Dros.	Dulc.	Eupper.	Ferr. p.	Gels.	Glon.	Hep.	Hyper.	Ign.	Ipec.	Kal. bi.	Kal. c.	Lach.	Led.	Mag.-p.	Merc.	Nat. m.	Nux v.	Phos.	Phyt.	Puls.	Pyrog.	Rhus t.	Ruta	Samb.	Sec.	Sep.	Sil.	Spong.	Staph.	Sulf.	Symph.	Verat.
Schwäche, zittrige				●		●	●					●			●	●						●		●						●	●				●	●		●						●						●
Schweiß i. Schlaf		●				●	●	●					●	●							●	●		●						●			●	●	●	●		●						●					●	●
Schweiß b. Schlaflosigkeit			●			●	●					●	●			●							●										●											●					●	●
Schwellung allg.	●			●	●	●	●	●	●			●	●					●					●							●	●	●	●		●	●		●		●						●	●	●	●	●
Schwellung entzündlich	●			●	●	●	●	●	●		●		●		●								●							●	●	●	●		●	●		●	●	●		●		●	●		●	●		●
Schwellung d. erkrankten Körperteils	●			●	●	●	●	●	●		●	●	●										●							●	●	●	●		●	●		●	●	●	●	●	●	●			●			●
Schwellung glänzend			●	●	●		●																																											
Schwellungsgefühl	●			●			●			●			●			●	●		●							●				●																	●		●	
Schweregefühl	●					●	●			●			●								●					●		●	●	●						●					●	●	●	●	●					
Speichelfluß nachts												●																●	●	●			●			●												●		
Speisen geschmacklos		●	●			●	●	●							●		●							●		●				●	●		●			●		●						●			●	●		●
Stimme schwach		●					●			●	●	●	●	●	●							●	●		●					●	●					●							●			●		●		●
Taubheit, Pelzigkeit	●					●							●	●										●			●				●					●		●							●					
Taubheit m. Schmerzen	●												●																							●								●					
Wärmegefühl a.d. Stirn	●			●		●	●			●	●	●		●	●		●		●			●	●	●		●		●	●	●	●		●	●	●	●		●									●			●
Wärmeverlangen	●				●	●	●		●	●	●	●						●			●				●		●	●	●	●	●		●		●	●		●						●	●			●		
warme Getränke, Verlangen						●		●													●	●				●		●		●																				●
widerspruchsvolle Symptome																											●						●			●				●			●				●		
w. zerschlagen u. geprellt überall	●			●	●			●				●		●		●			●			●		●	●	●									●			●	●	●	●	●	●				●			
Zittern			●	●		●	●							●	●		●	●				●	●	●						●						●														
Zunge geschwollen	●			●		●	●		●					●						●										●					●	●	●											●		
Zunge trocken	●		●	●	●	●	●	●				●	●	●	●	●					●							●	●	●			●	●	●	●	●	●	●	●		●		●		●		●	●	●
Zungenspitze rot				●		●																								●					●	●		●				●				●			
zusammengeschnürt, Empfindung wie								●									●									●				●					●			●							●				
Zudecke schleudert weg	●			●				●																												●						●				●			

Übelkeit

Wenn Übelkeit auftritt, sollten Sie zunächst mal überlegen, was Sie zuletzt gegessen und getrunken haben und womit Sie gearbeitet haben. Vielleicht mit Haushaltsgiften oder Pflanzenschutzmitteln? Könnte eine verdorbene Speise die Ursache sein? Oder liegt eine Gehirnerschütterung vor, die vielleicht gar nicht als solche erkannt wurde? Oder hielten Sie sich zu lange in einem Raum auf, in dem Fenster und Türen zu dicht schließen, so daß Ihnen der notwendige Sauerstoff fehlte? Dank der perfektionierten Haustechnik ist auch so etwas möglich. Ist keine erkennbare Ursache auszumachen, und wenn Blut, Kot oder Essen erbrochen wird, das längst hätte verdaut sein müssen, oder wenn die weiße Lederhaut des Auges gelblich verfärbt ist, müssen Sie den Arzt aufsuchen. Auch wenn sich zu Übelkeit und Erbrechen bei Kindern noch weitere Symptome wie Bauchkrämpfe, Ruhelosigkeit, Schreien vor Schmerzen, Fieber und Durchfall hinzugesellen, sollten Sie nicht weiterbehandeln, sondern Ihr Kind zum Arzt bringen.

Beachten Sie auch die Erläuterungen und Symptome vor den Rubriken „Erbrechen" und „Verdauungsbeschwerden".

Übelkeit

Ursachen

Ursachen	Acon.	All. c.	Ant. t.	Apis	Arn.	Ars.	Bell.	Bry.	Calend.	Canth.	Carb. v.	Caust.	Cham.	Chin.	Cocc.	Coff.	Coloc.	Dros.	Dulc.	Eupper.	Ferr. p.	Gels.	Glon.	Hep.	Hyper.	Ign.	Ipec.	Kal. bi.	Kal. c.	Lach.	Led.	Mag. p.	Merc.	Nat. m.	Nux v.	Phos.	Phyt.	Puls.	Pyrog.	Rhus t.	Ruta	Samb.	Sec.	Sep.	Sil.	Spong.	Staph.	Sulf.	Symph.	Verat.
n. Angst													●																							●														
n. Anstrengung																																									●				●	●				
Autofahren, Bahnfahren															●									●												●								●						
d. Bier								●																				●		●						●														
n. Eiscreme							●																					●													●									
Erregung u. Ärger													●														●		●	●					●	●		●												
b. Fasten	●																																												●	●				
n. Fleischspeise														●													●							●		●														
Flugreise							●	●							●																					●														
d. Gymnastik							●																																							●				
Impfung																																													●					
Kaffeemißbrauch								●							●	●																			●						●									
Katzenjammer																																				●														
n. Kränkung																																				●														
n. Obst				●				●																			●									●														●
n. Operationen																																															●			
n. Rauchen																										●	●	●						●	●	●														
d. Schaukeln															●		●																			●														
Schwangerschaft					●		●		●								●												●		●					●								●				●	●	
schwere Speisen																			●								●									●									●					
Seekrankheit																	●							●						●						●									●			●		
b. Trinkern							●																							●						●														
d. Trinkwasser							●																																											
b. Wehen					●								●		●												●									●														
n. Wein					●								●		●												●									●														

Übelkeit

Charakter

Charakter	Acon.	All. c.	Ant. t.	Apis	Arn.	Ars.	Bell.	Bry.	Calend.	Canth.	Carb. v.	Caust.	Cham.	Chin.	Cocc.	Coff.	Coloc.	Dros.	Dulc.	Euphper.	Ferr. p.	Gels.	Glon.	Hep.	Hyper	Ign.	Ipec.	Kal. bi.	Kal. c.	Lach.	Led.	Mag. p.	Merc.	Nat. m.	Nux v.	Phos.	Phyt.	Puls.	Pyrog.	Rhus t.	Ruta	Samb.	Sec.	Sep.	Sil.	Spong.	Staph.	Sulf.	Symph.	Verat.
m. Angst				●			●	●								●														●								●							●					
b. Aufrichten i. Bett							●		●							●																					●											●		
d. Aufstehen u. Bewegen					●		●		●							●																																		●
m. Aufstoßen	●						●									●		●									●		●								●													
Augen m. blauen Ringen							●								●	●													●							●		●							●	●				●
b. Augen schließen																●														●																				
i. Bauch empfunden				●				●	●															●			●		●									●		●		●			●					
Bewegung schl.					●			●								●			●					●			●	●										●							●			●		●
i. Brust empfunden	●								●																●					●			●		●					●		●		●	●					
m. Durchfall				●			●	●											●								●			●							●													●
n. Essen schl.							●		●					●		●											●		●	●					●	●		●							●	●				●
Essensgeruch unerträglich							●									●							●				●											●							●					
b. Fieber							●		●				●	●		●											●								●	●	●								●					
fortdauernd b. anderen Erkrankungen																											●										●													
i. Freien bess.					●								●											●				●									●	●												
m. Frösteln														●										●			●								●															
Gesichtsblässe					●																			●			●											●												
i. Hals empfunden	●				●		●	●									●	●						●		●							●		●	●		●		●								●	●	
kraftlos u. matt					●				●							●								●						●			●			●		●							●					●
Liegen bess.					●		●						●		●												●			●					●	●	●								●	●				
Magenleere, Magenschwäche							●									●								●			●	●	●	●							●				●				●	●				●
morgens				●									●																	●					●	●	●	●		●					●	●		●		
morgens i. Bett																																					●													
nächts			●									●		●					●					●	●			●					●		●		●			●		●			●	●		●		
i. Mund empfunden																●											●										●													

173

Übelkeit

Charakter 2

	Acon.	All. c.	Ant. t.	Apis	Arn.	Ars.	Bell.	Bry.	Calend.	Canth.	Carb. v.	Caust.	Cham.	Chin.	Cocc.	Coff.	Coloc.	Dros.	Dulc.	Eupper.	Ferr. p.	Gels.	Glon.	Hep.	Hyper.	Ign.	Ipec.	Kal. c.	Kal. bi.	Lach.	Led.	Mag-p.	Merc.	Nat. m.	Nux v.	Phos.	Phyt.	Puls.	Pyrog.	Rhus t.	Ruta	Samb.	Sec.	Sep.	Sil.	Spong.	Staph.	Sulf.	Symph.	Verat.
b. Mundspülen									●																																				●					
m. Ohnmacht			○				●							●	●		●							●				●		●	●				●	●									●			●		●
ohnmachtsartig													●				●							●												●												●		●
plötzlich																		●			●									●																		●		
Schnaps bess.							●																																											
m. Schweiß, kaltem																														●		●																		●
m. Schwindel	●						●	●					●											●								●				●		●										●		●
n. Schwindel															●																																			
m. Stuhldrang																			●														●							●										
m.Unfähigkeit zu erbrechen				●		●	●	●																											●		●											●		●
warme Getränke schl.																																●			●		●													
i. warmen Zimmer												●																							●		●						●							●
m. Zittern					●		●						●									●																●										●		

Ursachen

Die Ermittlung der tatsächlichen Ursache einer Störung ist das Wichtigste bei jeder akuten Behandlung. Haben Sie eine todsichere Ursache - beispielsweise: Ihr Durchfall begann genau, nachdem Sie auf einer kalten Treppe saßen, vorher war kein Durchfall - in diesem Fall ist die Mittelsuche zwar auch nicht gerade ein Kinderspiel, aber sie ist auch keine unlösbare Aufgabe mehr.

Kommen mehrere Ursachen in Frage, vergessen Sie die Ursache und suchen Sie das Mittel einfach nach den vorhandenen Symptomen. Sie kommen auch so zum Ziel.

Jetzt kommen wir zu einem Sonderfall: Irgend einer fühlte sich ganz jämmerlich, so wie wenn seine Seele seinen Körper bereits verlassen hätte; der Kreislauf war fast ganz zusammengebrochen. Kurz vorher hatte er eine ganze Schachtel After Eight auf einen Sitz vertilgt. Das war ihm offenbar nicht gut bekommen.

Gegen Mißbrauch von Pfefferminz-Süßigkeiten gibt es in unserer Apotheke leider kein Mittel. Aber man kann sich in so einem Fall in Anwendung des homöopathischen Prinzips selbst helfen.

Hier kommt der Geheimtip: Der Mann mußte ein linsengroßes Stück der After Eight-Füllung in ein sauberes Trinkglas geben. Das Glas wurde mit Wasser aufgefüllt und oftmals kräftig durchgerührt. Er trank das Ganze und nach kaum 15 Minuten war der Spuk vorbei und sein Kreislauf wieder in Ordnung: Ähnliches heilt Ähnliches!

Auf diese Weise kann man in manchen Fällen vorgehen, wenn das entsprechende homöopathische Mittel fehlt. Wichtig zu beachten ist: Je geringer das Quantum des mißbrauchten Produkts, je stärker und verblüffender ist die Wirkung.

Schließlich noch etwas ganz anderes: Leidet jemand sehr durch einen Todesfall in der Familie und bekommt dadurch gesundheitliche Probleme, so ist an das Mittel Ignatia zu denken.

Ursachen

Ursachen	Acon.	All. c.	Ant. t.	Apis	Arn.	Ars.	Bell.	Bry.	Calend.	Canth.	Carb. v.	Caust.	Cham.	Chin.	Cocc.	Coff.	Coloc.	Dros.	Dulc.	Eupper.	Ferr. p.	Gels.	Glon.	Hep.	Hyper.	Ign.	Ipec.	Kal. bi.	Kal. c.	Lach.	Led.	Mag. p.	Merc.	Nat. m.	Nux v.	Phos.	Phyt.	Puls.	Pyrog.	Rhus t.	Ruta	Samb.	Sec.	Sep.	Sil.	Spong.	Staph.	Sulf.	Symph.	Verat.
Ärger u. Streit	●						●	●					●		●		●		●							●	●								●	●	●	●									●			
Ärger u. Streit b. Kindern													●																																					
Alkohol							●						●			●						●					●			●			●	●				●										●		●
Anstrengung, körperliche					●	●		●					●			●																								●	●				●			●		●
Arzneimittel-Mißbrauch													●	●																						●		●						●			●		
Augen-Überanstrengung													●	●																●	●					●	●	●		●					●	●			
Baden i. zu kaltem Wasser	●		●				●	●					●	●					●					●						●			●	●				●							●	●	●	●	●
Bergsteigen (-> Hochgebirge)							●																																											
blähende Speisen							●		●			●			●									●						●					●			●							●	●			●
Blitzschlag																																				●														
bloßfüßiges Umhergehen								●																						●						●	●	●							●				
Blutverlust						●				●														●												●		●							●				
Durcheinanderessen																								●														●											
Durchnässung	●			●		●	●	●	●				●	●		●					●			●						●	●	●			●	●	●	●		●	●	●			●		●		●
" b. Erhitzung	●																																					●				●		●	●				
" d. Füße		●															●																		●	●	●	●		●				●	●		●		
" d. Kopfes								●																	●											●	●												
" b. Schwitzen	●								●									●																		●				●					●				●
Enttäuschung																						●								●			●		●	●	●	●						●		●		●		●
Erfrierung							●	●	●				●																							●	●	●									●		
Erschütterungen							●		●	●							●																			●		●											
Fasten od. Hungern							●							●	●		●					●		●		●	●		●	●			●		●	●	●	●						●			●	●	●
Flugreise							●	●									●																																	
geistige Überforderung																	●							●						●		●	●	●	●	●		●						●	●	●			
Gemüse, verdorbenes, angefaultes		●					●						●																																				

176

Ursachen

2

Ursachen	Acon.	All-c.	Ant-t.	Apis	Arn.	Ars.	Bell.	Bry.	Calend.	Canth.	Carb-v.	Caust.	Cham.	Chin.	Cocc.	Coff.	Coloc.	Dros.	Dulc.	Eup-per.	Ferr-p.	Gels.	Cion.	Hep.	Hyper.	Ign.	Ipec.	Kali-c.	Kali-bi.	Lach.	Led.	Mag-p.	Merc.	Nat-m.	Nux-v.	Phos.	Phyt.	Puls.	Pyrog.	Rhus-t.	Ruta	Samb.	Sec.	Sep.	Sil.	Spong.	Staph.	Sulf.	Symph.	Verat.
Hochgebirgs-Aufenthalt	●						●		●			●																			●																	●		
Insektizide, Kunstdünger, Arbeit damit							●	●																												●														
Kaffee														●								●														●														
kalte Luft							●	●				●	●			●			●			●						●				●	●			●				●						●	●			
kalte Luft d. Schlaf b. offenem Fenster																			●																					●										
kalt-feuchter Ort, Aufenthalt in						●	●												●			●																		●										
kalter Wind, Fahrtwind	●												●									●											●			●				●							●			
kaltes Trinken b. heißem Wetter													●																	●																				
kalt-trockenes Wetter	●						●	●					●																						●															
Kaltwerden	●																●		●			●									●									●					●					
Kaltwerden b. Schwitzen	●												●						●																					●										
Katheter	●				●																												●	●													●			
Kirschen essen																		●																																
Kopfwaschen							●				●		●									●										●		●	●			●		●										
Kränkung									●						●		●									●				●		●	●	●		●											●	●		●
Kummer					●	●	●		●				●				●									●				●		●	●	●		●								●			●	●		●
Liebeskummer							●										●									●								●														●		●
Liegen a. feuchtem Boden							●												●																					●					●			●		
Masturbation							●						●		●	●	●									●						●		●	●	●									●		●	●		
Nachtleben												●																●						●						●							●	●		
Naßwerden a. feuchten Orten																			●														●																	
Operation	●				●				●															●																		●						●		
Rauchen							●															●													●	●								●				●		●
Rausch	●							●	●			●				●	●																		●			●									●			
schlechte Nachricht					●	●													●			●				●								●				●											●		

177

Ursachen	Acon.	All.c.	Ant.t.	Apis	Arn.	Ars.	Bell.	Bry.	Calend.	Canth.	Carb.v.	Caust.	Cham.	Chin.	Cocc.	Coff.	Coloc.	Dros.	Dulc.	Eup-per.	Ferr.p.	Gels.	Cion.	Hep.	Hyper.	Ign.	Ipec.	Kal.br.	Kal.c.	Lach.	Led.	Mag-p.	Merc.	Nat.m.	Nux.v.	Phos.	Phyt.	Puls.	Pyrog.	Rhus.t.	Ruta.	Samb.	Sec.	Sep.	Sil.	Spong.	Staph.	Sulf.	Symph.	Verat.
Schreck (→ Unfall-Anblick)	●				●	●	●	●					●				●					●	●			●					●				●	●	●	●							●	●				
Schwangerschaft	●				●	●	●	●	●						●							●				●	●								●	●		●						●	●			●	●	●
schwere Speisen								●																											●													●	●	●
Schwelgerei	●		●										●			●	●													●					●	●												●		
sexuelles Austoben							●						●		●	●						●				●				●				●	●	●	●								●	●		●	●	
Sitzen a. kaltem Boden																			●																	●														
Sitzen a. nassem Boden							●												●																	●														
Sonneneinwirkung (→ Überhitzung)	●						●	●														●	●													●														
Sorgen, zermürbende (→ Kummer)							●						●																							●											●			
Spannung, Erwartung	●						●	●					●			●	●					●				●				●					●	●		●							●			●		●
Staub (Allergien ausgeschlossen!)																								●												●									●		●			
Streß	●				●		●	●					●	●								●	●			●				●					●	●		●						●	●			●		●
Tragen, schweres (→ Überheben)													●																											●	●									
Überheben, Verheben					●		●	●					●																						●	●				●	●									
Überhitzung (→ Sonneneinwirkung)	●						●	●														●				●										●									●	●				
Übernächtigung													●			●						●				●									●	●														
Unfall-Anblick	●																																																	
verdorbener Fisch		●					●	●					●																●	●					●	●														
verdorbenes Fleisch							●						●				●																	●	●															●
verdorbene Wurst							●	●	●																																	●								
Wasser, arbeiten im																																	●																	
Waten i. kaltem Wasser							●												●												●		●																	
Wind	●						●	●	●				●	●	●	●										●									●	●	●	●		●	●								●	
Wochenbett							●						●													●																			●					●
Zugluft	●						●	●	●				●		●	●						●		●		●				●			●	●	●	●	●	●		●					●	●		●		

Verdauungsbeschwerden

Verdauungsbeschwerden sollten bei einer Selbstbehandlung nach spätestens drei Tagen behoben sein.

Falls Sie meinen, eine Lebensmittelvergiftung erkannt zu haben, nehmen Sie das passende Mittel, das Sie in der Rubrik „Lebensmittelvergiftung" finden, aber gehen Sie bitte trotzdem zum Arzt, denn eine solche Vergiftung ist nicht immer harmlos.

Auch wenn akute Blähungen keine erkennbare Ursache haben und vielleicht von Störungen der Leber und Gallenblase herrühren, können Sie eine Behandlung mit den angegebenen Mitteln versuchen. Wenn jedoch die Blähungen schon viele Monate oder gar jahrelang bestehen, handelt es sich um eine chronische Erkrankung. Dann ist der Besuch eines Homöopathen angezeigt.

Hat Ihr Kind erkennbare Bauchkrämpfe oder Blähungskoliken, denken Sie immer auch an die Möglichkeit einer Vergiftung, einer Blinddarmentzündung oder daran, daß Ihr Kind auch etwas Unverdauliches verschluckt haben könnte.

Genausogut kann es sich aber auch nur um nervöse Störungen handeln, die homöopathisch sehr gut beeinflußbar sind. Wenn aber zu den Bauchkrämpfen des Kindes noch Fieber, Unruhe, Erbrechen und Durchfall hinzukommen, muß der Arzt eingeschaltet werden.

Lesen Sie bitte auch die Erläuterungen vor den Rubriken „Bauchschmerzen" und „Magenschmerzen".

Verdauungsbeschw.

Ursachen

Ursachen	Acon.	All. c.	Ant. t.	Apis	Arn.	Ars.	Bell.	Bry.	Calend.	Canth.	Carb v.	Caust.	Cham.	Chin.	Cocc.	Coff.	Coloc.	Dros.	Dulc.	Eup-per.	Ferr. p.	Gels.	Glon.	Hep.	Hyper.	Ign.	Ipec.	Kal. c.	Kal. bi.	Lach.	Led.	Mag-p.	Merc.	Nat. m.	Nux v.	Phos.	Phyt.	Puls.	Pyrog.	Rhus t.	Ruta	Samb.	Sec.	Sep.	Sil.	Spong.	Staph.	Sulf.	Symph.	Verat.
Abführmittel-Mißbrauch																																			●													●		
Ärger, Verdruß													●				●									●	●								●													●		
Alkohol-Mißbrauch											●					●																			●													●		
alte, schwache Menschen							●				●																			●							●													
Antibiotika-Mißbrauch																																																●		
Arzneimittel-Mißbrauch allg.																																			●															
Ausschweifungen allg.						●					●																			●					●															
Austern								●			●													●														●												
Bäckereien											●																											●												
Beleidigung																	●																														●			
Bier						●	●																						●	●					●															
blähende Speisen							●								●																																			
Brot, zu frisch u. zu viel m. Butter								●																										●				●												
Drogen																																			●															
Eiscreme							●						●														●										●													
eiskalte Getränke							●						●																		●						●													
Erkältung		●					●							●	●		●					●											●		●															●
Erregung	●							●							●	●	●									●	●								●										●					
fettes Essen							●						●																●									●						●				●		
Fisch																																		●																
Fleischgerichte														●							●															●							●	●						
Fleisch u. Fisch verdorben							●						●																						●			●												
Fleisch u. Wurst v. Schwein																													●									●												
geistige Überarbeitung					●										●																●				●	●									●				●	●
hastiges Essen							●										●												●							●												●		

180

Verdauungsbeschw.

Ursachen 2

Ursachen 2	Acon.	All. c.	Ant. t.	Apis	Arn.	Ars.	Bell.	Bry.	Calend.	Canth.	Carb. v.	Caust.	Cham.	Chin.	Cocc.	Coff.	Coloc.	Dros.	Dulc.	Eup. per.	Ferr. p.	Gels.	Glon.	Hep.	Hyper.	Ign.	Ipec.	Kal. bi.	Kal. c.	Lach.	Led.	Mag. p.	Merc.	Nat. m.	Nux v.	Phos.	Phyt.	Puls.	Pyrog.	Rhus t.	Ruta	Samb.	Sec.	Sep.	Sil.	Spong.	Staph.	Sulf.	Symph.	Verat.
Heilwässer-Mißbrauch																														•								•												
Hektik, Streß									•					•															•	•								•												
Hitze, sommerliche, extreme									•																																									
Käse, verschimmelter							•												•																															
Kaffee													•																	•								•												
kaltes Wetter																			•																															
Kohlarten									•		•																			•																				
Kummer, Sorgen																										•																								
Likör											•																																							
nervöser Magen								•			•								•							•								•	•	•		•						•						
Obst							•		•							•	•							•														•												•
Rauchen							•																													•										•				
schwere Speisen											•																																							
Süßigkeiten														•									•	•																									•	
Trinkwasser, unsauberes							•																																											
Überessen, Schwelgerei							•	•																•											•	•		•												
überhoben					•				•																																									
übernächtigt																																				•														
unverträgliche Kost, Diätfehler									•			•												•												•		•												
verschimmeltes Eingemachtes							•																																											
Verstauchung, Verrenkung																																													•					
Wein												•					•																	•	•													•		
Wein, gepanschter												•																																						
Wurst, verdorbene							•	•																																										
Zwiebeln		•																																		•		•												

Verdauungsbeschw.

Charakter u. Modalitäten 1

	Acon.	All. c.	Ant. t.	Apis	Arn.	Ars.	Bell.	Bry.	Calend.	Canth.	Carb. v.	Caust.	Cham.	Chin.	Cocc.	Coff.	Coloc.	Dros.	Dulc.	Eupper.	Fer. p.	Gels.	Glon.	Hep.	Hyper	Ign.	Ipec.	Kal. bi.	Kal. c.	Lach.	Led.	Mag.-p.	Merc.	Nat. m.	Nux v.	Phos.	Phyt.	Puls.	Pyrog.	Rhus t.	Ruta	Samb.	Sec.	Sep.	Sil.	Spong.	Staph.	Sulf.	Symph.	Verat.
Angst i. Bauch empfunden							●						●	●																●							●											●		●
appetitlos							●	●	●				●	●	●	●										●	●	●							●	●	●	●		●					●	●		●		
m. Aufstoßen								●	●				●			●										●			●	●					●	●		●										●		
Aufstoßen schl.									●				●		●	●														●					●	●	●											●		
" v. Gegessenem, Unverdauten													●	●								●							●	●						●	●								●	●				
" sauer, bitter, scharf								●					●									●				●				●					●		●								●					
" n. schweren Speisen													●																																					
" ranzig, faulig					●									●																																		●		
Bauchauftreibung, Blähung	●						●						●		●	●	●							●						●	●			●	●		●	●												●
" Aufstoßen bess.													●																																●					
" n. d. Essen							●		●				●		●	●			●											●					●	●	●			●				●	●			●		
" b. Kindern														●																																				
" schmerzhaft					●		●	●	●	●			●		●	●																																●	●	
" n. Trinken							●								●		●																		●															
" Windabgang bess.			●	●					●																																							●		
Beine anziehen bess.							●											●																				●						●				●		
Berührung schl.									●																										●															
Blähungen m. gurgeln u. rumpeln							●	●					●	●										●						●					●		●								●	●				
m. Brechreiz							●	●																						●																				
Brechreiz beim Sehen und Riechen von Speisen							●										●																												●					
Druck → Bauch, schl.							●	●									●															●					●				●							●		
druckempfindlich							●																																											
Durst stark							●	●																																										
Ekel v. d. Essen							●																																											
m. Elendsein							●						●	●								●													●	●					●				●					●

182

Verdauungsbeschw.

Charakter u. Modalitäten 2	Acon.	All. c.	Ant. t.	Apis	Arn.	Ars.	Bell.	Bry.	Calend.	Canth.	Carb. v.	Caust.	Cham.	Chin.	Cocc.	Coff.	Coloc.	Dros.	Dulc.	Eup.per.	Ferr. p.	Gels.	Glon.	Hep.	Hyper.	Ign.	Ipec.	Kal. bi.	Kal. c.	Lach.	Led.	Mag.-p.	Merc.	Nat. m.	Nux v.	Phos.	Phyt.	Puls.	Pyrog.	Rhus t.	Ruta	Samb.	Sec.	Sep.	Sil.	Spong.	Staph.	Sulf.	Symph.	Verat.
m. Erbrechen				●			●	●					●													●				●				●	●	●									●					●
Essen bess.																									●									●										●					
Essen schl.								●	●					●											●					●				●	●	●									●			●		
Fasten bess.														●																				●																
gebeugt gehen, muß																		●																						●										
geblähter Oberbauch (Magen)								●	●		●			●	●											●				●	●			●		●	●									●			●		
geblähter Unterbauch								●			●															●				●				●	●											●			●		
Geschmack i. Mund bitter							●	●			●																								●											●					
Geschmack i. Mund salzig															●																			●																
m. Herzklopfen											●																							●	●									●						
Kaffee schl.											●	●	●	●	●															●				●																
kalte Getränke bess.								●					●																						●	●									●					
kalte Getränke schl.	●						●	●											●											●					●					●					●					
kalte Speisen schl.							●	●																						●																				
katarrhalisch											●																	●	●						●		●	●										●		
kollern i. Darm n. d. Essen	●		●					●					●	●			●									●						●		●	●			●										●		
m. Kopfschmerz								●					●													●				●	●			●	●	●												●		
Krämpfe i. Dickdarm																										●																								
leichteste Kost unzuträglich																								●					●	●				●		●														
Magen-Darm-Entzündung							●	●																											●					●	●									
Magenkatarrh, Gastritis	●			●			●	●	●			●		●								●					●	●							●					●	●			●	●					●
" d. Bloßliegen u. Kaltwerden	●																																																	
" n. Erkältung								●											●																															
" n. kalten Speisen u.Getränken	●																																																	
d. Kalttrinken	●																																																	

Verdauungsbeschw.

Charakter u. Modalitäten 3

	Acon.	All. c.	Ant. t.	Apis	Arn.	Ars.	Bell.	Bry.	Calend.	Canth.	Carb. v.	Caust.	Cham.	Chin.	Cocc.	Coff.	Coloc.	Dros.	Dulc.	Eupper.	Ferr. p.	Gels.	Clon.	Hep.	Hyper.	Ign.	Ipec.	Kal. bi.	Kal. c.	Lach.	Led.	Mag-p.	Merc.	Nat. m.	Nux v.	Phos.	Phyt.	Puls.	Pyrog.	Rhus t.	Ruta	Samb.	Sec.	Sep.	Sil.	Spong.	Staph.	Sulf.	Symph.	Verat.
Magenkatarrh n. kalten Getränken weil überhitzt	●																													●																				
Magenkatarrh bei Kindern																													●																					
Magenkrämpfe							●										●												●			●			●															●
Magen verdorben			●				●	●					●		●	●						●							●	●	●				●	●	●	●							●					●
" " mit gespanntem schmerhaften Bauch																																				●														
" " m. Blähungen													●																							●		●												
" " Erbrechen schwierig																																				●														
Milch, schlechter					●																																								●			●		
Mundgeruch, übler							●	●	●																								●		●													●		
nachts schl.							●							●	●		●	●															●	●	●	●		●										●		
m. nervöser Reizbarkeit																																				●														
m. Schluckauf								●	●						●											●							●		●										●					
" b. Kindern, gleich n.d. Essen									●																											●														
schmerzhafte							●	●	●																				●	●		●			●	●									●					
m. Schwäche					●		●																						●	●		●			●	●									●					●
m. Schweißausbrüchen													●																					●											●					
Schwere i. Magen n.d. Essen							●		●						●							●						●	●	●			●	●	●		●								●					●
m. Schwindel								●							●											●								●																
Sodbrennen							●	●					●								●								●	●						●	●	●										●		
" n.d. Essen														●															●				●											●	●					
" n. fettem Essen																																				●	●													
" i.d. Schwangerschaft													●																					●		●		●												
w. "Stein i. Bauch" empfunden	●		●		●		●	●					●		●	●														●						●	●	●		●			●		●			●		
w. "Stein i. Magen" n. Essen							●	●																												●		●		●								●		
w. "Stein i. Magen, kalter" empfunden	●																																																	

Verdauungsbeschw.

Charakter u. Modalitäten 4

	Acon.	All. c.	Ant. t.	Apis	Arn.	Ars.	Bell.	Bry.	Calend.	Canth.	Carb v.	Caust.	Cham.	Chin.	Cocc.	Coff.	Coloc.	Dros.	Dulc.	Eupper.	Ferr. p.	Gels.	Glon.	Hep.	Hyper.	Ign.	Ipec.	Kal. bi.	Kal. c.	Lach.	Led.	Mag. p.	Merc.	Nat. m.	Nux v.	Phos.	Phyt.	Puls.	Pyrog.	Rhus t.	Ruta	Samb.	Sec.	Sep.	Sil.	Spong.	Staph.	Sulf.	Symph.	Verat.
m. Übelkeit				•			•		•		•			•	•												•	•	•							•	•	•		•							•	•		
m. Übelkeit u. Erbrechen				•			•		•		•			•	•												•	•								•	•	•		•							•	•		
Unbehaglichkeit i. Bauch				•	•		•	•	•		•								•								•		•						•		•			•							•			
Unbehaglichkeit d. enge Kleidung					•		•				•			•			•							•						•				•			•			•						•	•		•
Verdauung langsam, zu schwach							•				•							•									•	•						•	•	•	•												
m. Verstopfung																																	•				•	•												
m. Völlegefühl i. Bauch									•				•				•		•										•	•					•					•								•		•
" drückend n. d. Essen							•		•		•						•											•	•	•				•	•	•	•	•		•	•			•				•		
" " m. Herzdruck, Aufstoßen bess.											•																																							
" " 2 Std. n.d. Essen																																				•														
" n. wenigen Bissen														•														•	•					•	•										•			•		
warme Auflagen bess.							•				•		•						•															•		•		•		•					•	•				
warmes Essen bess. (Magen)																																				•														
warmes Essen schl. (Magen)																•																					•	•												
warme Getränke bess. (Bauch)	•																																•																	
Windabgang bess.					•	•					•			•			•									•								•	•	•										•	•	•	•	•
Zunge sauber, nicht belegt															•											•																								
zusammenkrümmen, muß sich								•					•	•			•																	•						•	•									

185

Vergiftungen

Bei Vergiftungserscheinungen durch Autoabgase im ersten Stadium genügt: Acon. Haarausfall und Augenflimmern nach Vergiftung durch Pflanzenschutzmittel: Ars. Beratungsstellen für Vergiftungen mit Rund-um-die-Uhr-Dienst, anzuwählen in akuten Notfällen:

Berlin: Telefon 030 / 302 302 2 Bonn: Telefon 0228 / 287 3211 oder 287 3333 München: Telefon 089 / 414 022 11 Hamburg: Telefon 040 / 638 533 45 oder 638 533 46 Ludwigshafen: Telefon 0621 / 503 431 Wien: Telefon 01 / 43 43 43 Zürich: Telefon 01 / 251 51 51

Vergiftungen

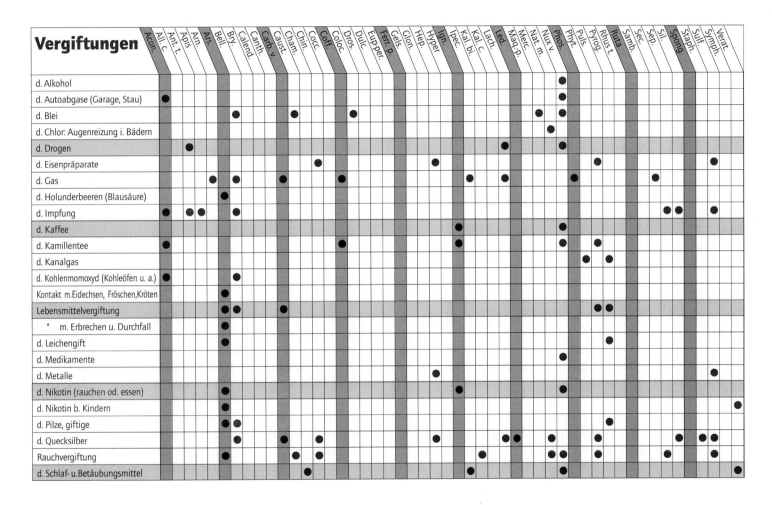

Vergiftungen	Acon.	All. c.	Ant. t.	Apis	Arn.	Ars.	Bell.	Bry.	Calend.	Canth.	Carb. v.	Caust.	Cham.	Chin.	Cocc.	Coff.	Coloc.	Dros.	Dulc.	Ferr. p.	Gels.	Cion.	Hep.	Hyper.	Ign.	Ipec.	Kal. bi.	Kal. c.	Lach.	Led.	Mag.-p.	Merc.	Nat. m.	Nux v.	Phos.	Phyt.	Puls.	Pyrog.	Rhus t.	Ruta	Samb.	Sec.	Sep.	Sil.	Spong.	Staph.	Sulf.	Symph.	Verat.
d. Alkohol																																			●														
d. Autoabgase (Garage, Stau)	●																																		●														
d. Blei							●						●				●																●		●														
d. Chlor: Augenreizung i. Bädern																																	●																
d. Drogen				●																									●						●														
d. Eisenpräparate															●									●													●												●
d. Gas					●			●					●				●									●					●				●								●						
d. Holunderbeeren (Blausäure)							●																																										
d. Impfung	●			●	●		●																																					●	●		●		
d. Kaffee																									●										●														
d. Kamillentee	●															●									●										●		●												
d. Kanalgas																																						●	●										
d. Kohlenmomoxyd (Kohleöfen u. a.)	●						●																																										
Kontakt m.Eidechsen, Fröschen,Kröten							●																																										
Lebensmittelvergiftung							●	●			●																										●	●											
" m. Erbrechen u. Durchfall							●																																										
d. Leichengift							●																															●											
d. Medikamente																																		●															
d. Metalle																							●																								●		
d. Nikotin (rauchen od. essen)																										●									●														
d. Nikotin b. Kindern							●																																										●
d. Pilze, giftige							●	●																															●										
d. Quecksilber								●				●					●						●								●	●					●									●	●	●	
Rauchvergiftung							●							●		●										●									●	●	●						●				●		
d. Schlaf- u.Betäubungsmittel													●													●									●														●

Verletzungen: Wunden

Hier haben Sie Glück - wenn auch im Unglück -, denn nichts ist so einfach in der Homöopathie wie die Behandlung von Verletzungen. Auch bei schlimmen Verletzungen können sie eine ganze Menge vor und/oder neben der ärztlichen Behandlung zur Heilung beitragen.

Merken Sie sich: Arnica ist hier fast so etwas wie ein Universalmittel. Bei Unfällen aller Art (außer Verbrennungen) ist Arnica eigentlich nie falsch und sehr oft das beste, was Sie geben können. Im Zweifelsfall also: Arnica. Dann: Bei Stichverletzungen denken wir zuerst an Ledum und bei Schnitten an Staphysagria.

Freilich muß klar sein, daß jede schwere Verletzung eine Sache ärztlicher Behandlung ist, schon wegen der Möglichkeit einer lebensgefährlichen Infektion. In jede offene Wunde kann durch den verursachenden Gegenstand (etwa ein Nagel) der gefährliche Wundstarrkrampf-Erreger (Tetanus) hineingebracht werden.

Aber auch wenn Ihnen die Reinigung einer Wunde zu schwierig ist oder Fremdkörper tief im Gewebe sitzen, ist der Arzt zuständig. Entfernen Sie tiefer eingedrungene Fremdkörper niemals selbst!

Gefährlich kann es auch werden, wenn sich Wunden entzünden und vollends, wenn es sich um innere Verletzungen handelt.

Das alles bedeutet nicht, daß Sie nicht Arn. oder ein anderes Mittel nehmen sollen! - aber zeigen Sie Ihre Verletzung dem Arzt.

Falls bei Verletzungen kein Arzt in Reichweite sein sollte, und es besteht Tetanusgefahr bei größeren oder tieferen Wunden, vielleicht durch einen schmutzigen Nagel, geben Sie auf alle Fälle: Ledum. Zugleich aber muß die Wunde sofort kräftig ausgedrückt und wenn möglich einige Tropfen Blut mit dem Mund ausgesaugt werden.

Falls durch eine tiefe Schnittwunde in Händen oder Füßen eine Sehne durchtrennt wurde, ist sofort ärztliche Behandlung notwendig.

Bei Verletzungen mit starken Blutungen dürfen Sie nicht in aller Ruhe nach dem passenden homöopathischen Mittel suchen, denn es könnte leicht sein, daß der Verletzte inzwischen verblutet und Ihnen wegstirbt.

Sie dürfen auch keinesfalls warten, bis der, hoffentlich verständigte, Notarztwagen eintrifft. Wenn es sich um eine Arterienverletzung mit hellrotem Blut handelt, müssen Sie sofort Erste Hilfe leisten. Dazu sind Sie gesetzlich verpflichtet. Das heißt: Eine starke Blutung muß um jeden Preis gestoppt werden, indem Sie einen Druckverband an der Wunde anlegen. Dazu lagern Sie den verletzten Körperteil hoch, das heißt über die Herzebene hinaus.

Bei schweren Blutungen an Gliedern, die auf diese Weise nicht gestillt werden können, müssen Sie die zuführende Arterie oberhalb der Verletzung fest abbinden. Dazu eignet sich ein Tuch, ein Hosenriemen und notfalls eine Krawatte. Einen

Erste-Hilfe-Kurs sollte man mitgemacht haben und möglichst alle fünf bis sechs Jahre einen Wiederholungskurs zur Auffrischung der Kenntnisse. Das Rote Kreuz bietet laufend solche Kurse an.

Erst wenn Sie die Blutung mechanisch gestoppt und den Verletzten richtig gelagert haben, können Sie ihm auch ein homöopathisches Mittel suchen und geben. Das Mittel, an das wir bei größeren Blutverlusten zuerst denken, heißt China. Geben Sie es im Zweifelsfall.

Selten werden Sie Gelegenheit haben, an der Unfallstelle „Heilende Schlucke" zuzubereiten. Sie geben dem Verletzten vielmehr ein paar Globuli auf die Zunge.

Es kommt vor, daß sich jemand an der Kreissäge einen Finger abgeschnitten hat. Dann muß das entsprechende Glied oberhalb der Verletzung abgebunden werden, damit die Blutung steht. Dann nimmt man den Finger aus der Sägespäne und gibt ihn, ohne ihn zu reinigen, in ein sauberes Plastiksäckchen, das möglichst kühl aufzubewahren ist, am besten, indem man das gut verschlossene Plastiksäckchen in einen mit Wasser und Eisstückchen gefüllten, zweiten Plastiksack gibt.

Je schneller nun der Verletzte mit seinem abgeschnittenen Finger im Krankenhaus eintrifft, je eher besteht die Chance, daß das angenähte Glied wieder anwächst. Calendula wird die Bedingungen dazu noch verbessern.

Sollten Wunden nach Tagen zu eitern beginnen, denken Sie zuerst an Hepar.

Dornen, Stacheln, Späne ziehen wir mittels einer Splitterpinzette aus der Haut und warten nicht, bis die Stacheln zu eitern beginnen, um sie dann homöopathisch zu behandeln. Auch bei einem Bad im Meer werden etwa in den Fuß eingetretene Seeigelstacheln sofort entfernt. Eine solche Splitterpinzette gehört, neben dem Verbandszeug, in jede Reiseapotheke.

Verletzungen: Verbrennungen

Verbrennungen können durch Feuer, heiße Gegenstände, Stromschlag, Chemikalien oder heiße Flüssigkeiten entstehen. Bei schweren Verbrennungen, das sind große Hautflächen mit Brandblasen oder gar Verkohlungen der Haut und des Unterhautgewebes, ist sofort der Notarzt zu rufen. Es gilt zu beachten, daß die Schwere einer Verbrennung nicht von der Intensität des Schmerzes abhängt.

Bei jeder starken Verbrennung besteht die Gefahr einer Infektion. Daher dürfen Brandblasen nicht geöffnet werden. Schwere Verbrennungen erfordern eine Spezialbehandlung in der Isolation.

Bei Verbrennungen im Gesicht ist schon deswegen der Arzt aufzusuchen, um häßliche und entstellende Narbenbildungen zu verhindern.

Leichte Verbrennungen und Verbrühungen können Sie mit unseren „Heilenden Schlucken" selbst behandeln. Aber Achtung: Niemals darf kaltes Wasser, Öl oder eine fetthaltige Salbe auf eine frische Verbrennung gegeben werden. Statt dessen gießen wir sofort unverdünnten warmen Essig aus der Küche auf die Brandwunden oder machen Umschläge damit. Dadurch hören die Schmerzen alsbald auf, und die Heilung beginnt umgehend. Je schneller nach der Verbrennung der Essig angewendet wird, umso weniger wird es zu einer häßlichen Narbenbildung kommen. Falls kein Essig vorhanden, kann man auch angewärmten Alkohol (Schnaps oder Cognac) nehmen.

Von den alten Ärzten wissen wir, daß man Brandverletzungen erst mal für eine kleine Weile einer Hitzequelle (Heizung oder Herdplatte) aussetzen sollte, ehe man Essig- oder Alkoholumschläge macht. Auch das entspricht ganz dem homöopathischen Prinzip: Ähnliches sei durch Ähnliches zu heilen. Schließlich geben Sie innerlich einige Globuli Cantharis C 30. Damit machen Sie bei einer Verbrennung nie etwas falsch, aber meistens das genau Richtige!

Sogar wenn Sie sich beim Essen einmal die Zunge verbrüht haben: Geben Sie sofort Essig drauf und der Schmerz ist weg. Sogar beim Sonnenbrand (das ist ja auch eine Verbrennung!) hilft, neben dem homöopathischen Mittel, äußerlich angewendet der Essig.

Es läßt sich der Schock, die Blutung und die Heilung homöopathisch beeinflussen, und Sie sollten auch die entsprechenden Mittel geben. Aber nach jedem Biß durch ein Tier droht unter Umständen auch eine ernste Gefahr: Die Tollwut. Unsere Rubrik mit den drei Mitteln beim Biß durch einen tollwütigen Hund ist wiederum für Situationen gedacht, in denen kein Arzt verfügbar ist. Sie aber gehen in einem solchen Fall bitte unverzüglich zum Arzt, auch schon wegen der Tetanus-Gefahr. Ledum können Sie aber in einem solchen Fall trotzdem geben; bei bläulicher Verfärbung: Lachesis.

Bei einem Schlangenbiß entsteht ein Sofortschmerz. Allerdings muß man wissen, daß 90 % solcher Bisse nicht giftig sind. Doch einen Schock kriegen die meisten sowieso, und das allein stellt schon eine akute Gefahr dar.

Der Biß einer Giftschlange zeigt zwei Stichstellen nebeneinander (Giftzähne). Diese beiden Stichstellen sind sofort mit einem Schnitt zu verbinden. Dazu eignet sich eine Rasierklinge oder ein scharfes Taschenmesser.

Als zweites sollte das betroffene Glied oberhalb der Bißstelle leicht abgebunden werden, sodaß das Blut nicht zum Herzen zurückfließen kann.

Vor zweierlei Dingen wird gewarnt: Auf keinen Fall darf die Wunde mit dem Mund ausgesaugt werden, sonst hätte man ja das Gift im Kopf. Außerdem darf man in diesem Zustand nicht einschlafen. Man muß unter allen Umständen wachbleiben und leichte Bewegungen machen. Der Schmerzcharakter und eventuelle Begleitsymptome werden Sie zum richtigen homöopathischen Mittel führen. Falls es sich ergeben sollte, daß Sie sich nicht eindeutig für ein Mittel entscheiden können, brüten Sie nicht zu lange über diesem Problem, sondern nehmen Sie Ledum C 30. Beachten Sie aber, daß beispielsweise ein Schweißausbruch in dieser Situation kein verwendbares Symptom darstellt. Denn einen solchen kriegt wohl jeder, der um sein Leben bangt.

Ungeachtet dessen, ob von der Unfallstelle aus ein Arzt verständigt werden kann oder nicht, sind diese Maßnahmen durchzuführen.

Verletzungen: Insektenstiche

Beim Bienen- oder Wespenstich ist das erste Mittel meist Apis. Danach, wenn sich die Symptome entsprechend geändert haben, eventuell: Ledum. Zur Sicherheit ist immer dann der Arzt zu rufen, wenn jemand auf Insektenstiche mit Kreislaufschwäche und Atemnot allergisch reagiert oder wenn jemand von mehreren Bienen, Wespen oder Hornissen gestochen wurde.

Wenn Sie schon einmal mit bedrohlichen Symptomen auf einen Insektenstich reagiert haben und deshalb ein Notfallset, bestehend aus Adrenalin, Cortison u.a. bei sich tragen müssen, schmeißen Sie bitte das Zeug nicht weg aus falscher Homöopathie-Euphorie, sondern führen Sie es neben der homöopathischen Reiseapotheke mit sich und nehmen Sie im geringsten Zweifelsfall davon. Mit solchen Situationen ist nicht zu spaßen!

Nun reden alle von Zecken und der Möglichkeit, durch einen Zeckenbiß eine Hirnhautentzündung oder eine Borreliose zu bekommen. Tatsache ist, daß nur etwa jede hundertste Zecke von dem gefährlichen Virus (der Frühsommer-Meningo-Enzephalitis) befallen ist. Das Bakterium, welches die Borreliose auslöst, soll hingegen bereits jede 5. Zecke in sich tragen. Aber auch andere Insekten können Überträger der Borreliose sein, zum Beispiel: Spinnen. Dabei bekommt freilich durchaus nicht jeder, der von einem infizierten Insekt gebissen wurde, die Krankheit. Trotzdem ist es ratsam, bei einer Wanderung im Grünen, vor allem nach viel Berührung mit

Unterholz und Sträuchern, eine möglichst enganliegende Kleidung und Kopfbedeckung zu tragen und sich hinterher nach Zecken abzusuchen. Das gilt besonders auch für Kinder.

Das Frühjahr und der Frühsommer ist die aktivste Zeit, und die beliebtesten Aufenthaltsorte dieser Insekten sind feuchte Stellen, aber auch Waldränder. Dort warten sie geduldig auf Ästen und Blättern bis ein Wirt vorbeikommt. Sobald die kleinen Vampire das warme Blut riechen, lassen sie sich fallen und landen auf der Kleidung oder der Haut. Die bevorzugten Bißstellen sind: Kopf, Achselhöhlen, Kniekehlen oder die Leistengegend. Dort treiben sie ihren mit Widerhaken versehenen Bohrer in die Haut hinein, um sich mit Blut vollzusaugen.

Was tun, wenn man einmal eine Zecke erwischt hat? Falls vorhanden, geben wir einige Tropfen Alkohol (zum Beispiel Schnaps) auf das Tier und warten ein wenig. Dann packen wir es möglichst weit vorn mit zwei Fingern und versuchen es durch vorsichtiges Hin- und Herrütteln aus der Haut herauszuziehen. Manchmal reißt dabei der Körper der Zecke ab und der Kopf mit Bohrer bleiben in der Haut stecken. In diesem Fall nehmen wir eine vorn abgestumpfte Krallenpinzette, notfalls geht es auch mit genügend langen Fingernägeln, packen damit den Kopf und ziehen ihn hin- und herdrehend hoch. Das wär's auch schon.

Wenn binnen zehn Tagen nach dem Zeckenbiß keinerlei Folgen auftreten, danken Sie Gott. Entzündet und rötet sich die Bißstelle, nehmen Sie Ledum; bekommen Sie jedoch Fieber und einen grippeähnlichen Zustand, oder gar irgendwelche Gefühlsstörungen, Lähmungen oder Krampfanfälle, nehmen Sie, falls Sie nicht ohnehin gegen infektiöse Enzephalitis geimpft sind, zwei Belladonna-Schlucke täglich und gehen Sie sicherheitshalber zum Arzt, damit dieser im Ernstfall die geeigneten Maßnahmen in die Wege leiten kann.

Verletzungen: Knochenbrüche

Bei allen Knochenbrüchen durch einen Unfall müssen, noch ehe der Krankenwagen eintrifft, Erste-Hilfe-Maßnahmen eingeleitet werden. Dazu gehört vor allem, daß das verletzte Körperglied ruhiggestellt wird.

Homöopathische Mittel können aber die nachfolgenden ärztlichen Maßnahmen sehr gut unterstützen, vor allem werden Schmerzen gelindert und die Heilung und Kallusbildung gefördert.

Verletzungen: Verrenkung, Verstauchung

Neben der homöopathischen Behandlung müssen Erste-Hilfe-Maßnahmen geleistet werden: Das betreffende Glied muß ruhiggestellt werden, ein elastischer Verband ist anzulegen. Sind Schultergelenk oder Arm betroffen, ist dieser mittels einer Binde am Körper festzumachen.

Hinter einer vermeintlichen Verstauchung oder Verrenkung mit Anschwellung kann sich unter Umständen auch ein Knochenbruchs verbergen. Darauf würden dann heftige und zuweilen stechende Schmerzen hindeuten. Nur eine Röntgenaufnahme kann letztlich Klarheit verschaffen, was in Wirklichkeit vorliegt.

Wenn bei einer Verstauchung die Schmerzen anhalten oder stärker werden, sollte man sich ärztlich untersuchen lassen.

Kommt es durch Gewalteinwirkung oder auch ohne jede äußere Ursache zu einer Wirbelverschiebung (siehe Seite 241!), meist im Halswirbelbereich, geben Sie bitte die beiden aufgeführten Mittel Arnica und Hypericum ausnahmsweise im Wechsel. Nach einer so dreitägig durchgeführten Behandlung wird der verlagerte Wirbelkörper oft von selbst in seine richtige Lage zurückgleiten. Tut er das nicht, wird die sanfte Einrenkung durch einen Könner keine Probleme mehr bereiten.

Bei den stumpfen Verletzungen handelt es sich um Prellungen, Quetschungen, Blutergüsse, Zerrungen und Muskelrisse durch Schlag, Stoß oder Fall. Bei all diesem werden die „Heilenden Schlucke" Gutes bewirken.

Das erste Mittel, welches da in Frage kommt, ist immer Arnica und danach eventuell Ledum. Überhaupt ist die besondere Domäne von Arnica stumpfe Verletzungen, wie Stoß, Schlag, Sturz mit Wunde oder Bluterguß und erheblichen Schmerzen. Das Arnica-Bild deckt auch noch leichte Schockzustände ab. Ist der Verletzte aber „ganz außer sich" und gar nicht zu beruhigen, oder ist er andererseits nicht mehr in der Lage, sprechen zu können, braucht er: Aconit.

Bei allen Schockzuständen ohne Verletzung, zum Beispiel bei eiem Autounfall oder einem Sturz vom Pferd geben wir ebenfalls Acon. In solchen Fällen braucht man ja das richtige Mittel sofort und glücklicherweise müssen wir es nicht lange suchen.

Auch bei einer Kopfverletzung mit und ohne Gehirnerschütterung geben wir eine Gabe (einige Globuli) Arnica auf die Zunge; steht der Schock im Vordergrund: Aconitum.

Manche Homöopathen empfehlen neben der homöopathischen Behandlung von stumpfen Verletzungen auch noch die äußerliche Anwendung einer Salbe (zum Beispiel Kytta-Plasma oder Kytta-Salbe). Ich möchte solche Salben für sich allein empfehlen, aber nicht zusätzlich zur Homöopathie, weil sie starke ätherische Öle enthalten, die die Wirkund eines homöopathischen Mittels beeinträchtigen können.

Ich traue der alleinigen Wirkung eines richtig gewählten homöopathischen Mittels die vollständige Heilung zu.

Wer trotzdem zusätzlich etwas tun möchte, der kann äußerlich den Kohlwickel anwenden.

Die Kohlblätter kann man bei allen Prellungen, Blutergüssen, schlecht heilenden Wunden und Abszessen anwenden. Am besten eignet sich dazu der Wirsingkohl (Krauskohl). Man nimmt ein kräftiges, grünes, gewaschenes Blatt, schneidet die Mittelrippe und eventuell weiter vorstehende Blattrippen weg, quetscht das Blatt durch Darüberrollen mit einer Flasche platt, damit die Blattrippen aufbrechen und der Saft austreten kann.

Nun legt man das Blatt direkt auf die Haut über der schmerzenden Stelle, bei großen Stellen legen wir mehrere Blätter dachziegelartig übereinander.

Die Kohlblätter werden mit ein oder zwei Tüchern umwickelt und fixiert. Es sollte dabei keine Plastikfolie verwendet werden.

Dieser Wickel kann bis zu zwölf Stunden belassen werden, also auch über Nacht. Nachdem die Blätter entfernt wurden, wird der Hautbezirk lauwarm abgewaschen und abgetrocknet. Handelt es sich um Gelenkschmerzen, kann die Wirkung verbessert werden, wenn die Stelle hinterher noch mit Olivenöl eingerieben wird.

Haben Sie den Verdacht, daß bei der Prellung auch Knochen, Gelenke oder innere Organe verletzt wurden (entsprechende Schmerzen und Beschwerden werden Sie darauf hinweisen), sollten Sie zum Arzt gehen.

Hat jemand zum Beispiel anläßlich eines Autounfalls weder eine offensichtliche Verletzung, noch einen Schock erlitten, so liegt trotzdem fast immer ein sogenanntes Schleudertrauma vor. Das kommt durch das plötzliche Vor- und Zurückschleudern des Oberkörpers beim Aufprall. Folgeerscheinungen sind: Schmerzen, Parästhesien und Lähmungen an Schultern und Armen, Nervenverletzungen an der Halswirbelsäule bis hin zu psychischen Veränderungen. In diesem Fall geben wir erstmal Arnica, danach Hypericum oder auch beide Mittel im Wechsel. Aber auch hierbei ist die Drei-Tage-Regel zu beachten.

Verletzungen

Wunden

	Acon.	All. c.	Ant. t.	Apis	Arn.	Ars.	Bell.	Bry.	Calend.	Canth.	Carb. v.	Caust.	Cham.	Chin.	Cocc.	Coff.	Coloc.	Dros.	Dulc.	Eupper.	Ferr. p.	Gels.	Clon.	Hep.	Hyper.	Ign.	Ipec.	Kal. bi.	Kal. c.	Lach.	Led.	Mag. p.	Merc.	Nat. m.	Nux v.	Phos.	Phyt.	Puls.	Pyrog.	Rhus t.	Ruta	Samb	Sec.	Sep.	Sil.	Spong.	Staph.	Sulf.	Symph.	Verat.
a. Augen, Schnitt od. Stich																																															•			
Blut dunkel (aus Venen)	•						•		•			•			•															•	•					•	•	•											•	•
Blut hell (aus Arterien)	•						•					•			•						•					•											•	•		•									•	•
bluten stark	•						•					•																			•					•	•											•	•	
bluten stark n. Sturz							•																																											
bluten stark b. kleiner Wunde												•																			•						•													
Blutung anhaltend																																					•													
" m. Blässe, Kreislaufschwäche												•																																						
" Dunkelheit bess.																																					•													
" innerlich	•						•	•							•																•						•													
" Kälte bess.																																					•													
" m. Schwäche												•			•									•																										
Blutverlust: Gesicht bleich u. blau															•																																			
" frische Luft bess.												•																																						
" m. Ohnmacht															•																																			
" m. Ohrenklingen															•																																			
" m. verschwommenem Sehen															•																																			
brennender Schmerz	•					•	•					•												•									•							•								•		
d. Dornen, Stacheln, Nägel																															•														•					
Einschlafen d. verletzten Teils							•																																											
eiternde									•	•				•	•									•									•												•				•	
entzündete	•													•										•							•									•									•	
Fingernägel, Fußnägel																								•							•																			
Fingerspitzen (→ Bißwunden)																								•							•											•								
d. Fremdkörper					•																			•																					•					

Verletzungen

Wunden 2

	Acon.	All. c.	Ant. t.	Apis	Arn.	Ars.	Bell.	Bry.	Calend.	Canth.	Carb. v.	Caust.	Cham.	Chin.	Cocc.	Coff.	Coloc.	Dros.	Dulc.	Euphr.	Eup. per.	Ferr. p.	Gels.	Glon.	Hep.	Hyper.	Ign.	Ipec.	Kal. c.	Kal. bi.	Lach.	Led.	Mag. p.	Merc.	Nat. m.	Nux v.	Phos.	Phyt.	Puls.	Pyrog.	Rhus t.	Ruta	Samb.	Sec.	Sep.	Sil.	Spong.	Staph.	Sulf.	Symph.	Verat.
a. Fußsohle m.starken Schmerzen																										•																									
a. Fußsohle d. rostigen Nagel																																•																			
Geschlechtsteile (→ Stumpfe Verl.)					•																																	•										•			
" m. starken Blutungen																																						•													
" Scheide, n. Vergewaltigung																																																•			
" m. Verletzungsschock					•																																													
geschwollene u. schmerzhafte					•			•	•																•																•	•							•		
" Berührung, leichte schl.																									•																										
" gerötet									•																•																										
" Wärme bess.																									•																										
" Zugluft, geringste schl.																									•																										
a. Gesicht					•																																													•	
" auch Knochen betroffen																																																		•	
" m. Schock					•																																														
Handflächen u. Fußsohlen, tiefe																										•						•																			
heilen langsam																										•								•							•					•					
d. Holzspan, eiternd																										•																									
Impfschutz, b. fehlendem (Tetanus!)																																•																			
Kälte schl.																									•																										
kalt werdend																																•																			
klopfender Schmerz							•							•												•										•			•										•		
Kopf tief gelagert bess.					•																																														
Lymphgefäßentzündung (rote Linie)				•			•																										•	•							•	•									
Muskeln					•																																•				•										
" m. Bänderriß									•																																•										

199

Verletzungen

Wunden 3

	Acon.	All. c.	Ant. t.	Apis	Arn.	Ars.	Bell.	Bry.	Calend.	Canth.	Carb. v.	Caust.	Cham.	Chin.	Cocc.	Coff.	Coloc.	Dros.	Dulc.	Eupper.	Ferr. p.	Gels.	Clon.	Hep.	Hyper	Ign.	Ipec.	Kal. bi.	Kal. c.	Lach.	Led.	Mag-p.	Merc.	Nat. m.	Nux v.	Phos.	Phyt.	Puls.	Pyrog.	Rhus t.	Ruta	Samb.	Sec.	Sep.	Sil.	Spong.	Staph.	Sulf.	Symph.	Verat.
Muskeln, möchte Lage wechseln																																								•										
" m. reißenden Schmerzen																																								•										
" m. Unruhe, besond.nachts i. Bett																																								•										
a. Nerven		•																							•																									
a. nervenreichen Teilen																									•																									
" m. heftigen Schmerzen																									•												•													
Operationen, Folgen v.									•	•																																					•			
Operationswunden																																															•			
Platzwunden					•				•																																									
schmerzhafte, sehr						•																			•																									
Schmerz zieht → n. oben																									•																									
Schnittwunden brennend, stechend																																															•			
Schnittwunden schneidend, ziehend																									•																									
Schnittwunden m. langem Bluten																																															•			
Schürfwunden m. Lymphaustritt																																								•										
Schußwunden					•				•																•																	•							
m. Schwäche					•									•																																				
Sehnenverletzung, Bänderriß									•																																•	•							•	
" möchte Lage verändern																																									•									
" durchschnittene Sehne																																																	•	
" m. reißenden Schmerzen																																									•									
" m. Unruhe, besond. nachts																																									•									
Splitterverletzung					•	•				•														•	•						•														•					
" m. Eiterung																																													•					
" m. Kältegefühl a. Wunde																															•																			

200

Verletzungen

Wunden 4

Verletzungen – Wunden 4	Acon.	All-c.	Ant-t.	Apis	Arn.	Ars.	Bell.	Bry.	Calend.	Canth.	Carb-v.	Caust.	Cham.	Chin.	Cocc.	Coff.	Coloc.	Dros.	Dulc.	Eup-per.	Ferr-p.	Gels.	Glon.	Hep.	Hyper.	Ign.	Ipec.	Kali-bi.	Kali-c.	Lach.	Led.	Mag-p.	Merc.	Nat-m.	Nux-v.	Phos.	Phyt.	Puls.	Pyrog.	Rhus-t.	Ruta	Samb.	Sec.	Sep.	Sil.	Spong.	Staph.	Sulf.	Symph.	Verat.
d. Spritze, schmerzhafte																															•																			
stechende Schmerzen	•			•			•	•																							•																	•	•	
Stiche i. Wunden				•																																													•	
Stichwunden				•																					•						•										•									
" brennend, stechend				•																											•																		•	
" dumpf, schneidend																															•																			
" schneidend, ziehend																									•																									
tiefe					•							•													•						•														•					
Wärme u. Hitze schl.				•	•																																													
Weichteile					•								•						•												•							•											•	•
Wiederaufbrechen alter Wunden																																				•									•					
Verfärbung bläulich					•																										•																			
Verfärbung dunkel (schwärzlich)														•																	•																			
zerfetzt, m. fehlendem Gewebe									•																																									

Verletzungen

Verbrennungen

	Acon.	All. c.	Ant. t.	Apis	Arn.	Ars.	Bell.	Bry.	Calend.	Canth.	Carb. v.	Caust.	Cham.	Chin.	Cocc.	Coff.	Coloc.	Dros.	Dulc.	Eupper.	Ferr. p.	Gels.	Glon.	Hep.	Hyper.	Ign.	Ipec.	Kal. bi.	Kal. c.	Lach.	Led.	Mag. p.	Merc.	Nat. m.	Nux v.	Phos.	Phyt.	Puls.	Pyrog.	Rhus t.	Ruta	Samb.	Sec.	Sep.	Sil.	Spong.	Staph.	Sulf.	Symph.	Verat.
allgemeine Mittel	●				●	●	●	●		●	●	●	●													●				●	●							●							●					
m. Blasenbildung								●			●		●																									●												●
m. Blasenbildung, starker											●																																							
Blasenbildung m. Unruhe													●																																					
m. brennend-stechendem Schmerz				●																																														
m. Durchfällen													●																																					
Folgen v. Verbrennungen													●																																					
heilen nicht													●																																					
kalte Auflagen schl.																																								●										
nässend														●				●																																
rötliche Schwellung					●																																													
b. Schock	●										●																																							
Verbrühungen m. Flüssigkeiten											●																																							
Wärme beruhigt																																								●										

202

Verletzungen

Bißwunden

Verletzungen	Acon.	All. c.	Ant. t.	Apis	Arn.	Ars.	Bell.	Bry.	Calend.	Canth.	Carb. v.	Caust.	Cham.	Chin.	Cocc.	Coff.	Coloc.	Dros.	Dulc.	Eupper.	Ferr. p.	Gels.	Clon.	Hep.	Hyper	Ign.	Ipec.	Kal. bi.	Kal. c.	Lach.	Led.	Mag.-p.	Merc.	Nat. m.	Nux v.	Phos.	Phyt.	Puls.	Pyrog.	Rhus t.	Ruta	Samb.	Sec.	Sep.	Sil.	Spong.	Staph.	Sulf.	Symph.	Verat.
Bißwunden allg.	●				●																				●						●																			
bläulich verfärbt					●																									●																				
i. Fingerspitzen																									●						●																			
d. giftige Tiere						●	●	●					●																	●	●																			
v. Hunden, Katzen, Hausnagern																														●	●																			
v. Hunden, tollwütigen							●	●				●																																						
Kälte d. verletzten Gliedes																															●																			
v. Ratten							●																							●	●																			
v. Schlangen						●	●	●																						●	●																			
m. Schock u. Schreck	●																																																	
Wundschmerz																															●																			
Wundschmerz, ziehender, a. Nerv entlang																									●																									

Verletzungen

Insektenstiche

Symptom	Acon.	All. c.	Ant. t.	Apis	Arn.	Ars.	Bell.	Bry.	Calend.	Canth.	Carb. v.	Caust.	Cham.	Chin.	Cocc.	Coff.	Coloc.	Dros.	Dulc.	Eupper.	Ferr. p.	Gels.	Glon.	Hep.	Hyper	Ign.	Ipec.	Kal. bi.	Kal. c.	Lach.	Led.	Mag-p.	Merc.	Nat. m.	Nux v.	Phos.	Phyt.	Puls.	Pyrog.	Rhus t.	Ruta	Samb.	Sec.	Sep.	Sil.	Spong.	Staph.	Sulf.	Symph.	Verat.
Allergie n. Mückentichen																															●																			
" n. Mückenstichen m.Anschwellung				●																																														
" n. Mückenstichen m. Atemnot				●																																														
allgemein				●	●	●	●																								●	●			●													●		
m. allergischem Schock				●																																														
Bettwärme schl.																															●																			
d. Bienen, Wespen, Hornissen				●																																														
brennender Schmerz				●			●																																									●		
i. empfindliche Körperteile							●																																											
Empörung, große, über den Stich																																																●		
Hitze u. heiße Auflagen unerträglich				●																																														
infizierte																															●																			
kalte Auflagen bess.				●																											●																			
kalte Auflagen, verlangt																															●																			
kaltes Baden bess.																															●																			
Meeresquallen-Allergie																															●																			
i. Mund u. Rachen				●																																														
nachts schl.																															●																			
rot, entzündet, brennend										●																																								
" " " Berührung schl.										●																																								
" " " leichtes Massieren bess.										●																																								
m. roten Streifen d. Lymphbahnen entlang																															●																			
n. Schlaf schl.																														●																				
Schleimhautschwellung				●																																														
m. Schwellung				●			●	●																							●		●																	

Verletzungen

Isektenstiche 2

	Acon.	All. c.	Ant. t.	Apis	Arn.	Ars.	Bell.	Bry.	Calend.	Canth.	Carb. v	Caust.	Cham.	Chin.	Cocc.	Coff.	Coloc.	Dros.	Dulc.	Eup.per.	Ferr. p.	Gels.	Glon.	Hep.	Hyper.	Ign.	Ipec.	Kali bi.	Kali c.	Lach.	Led.	Mag.-p.	Merc.	Nat. m.	Nux v.	Phos.	Phyt.	Puls.	Pyrog.	Rhus t.	Ruta	Samb.	Sec.	Sep.	Sil.	Spong.	Staph.	Sulf.	Symph.	Verat.
Schwellung hartnäckig																															●																			
" heiß				●																																														
" kühl																															●																			
" ödematös				●																																														
" rot od. rosa				●																																														
" schnell u. stark				●																																														
" weich				●																																														
Sickerblutung, dunkel																														●																				
Spinnenbisse																															●																			
stechender Schmerz					●																																													
Stichschmerz, stark					●																																													
Stichstelle dunkelrot od. blau																														●																				
Stichstelle schillert farbig																															●																			
Wärme bess.						●																																												
Wärme schl.				●																											●																			
Zeckenbiß																															●																			

Verletzungen

Knochen

	Acon.	All. c.	Ant. t.	Apis	Arn.	Ars.	Bell.	Bry.	Calend.	Canth.	Carb. v.	Caust.	Cham.	Chin.	Cocc.	Coff.	Coloc.	Dros.	Dulc.	Eupper.	Ferr. p.	Gels.	Glon.	Hep.	Hyper.	Ign.	Ipec.	Kal. c.	Kal. bi.	Lach.	Led.	Mag. p.	Merc.	Nat. m.	Nux v.	Phos.	Phyt.	Puls.	Pyrog.	Rhus t.	Ruta	Samb.	Sec.	Sep.	Sil.	Spong.	Staph.	Sulf.	Symph.	Verat.
Brüche, allg.	●				●				●				●												●											●		●							●					●
" nur angebrochen																																										●								
" Bluterguß, zu erwartender							●																																											
" Bluterguß m. Schwellung							●																																											
" Knochenhaut sehr schmerzhaft																																										●								
" kompliziert							●		●																						●						●					●			●					●
" m. Ohnmacht	●						●							●											●																									●
" schießender Schmerz (Nerv)																									●																									
" starke Schmerzen																																														●				
" unerträgl. Schmerz m. Krämpfen													●																																					
" m. Verletzungsschock	●						●																																											
geprellt							●																																			●								●
Handbruch m. Weichteilverletzung																									●																									
Knöchel							●																								●											●	●							●
Knochenhaut beschädigt, geprellt							●																																	●		●	●		●					●
b. Operationen																																																		●
Rippenbrüche								●																																										
Rippenbrüche, beschleunigt Heilung																																																		●
verlangsamte Bruchheilung																																													●					●
Wirbelsäule, Prellung				●	●																				●							●										●	●			●				
" Kopf zurückbeugen bess.																									●																									
Wirbelbruch							●																		●																									●
Wirbelsäule: Schlag, Stoß, Fall							●																		●																									
Wirbelsäule d. Überheben																																								●										

Verletzungen

Verrenkung

Verletzungen	Acon.	All-c.	Ant-t.	Apis	Arn.	Ars.	Bell.	Bry.	Calend.	Canth.	Carb-v.	Caust.	Cham.	Chin.	Cocc.	Coff.	Coloc.	Dros.	Dulc.	Eup-per.	Ferr-p.	Gels.	Glon.	Hep.	Hyper.	Ipec.	Ion.	Kal-bi.	Kal-c.	Lach.	Led.	Mag-p.	Merc.	Nat-m.	Nux-v.	Phos.	Phyt.	Puls.	Pyrog.	Rhus-t.	Ruta	Samb.	Sec.	Sep.	Sil.	Spong.	Staph.	Sulf.	Symph.	Verat.
Verrenkung, Verstauchung, Zerrung	●				●			●																							●										●	●								●
d. Berührung schl.								●																																										
Bewegung, jede schmerzt					●			●																																										
Bewegung schl.								●																																		●								
m. Bluterguß u. Schmerzen					●																																													
Druck, fester bess.								●																																										
n. Einrichten d. Gelenks																																								●										
Gelenk schnell heiß	●																																																	
Gelenkschwellung					●			●																							●									●										
" abstützen bess.																																								●										
" m. Bluterguß					●																																													
" Gelenk heiß	●							●																																●										
" Gelenk kalt u. taub																															●																			
" naßkaltes Wetter schl.																																									●	●								
d. geringfügigen Anlaß																															●																			
d. Hand- u. Fußgelenke					●																																				●	●								
kalte Umschläge bess.					●			●																																										
Knochenhaut verletzt, gequetscht																																									●	●								
Lage zu ändern, Verlangen																																								●										
Liegen schl.																																										●								
Muskel-, Sehnen-, Bänderzerrung																																								●										
Rötung	●				●																																													
Ruhe bess.								●																																										
Schmerz heftig	●				●																																													
Schmerz w. geschlagen					●																																					●								

Verletzungen

Verrenkung 2

	Acon.	All-c.	Ant-t.	Apis	Arn.	Bell.	Bry.	Calend.	Canth.	Carb-v.	Caust.	Cham.	Chin.	Cocc.	Coff.	Coloc.	Dros.	Dulc.	Eup-per.	Ferr-p.	Gels.	Glon.	Hep.	Hyper.	Ign.	Ipec.	Kali-bi.	Kali-c.	Lach.	Led.	Mag-p.	Merc.	Nat-m.	Nux-v.	Phos.	Phyt.	Puls.	Pyrog.	Rhus-t.	Ruta	Samb.	Sec.	Sep.	Sil.	Spong.	Staph.	Sulf.	Symph.	Verat.
Schmerz w. zerrissen																																								●									
m. Schock		●																																															
Schulterausrenkung						●																			●																								
" m. Bluterguß						●																																											
" m. Kribbeln i. Fingern																									●																								
" m. Zerschlagenheitsgefühl						●																																											
m. Unruhe		●																																						●									
Unruhe i. d. Gliedern																																								●	●								
Unruhe besond. nachts i. Bett																																								●									
Wärme schl.								●																																									
d. Zehen m. stechendem Schmerz								●																																									

Verletzungen

Stumpfe

Verletzungen	Acon.	All. c.	Ant. t.	Apis	Arn.	Ars.	Bell.	Bry.	Calend.	Canth.	Carb. v.	Caust.	Cham.	Chin.	Cocc.	Coff.	Coloc.	Dros.	Dulc.	Eupper.	Ferr. p.	Cels.	Clon.	Hep.	Hyper.	Ign.	Ipec.	Kal. bi.	Kal. c.	Lach.	Led.	Mag.-p.	Merc.	Nat. m.	Nux v.	Phos.	Phyt.	Puls.	Pyrog.	Rhus t.	Ruta	Samb.	Sec.	Sep.	Sil.	Spong.	Staph.	Sulf.	Symph.	Verat.
Abstützen bess.																																									●									
Augenprellung	●				●																												●										●						●	●
" m. Blutung ins Weisse d. Auges																																	●																	
" frische Luft bess.	●																																																	
" Kälte schl.																										●																								
" kalte Auflagen bess.																																	●																	
" lang anhaltender Schmerz																										●																								
" nachts schl.	●																																●																	
" Schmerz reißend, stechend																																	●																	
" d. Schneeball																																																		●
" warmes Zimmer schl.	●																																																	
" wenn Arn. nicht hilft																																	●																●	
Augenschmerzen d. einen Schlag					●																																													●
Berührung, geringste schl.					●																																													
Beulen					●																																													
Blitz- u. Stromschlag																																	●			●														
" " m. Atemstillstand																																	●																	
" " Gesicht blau-blaurot																																	●																	
" " Gesicht zerzerrt																																	●																	
Bluterguß																																	●																	
Bluterguß, großer, grünlich-schwarz																																	●																	
Bluterguß, leichte Fälle					●																																													
Blutung a. d. Ohr																										●																								
Brustschlag					●																																													
Brust, weibliche, Prellung					●																																													

209

Verletzungen

Stumpfe 2

Stumpfe 2	Acon.	All. c.	Ant. t.	Apis	Arn.	Ars.	Bell.	Bry.	Calend.	Canth.	Carb v.	Caust.	Cham.	Chin.	Cocc.	Coff.	Coloc.	Dros.	Dulc.	Eup-per.	Ferr. p.	Gels.	Clon.	Hep.	Hyper.	Ign.	Ipec.	Kal. br.	Kal. c.	Lach.	Led.	Mag-p.	Merc.	Nat. m.	Nux v.	Phos.	Phyt.	Puls.	Pyrog.	Rhus t.	Ruta	Samb.	Sec.	Sep.	Sil.	Spong.	Staph.	Sulf.	Symph.	Verat.
Drüsenprellung					●														●														●				●					●						●		
Fingerspitzen-Quetschung																									●																									
Gehirnerschütterung	●				●			●																																										
Gehirnerschütterung, verschleppte								●																																										
Gehirnquetschung					●																					●																								
Gelenkprellung					●			●																								●		●						●	●									●
Gelenkprellung, Bewegung schl.								●																																										
Gelenksüberdehnung																																								●										
Geschlechtsteile-Prellung																									●																									
Halswirbelverschiebung n. Unfall																																								●										
Handgelenks-Verstauchung					●																																			●	●				●					
Hinlegen schl.																																									●									
Hüfte																																								●					●					
Knie-Zerrung					●																																													
" " geringste Beanspruchung schl.								●																																										
Kopfprellung m. Beule					●																																													
Muskelquetschung					●																																													
Nagelverletzung (→ Fingerspitzen)					●																				●						●																			
" m. kaltem, farbigem Bluterguß																															●																			
Nasenprellung					●																																													
naßkaltes Wetter schl.																																								●										
Quetschung, Kaltbaden bess.																															●																			
Quetschung, Wärme schl.																															●																			
Rückenprellung					●				●																●					●										●	●				●					
Schienbeinprellung																																									●									

210

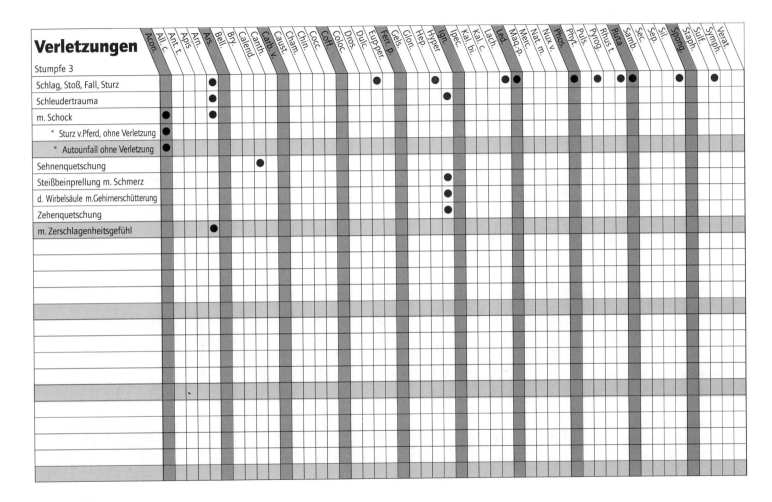

Verletzungen

Stumpfe 3

	Acon.	All.c.	Ant.t.	Apis	Arn.	Ars.	Bell.	Bry.	Calend.	Canth.	Carb.v.	Caust.	Cham.	Chin.	Cocc.	Coff.	Coloc.	Dros.	Dulc.	Eup-per.	Ferr.p.	Gels.	Glon.	Hep.	Hyper	Ign.	Ipec.	Kal.bi.	Kal.c.	Lach.	Led.	Mag.-p.	Merc.	Nat.m.	Nux.v.	Phos.	Phyt.	Puls.	Pyrog.	Rhus.t.	Ruta	Samb.	Sec.	Sep.	Sil.	Spong.	Staph.	Sulf.	Symph.	Verat.
Schlag, Stoß, Fall, Sturz					●															●					●						●	●					●	●			●	●				●			●	
Schleudertrauma					●																				●																									
m. Schock	●				●																																													
" Sturz v.Pferd, ohne Verletzung	●																																																	
" Autounfall ohne Verletzung	●																																																	
Sehnenquetschung									●																																									
Steißbeinprellung m. Schmerz																									●																									
d. Wirbelsäule m.Gehirnerschütterung																									●																									
Zehenquetschung																									●																									
m. Zerschlagenheitsgefühl					●																																													

Verletzungen

andere

andere	Acon.	All. c.	Ant. t.	Apis	Arn.	Ars.	Bell.	Bry.	Calend.	Canth.	Carb. v.	Caust.	Cham.	Chin.	Cocc.	Coff.	Coloc.	Dros.	Dulc.	Eup-per.	Ferr. p.	Gels.	Glon.	Hep.	Hyper.	Ign.	Ipec.	Kal. bi.	Kal. c.	Lach.	Led.	Mag-p.	Merc.	Nat. m.	Nux v.	Phos.	Phyt.	Puls.	Pyrog.	Rhus t.	Ruta	Samb.	Sec.	Sep.	Sil.	Spong.	Staph.	Sulf.	Symph.	Verat.
d. Anstrengung allg.																										●										●					●	●								●
Blasen a. Händen u. Füßen		●			●						●																																							
" m. brennenden,wunden Schmerz											●																																							
" kalte Auflagen bess.											●																																							
d. Impfung: Schwellung,Schmerz,							●																																											
psych. Symptome n. Verletzungen																									●	●																								
d. Überanstrengung (Sport, Wandern)					●		●																																		●									
Wundliegen					●		●		●																																			●	●					
Atembehinderung d.Schock u.Angst	●			●																																														
m. Schock	●				●						●															●					●																			●
" Augen u.Pupillen groß	●																																																	
" beengt, alles																														●																				
" bewegen schl. liegen bess.					●																																													
" Durchfall					●																																													●
" Erbrechen					●																																													●
" frieren, fröteln					●																																													●
" Gesicht blaß od. bläulich																																																		●
" Gesicht blau-rot																														●																				
" Glieder kalt, Schwäche																																																		●
" Körper kalt					●						●																																							
" Körper kalt, Gesicht heiß					●																																													
" Kreislauf, Puls schwach											●																																							
" m. kaltem Stirnschweiß																																																		●
" m.verkrampften Zuckungen																										●																								

212

Verstopfung

Bitte nehmen Sie bei Verstopfung nicht ständig ein Abführmittel, auch kein pflanzliches. Sie würden damit Ihren Dickdarm lahmlegen, so daß er schließlich überhaupt nichts mehr tut. Dann würden Sie erst richtig krank.

Eine Stuhlverstopfung wird gefördert, entweder durch Mangel an Bewegung oder durch eine Nahrung, die zu wenig Ballaststoffe beinhaltet, oder auch durch eine schlechte Gemütshaltung wie Kummer, Sorgen, nervöse Überreizung und ähnliches.

Die Ursache einer Verstopfung bei säugenden Babys kann sein: eine ungünstige Ernährung der Mutter. Sie sollte vor allem blähende Speisen vermeiden. Aber auch eine unpassende Babynahrung kann Schuld sein, nämlich: zu fette Milch, zu dicke Breie und überhaupt eine Nahrung mit zu viel festen und zu wenig flüssigen Bestandteilen. Sollten Sie Ihre akute Verstopfung, die also erst seit kurzem besteht, mit einem der angeführten Mittel nicht wegbringen, bedarf es einer konstitutionellen Behandlung.

Verstopfung

Verstopfung	Acon.	All. c.	Ant. t.	Apis	Arn.	Ars.	Bell.	Bry.	Calend.	Canth.	Carb. v.	Caust.	Cham.	Chin.	Cocc.	Coff.	Coloc.	Dros.	Dulc.	Eup. per.	Ferr. p.	Gels.	Glon.	Hep.	Hyper.	Ign.	Ipec.	Kal. bi.	Kal. c.	Lach.	Led.	Mag. p.	Merc.	Nat. m.	Nux v.	Phos.	Phyt.	Puls.	Pyrog.	Rhus t.	Ruta	Samb.	Sec.	Sep.	Sil.	Spong.	Staph.	Sulf.	Symph.	Verat.
n. Ärger								●																											●													●		
n. Abführmittelmißbrauch																																			●													●		
b. alten Leuten								●																						●					●	●	●			●		●						●		
n. Arzneimittelmißbrauch								●					●				●													●					●													●		
b. Babys								●																																										
Bedürfnis fehlt								●																																									●		●
Drang häufig, aber umsonst																																			●	●														
dünner Stuhl						●							●																								●									●				
d. Flaschennahrung b. Babys																																			●															
groß, dunkel, w. Kadaver riechend																																							●											
großer Stuhl					●			●					●				●												●	●					●	●	●			●	●			●	●			●		●
hart								●					●	●	●														●	●			●		●	●	●							●	●			●		●
Kinder					●		●	●					●																																●	●			●		●
knollenartig, trocken, schwergängig													●																						●					●										
m. Kopfschmerz								●														●													●	●		●						●						●
b. Magenstörung								●																											●			●												
d. Milch																																			●															
m. "nicht fertig"-Empfinden																																			●	●									●					
a. Reisen, b. Fremden																																			●															
schmerzhaft								●					●																	●										●								●		●
m. schmerzhaftem Drang																																			●															
Schmerz stechend b. hartem Stuhlgang							●																																									●		
b. Schwangerschaft			●					●																								●			●			●						●				●		
schwergehender Stuhl	●		●					●							●	●	●	●				●		●		●				●	●		●		●	●		●				●		●	●			●		
schwergehender Stuhl, aber weich											●				●					●		●		●			●			●	●				●	●		●				●		●	●		●	●		●

Verstopfung

2

	Acon.	All. c.	Ant. t.	Apis	Arn.	Ars.	Bell.	Bry.	Calend.	Canth.	Carb. v	Caust.	Cham.	Chin.	Cocc.	Coff.	Coloc.	Dros.	Dulc.	Eup-per.	Ferr. p.	Gels.	Glon.	Hep.	Hyper.	Ign.	Ipec.	Kal. bi.	Kal. c.	Lach.	Led.	Mag. p.	Merc.	Nat. m.	Nux v.	Phos.	Phyt.	Puls.	Pyrog.	Rhus t.	Ruta	Samb.	Sec.	Sep.	Sil.	Spong.	Staph.	Sulf.	Symph.	Verat.
b. Seefahrt									●																																									
d. Sitzen, zuviel									●																											●									●			●		
Stuhldrang vorhanden													●	●			●																			●	●	●				●			●	●		●		
trocken									●				●																	●					●	●	●			●					●	●		●		●
ungenügend, unvollständiger Stuhl					●	●	●	●	●				●	●			●							●		●				●						●				●					●	●		●		
vergeblicher Stuhldrang			●	●			●	●	●				●	●	●			●	●						●				●		●	●	●	●	●	●	●	●				●			●	●			●	●
n. Verletzung, mechanischer					●																																					●								

Zahnschmerzen

kann man durch homöopathische Mittel sehr gut lindern und erträglich machen. Aber man kann keinen schlechten, kariösen Zahn wieder gesund machen. Homöopathie kann weder die Zange noch den Bohrer des Zahnarztes ersetzen - leider. Also bleibt Ihnen der Gang zu dem unbeliebtesten aller Fachärzte nicht erspart.

Wenn allerdings die Furcht vor dem Zahnarzt abnormal stark sein sollte, läßt sich diese Furcht homöopathisch behandeln, und zwar mit Erfolg. Beim Studieren der Rubriken werden Sie auf die entsprechenden Mittel stoßen.

Bedenken Sie bitte, daß kranke Zähne Krankheitsherde sind, die auch zu Störungen und Beschwerden an anderen Organen führen können. Daher ist die mindestens jährlich vorzunehmende Routineuntersuchung durch den Zahnarzt für jedermann unerläßlich.

Allerdings können Zähne, auch ganze Zahnreihen weh tun, ohne daß die Zähne schlecht sein müssen. In diesem Fall muß der Zahnarzt passen. Da sind Sie wieder fein heraus mit Ihren „Heilenden Schlucken".

Es wird empfohlen, nach einem gezogenen Zahn Arnica-Schlucke zu nehmen. Nur bei besonders starken und unerträglichen Schmerzen nehmen wir ausnahmsweise in stündlichem Wechsel Schlucke von Acon. und Arn. Dadurch wird die Blutung gestillt, die Schmerzen gelindert und die Heilung gefördert.

Zahnschmerzen

	Acon.	All. c.	Ant. t.	Apis	Arn.	Ars.	Bell.	Bry.	Calend.	Canth.	Carb. v.	Caust.	Cham.	Chin.	Coc c.	Coff.	Coloc.	Dros.	Dulc.	EupPer.	Ferr. p.	Gels.	Glon.	Hep.	Hyper	Ign.	Ipec.	Kal. bi.	Kal. c.	Lach.	Led.	Mag-p.	Merc.	Nat. m.	Nux v.	Phos.	Phyt.	Puls.	Pyrog.	Rhus t.	Ruta	Samb.	Sec.	Sep.	Sil.	Spong.	Staph.	Sulf.	Symph.	Verat.
abwechselnde Seiten																		●	●																															
d. Ärger	●												●																						●															●
allmählich zu- u. abnehmend							●																																											
m. Angst	●																●																																	
anhaltend													●																						●												●			
atmen, tief, schl.												●																						●															
m. Backenschwellung							●		●								●																●		●			●							●					
Berührung m. d. Zunge schl.										●						●								●												●	●			●				●						
Bewegung bess.																																					●			●	●									
bohrend, nagend							●					●												●													●	●		●					●		●	●		
d. Brotkrumen																																															●			
m. Durchfall													●								●																													
einschießend							●																										●																	
empfindl. Zähne, Zahnbeh. unerträgl.																								●																								●		
Entzündung n. gezogenen Zähnen						●																																												
d. Erkältung	●						●						●	●	●				●					●	●				●				●		●			●		●							●			
Essen, kauen schl.							●		●	●			●														●						●	●	●	●	●	●		●					●		●			
Feuchtigkeit, d. Arbeit i. d.						●													●																															
m. Fieber	●						●						●										●																											
m. Furcht v. d. Zahnarzt	●																									●																								
m. Furcht v. d. Zahnarzt, m. Durchfall																										●																								
geistesabwesend	●												●																																					
Geräusche schl.																	●																																	
Gesicht rot	●						●						●										●																											
Gesicht eine Seite rot, andere blaß	●												●																																					

Zahnschmerzen

2

	Acon.	All. c.	Ant. t.	Apis	Arn.	Ars.	Bell.	Bry.	Calend.	Canth.	Carb. v.	Caust.	Cham.	Chin.	Cocc.	Coff.	Coloc.	Dros.	Dulc.	Eupper.	Ferr. p.	Gels.	Glon.	Hep.	Hyper.	Ign.	Ipec.	Kal. bi.	Kal. c.	Lach.	Led.	Mag. p.	Merc.	Nat. m.	Nux v.	Phos.	Phyt.	Puls.	Pyrog.	Rhus t.	Ruta	Samb.	Sec.	Sep.	Sil.	Spong.	Staph.	Sulf.	Symph.	Verat.
gesunde Zähne schmerzen	●												●	●			●																															●		
getragen werden, will													●																																					
a. hartes beißend																																						●												
m. Hitze, Durst, Ohnmacht														●																																				
Kälte bess.							●	●					●	●	●		●					●		●										●	●	●												●	●	
Kälte schl.														●	●															●			●	●	●			●		●				●	●			●	●	
kaltes Essen u. Trinken schl.																																	●	●																
kalte Getränke bess.		●						●						●																							●													
kalte Luft bess.																																			●		●													
Karies vorzeitig (Kinder)																																															●			
m. Eiterung																								●						●				●			●								●					
n. Kieferoperation																																										●								
b. Kindern							●							●			●																	●																
klopfend (s.-pulsierend)							●																																								●			
z. → Kopf					●		●						●	●								●										●		●	●						●							●	●	
i. Liegen schl.								●	●					●												●								●	●		●			●				●				●	●	
nachts schl.							●	●						●																				●														●	●	
d. Nasswerden								●																												●				●										
Nervenschmerz b. Bohren (Zahnarzt)																										●																								
nervöse Patienten	●						●	●						●			●					●											●					●										●		
z. → Ohr							●	●						●	●																			●	●	●		●			●				●			●	●	
plötzlich							●							●																					●	●									●					
n. Plombieren						●																															●							●						
a. prothesentragenden Zähnen							●							●																				●													●			
pulsierend							●	●					●	●	●		●						●								●	●		●	●			●								●		●	●	●

218

Zahnschmerzen

3

	Acon.	All. c.	Ant. t.	Apis	Arn.	Ars.	Bell.	Bry.	Calend.	Canth.	Carb. v.	Caust.	Cham.	Chin.	Cocc.	Coff.	Coloc.	Dros.	Dulc.	Eup. per.	Ferr. p.	Gels.	Glon.	Hep.	Hyper.	Ign.	Ipec.	Kal. bi.	Kal. c.	Lach.	Led.	Mag. p.	Merc.	Nat. m.	Nux v.	Phos.	Phyt.	Puls.	Pyrog.	Rhus t.	Ruta	Samb.	Sec.	Sep.	Sil.	Spong.	Staph.	Sulf.	Symph.	Verat.
Rauchen schl.							●						●	●	●												●							●		●														
Reiben d. Wange bess.																																		●			●													
a. Reisen							●		●				●																											●		●						●		
Saugen a. d. Zähnen schl.							●					●																			●			●											●					
b. scharfem Wind schl.	●	●										●																																	●		●			
schlaflos							●						●			●																													●		●			
d. Schlag, Stoß, Kinnhaken					●																																													
schlechter Zahn (m. Karries)																																	●		●										●					
schreiend, wütend, unruhig													●																																					
i. Schwangerschaft	●						●						●																											●					●			●		
m. Schweiß							●								●																																			
Spielsachen, wirft weg													●																																					
spielt trotz Fieber (Kind)																						●																												
starke, unerträgliche	●						●						●				●								●											●														
Stelle wechselnd																																●																		
n. Süßigkeiten																																						●							●					
b. Überempfindlichen (besond. Kdr.)													●																																					
Wärme bess.								●																									●	●	●	●				●				●						
Wärme schl.										●			●				●																	●			●			●										●
warme Getränke bess.								●																										●			●					●						●	●	
warme Getränke schl.			●										●				●													●			●							●				●						
z. → Wangen										●			●																																					
Weisheitszähne, Durchbruch													●																																		●			
wundes Zahnfleisch					●																																													
Zähneputzen schl.							●					●																			●																	●		

219

Zahnschmerzen

4

	Acon.	All. c.	Ant. t.	Apis	Arn.	Ars.	Bell.	Bry.	Calend.	Canth.	Carb. v.	Caust.	Cham.	Chin.	Cocc.	Coff.	Coloc.	Dros.	Dulc.	Eupper.	Ferr. p.	Gels.	Glon.	Hep.	Hyper.	Ign.	Ipec.	Kal. c.	Kal. bi.	Lach.	Led.	Mag. p.	Merc.	Nat. m.	Nux v.	Phos.	Phyt.	Puls.	Pyrog.	Rhus t.	Ruta	Samb.	Sec.	Sep.	Sil.	Spong.	Staph.	Sulf.	Symph.	Verat.
n. Zahnoperation: Blutung					●																															●														
Zahnung m. Bluten								●													●															●									●		●			
Zahnungsbeschwerden							●	●					●			●					●											●						●							●		●			
Zahnungsbeschw., schlaflos	●							●					●			●					●	●														●														
Zahnziehen, davor	●							●					●																																					
Zahnziehen, danach	●				●																															●												●		
Zahnziehen, vor- u. danach					●																																													
ziehend, zuckend								●					●			●																●	●		●										●					
d. Zugluft								●					●	●																															●				●	
zusammenbeißen d. Zähne bess.									●					●	●	●										●												●												

Weitere Beschwerden

Im folgenden finden Sie einige weitere alltägliche Übel, zu denen aber nur wenige Rubriken stehen, entweder weil es nicht viel mehr darüber zu sagen gibt, oder weil sie nur beschränkt geeignet sind für die Selbstbehandlung. Denken Sie gerade hier aber auch immer daran, wenn Sie eine Rubrik vermissen, in den Kapiteln „Modalitäten" oder „Ursache" nachzuschauen. So finden Sie bei Hexenschuß zum Beispiel nicht die Rubrik „Bewegung bessert", wohl aber im Kapitel „Modalitäten". Oder Sie suchen vergebens Ohrenschmerzen, durch Kälte ausgelöst. Im Kapitel „Ursachen" finden Sie aber die Mittel, an welche bei Krankheitsauslösung durch Kälte zu denken ist.

Abszeß

Ein Abszess ist ein abgekapselter Eiterungsprozeß, etwa ein Furunkel, der meist durch Bakterien ausgelöst wird. Wer viel unter Pickeln und Furunkeln leidet, bedarf einer chronischen Behandlung durch den Homöopathen. Ein Furunkel an Hals oder Gesicht kann lebensgefährliche Folgen haben, denn der Eiter kann, besonders wenn daran herumgedrückt wird, den Weg zu den empfindlichen Gehirnhäuten finden. Dann besteht die Gefahr einer Hirnhautentzündung.

Beachten Sie daher: Bei Furunkeln an Hals, Gesicht und überhaupt im Kopfbereich ist grundsätzlich der Arzt zuständig! Das gilt natürlich nicht für die kleinen Gesichtspickel, die sich gerne in der Pubertätszeit einstellen.

Asthma

Die Asthmabehandlung ist schwierig, erfordert viel Erfahrung und gehört in die Hand des Fachmanns. Kommt jedoch unerwartet ein Asthmaanfall, können Sie bis zum Eintreffen ärztlicher Hilfe Ihre akuten Beschwerden mit homöopathischen Mitteln lindern.

Augenbeschwerden

Wenn sich Ihre Bindehautentzündung trotz gut gewähltem homöopathischen Mittel noch verschlimmert, oder wenn sich nach vier Tagen immer noch keine Besserung zeigt, müssen Sie den Arzt aufsuchen. Der Arzt ist auch zuständig, wenn Sie Nebel oder farbige Ringe um Lichtquellen sehen, dabei Kopf- oder Gesichtsschmerzen haben und sich dazu eventuell noch eine Übelkeit einstellt. All das sind Anzeichen eines erhöhten Augeninnendrucks und bedeuten: Gefahr!

Blasenentzündung

Leider stehen uns hier auch für eine akute Blasenentzündung zu wenig Mittel und auch zu wenig Symptome zur Verfügung. Wenn Sie schwanger sind, Fieber oder Lendenschmerzen haben, sollten Sie ohnehin zum Arzt gehen. Sonst könnten Sie Cantharis versuchen, besonders dann, wenn der Urin wie Feuer an den Schleimhäuten brennt; oder Nux vomica, wenn Wärme die Schmerzen deutlich lindert und Sie dabei reizbar und ungeduldig sind.

Bluthochdruck

Wir können mit unseren bescheidenen Möglichkeiten eine akute Erhöhung des Blutdrucks nur unter ganz wenigen Voraussetzungen selbst behandeln. Lesen Sie bitte die Rubrik! Alles andere, vor allem der chronische Bluthochdruck, kann lebensgefährlich sein und gehört unbedingt unter ärztliche Kontrolle.

Drüsenentzündung

Etwa infolge einer Infektion können sich Drüsen entzünden. Bei der Behandlung werden wir aber in erster Linie andere Symptome, wie zum Beispiel die Fiebersymptome zur Mittelsuche heranziehen. Die angegebenen Mittel sind als akute Notfallbehandlung zu verstehen. Wer zu Drüsenstörungen oder -entzündungen neigt, bedarf einer konstitutionellen Behandlung mit klassischer Homöopathie. Nur so kann diese Neigung gelöscht werden.

Erfrierungen

Das sind juckende und schmerzhafte Anschwellungen an Händen, Füßen, zuweilen auch im Gesicht, die unbedingt einer Behandlung bedürfen. Schon länger zurückliegende Erfrierungen, die bereits chronisch geworden sind, können wir nicht beeinflussen.

Gallenkolik

Bei Gallenkoloken können und müssen wir versuchen, die Schmerzen zu lindern. Beachten Sie dazu auch die Rubriken des Kapitels „Bauchschmerzen". Wenn uns aber auf die Dauer geholfen werden soll, werden wir um eine ärztliche Untersuchung nicht herumkommen. Zunächst versuchen wir alle fünf Minuten einen Schluck Belladonna-Lösung.

Gelenkentzündung

Eine Gelenksentzündung, durch eine Erkältung oder durch einen Unfall hervorgerufen, ist gut behandelbar. Allerdings fehlt das entsprechende Stichwort in unseren Rubriken. Versuchen Sie bitte ja nicht, sich selbst oder ein Familienmitglied mit chronischer Polyarthritis zu behandeln. Sie könnten derartige Verschlimmerungen bewirken, daß die behandelte Person ins Krankenhaus gebracht werden muß. Schleunigst zum Arzt müssen Sie auch bei sehr heftigen, rasch zunehmenden Gelenkschmerzen, womöglich mit Rötung, Schwellung und Überwärmung des betroffenen Gelenks. Hierbei könnte es sich um eine bakterielle Gelenksentzündung handeln, die rasch zur Gelenkszerstörung führen kann.

Gerstenkorn

Darunter versteht man einen Pickel am Augenlid. Er entsteht durch Infektion einer Talgdrüse. Mit unseren homöopathischen Mitteln kann in diesem Fall ohne Skalpell gut und schnell geholfen werden. Staph., Puls. u.a. sind die infrage kommenden Mittel.

Gürtelrose

Das ist ein durch ein Virus hervorgerufener Hautausschlag mit Bläschen entlang dem Verlauf von Nerven an Gesicht, Brust und Bauch.

Hexenschuß

Wenn infolge einer starken Anstrengung des Rückens und Kreuzes plötzlich ein heftiger Schmerz in den Rücken schießt, so daß man sich unmöglich wieder gerade aufrichten kann, ja sich überhaupt nicht mehr rühren kann, weil auch die geringste Bewegung große Schmerzen bereitet, so spricht man von einem Hexenschuß. Der Schmerz kann aber auch nur durch eine bestimmte Bewegung kommen. Nun haben aber auch akute Anfälle von Hexenschuß oder Ischias ihre tiefere Ursache, man sagt ja: Von nichts kommt nichts. Nagender Kummer, auch Liebeskummer oder Berufsfrust können zum Beispiel auslösende Faktoren sein. Sehen Sie sich daher immer auch die Rubriken mit den Ursachen an. Wenn ein Rheumatiker immer wieder vom Hexenschuß befallen wird, und das schon nach einer harmlosen Bewegung, sollte er lieber zum klassischen Homöopathen gehen und sich konstitutionell behandeln lassen. Bei allen akuten und einfach gelagerten Fällen können Sie es mit unseren „Heilenden Schlucken" probieren.

Ischias

Auch der akute Ischiasschmerz ist ein dankbares Feld für die homöopathische Behandlung. Grenzen sind Ihren eigenen Behandlungsversuchen lediglich dann gesetzt, wenn beide Beine gelähmt sind oder wenn es zu Störungen der Harn- oder Stuhlentleerung kommt.

Kreislaufschwäche

Viele kennen das, wenn es einem so eigenartig flau wird mit Schwindel, großer Mattigkeit und Schweißausbruch: Es ist zwar noch nicht zum Sterben, aber man braucht schnell ein Kreislaufmittel. Da hilft zum Beispiel Korodin oder Diacard, sofern man es zur Hand hat. Ebenso schnell kann eines unserer homöopathischen Mittel helfen, wenn Sie den Kreislaufkranken genau beobachten, um es finden zu können. Zum Glück kommen nur zwei, drei Mittel in Frage. Das aber sollten wir uns merken: Ist ein Kreislauflabiler schon mal umgekippt und bewußtlos geworden, muß er eine Weile liegen bleiben, damit sein Gehirn wieder richtig durchblutet wird.

Ohnmacht

Eine Ohnmacht kann viele Ursachen haben, von der harmlosen Kreislaufregulationsstörung, ausgelöst durch Schreck, Übermüdung oder verbrauchte Luft, bis zum Herzinfarkt. Im ersten Fall genügt es meistens, den Ohnmächtigen auf den Rücken zu legen und die Beine etwas hochzulagern. Unbeaufsichtigte Bewußtlose legt man auf die Seite. Sackt aber zum Beispiel in der Straßenbahn ein älterer Mann zusammen, müssen Sie an etwas Ernsteres denken. Hier muß erst mal geprüft werden, ob der Bewußtlose überhaupt atmet und Puls hat. Den

Umgang mit Bewußtlosen lernen Sie in jedem Erstehilfekurs. Erst wenn ein Bewußtloser richtig gelagert ist, bekommt er die homöopathischen Globuli in den Mund geschoben. Bitte geben Sie einem Ohnmächtigen keine Schlucke, sonst könnte er Ihnen ersticken! Wenn der Ohnmächtige nicht binnen drei Minuten sein Bewußtsein wiedererlangt, ist der Notarzt zu rufen.

Ohrenschmerz

Wir müssen uns im klaren sein: Ein akuter Ohrenschmerz kann unter Umständen das erste Stadium einer Mittelohrentzündung sein, die in der Regel durch Infektion der oberen Luftwege oder durch einen Schnupfen zustande kommen kann.

Natürlich kann eine Mittelohrentzündung homöopathisch geheilt werden, keine Frage. Aber das Risiko einer Laienbehandlung ist zu groß. Daher bitte ich Sie bei Ohrenschmerzen das passende Mittel zu suchen und auch zu geben. Wenn sich aber binnen zwei Tagen nichts ändert, sollte der Arzt aufgesucht werden. Ebenso wenn sich ein Ohrenausfluß einstellt oder der Schädelknochen hinter dem Ohr schmerzempfindlich wird oder das Hörvermögen sich verschlechtert. Wenn wir einen Schnupfen behandeln, der gemeinsam mit Ohrenweh auftritt, und wir behandeln auf Grund der Symptomatik mit dem ähnlichsten Mittel, kann es durchaus sein, daß dann nicht nur der Schnupfen, sondern auch eine beginnende Mittelohrentzündung geheilt wird. Ist das nicht eine tolle Sache?

Ein Baby kann leider nicht sagen, wo es ihm weh tut. Aber man erkennt Ohrenschmerzen beim Baby daran, daß es häufig sein Händchen am Ohr hat. Wenn sich jedoch, vor allem bei Kindern, trotz ärztlicher Behandlung, Mittelohrentzündungen immer wieder einstellen, besteht eine Veranlagung dazu, und es bedarf einer konstitutionellen Behandlung. Eine solche Behandlung dauert freilich längere Zeit. Dafür wird aber auch die Veranlagung korrigiert, so daß das Kind künftig keine Mittelohrentzündungen mehr bekommt.

Schlaflosigkeit

Um eine akute Schlaflosigkeit zu beheben ist oft gar keine besondere Behandlung notwendig. Wenn Sie empfindlich sind und nachmittags zu spät Kaffee, Schwarztee oder Wein trinken oder abends Schwerverdauliches essen, können Sie nicht oder nicht gut schlafen. Ebenso, wenn Sie zum Abendbrot Lebensmittel mit künstlich zugesetzten Phosphaten essen, zum Beispiel billigen Emmentaler-Käse. Auch wenn Sie abends zu spät Körnerbrei oder gar Frischkornbrei, vor allem mit Haferanteilen, essen, dann werden Sie nachts, falls Sie ein Mann sind, ein hochpotenter Liebhaber sein können, aber der Schlaf wird sich schwer einstellen.

Auch wenn man sich aus lauter Angst vor einer Erkältung abends im Bett Wärmflaschen oder Heizkissen an die Nierengegend legt, ist es meist mit dem Schlaf vorbei; wir werden viel zu aufgekratzt, denn die Nieren sind unser „nervöses" Organ.

Viele Menschen warten auch vergeblich auf den Schlaf, wenn sie kalte Füße haben oder abends ein zu heißes Bad genommen haben. Es gibt noch genug andere Ursachen. Bitte suchen Sie bei Schlaflosigkeit nach einer Ursache und nur, wenn es eine Ursache ist, die Sie nicht abstellen können, suchen Sie das entsprechende homöopathische Mittel.

Dauert Ihre Schlaflosigkeit schon längere Zeit an, ohne daß Sie eine Ursache dafür finden können, sollten Sie mit Ihrem Arzt sprechen.

Schließlich, wer als älterer Mensch, der ohnehin schon mit weniger Schlaf auskommt, bei seinem ausgedehnten Mittagsschläfchen wie ein Murmeltier schläft, braucht sich nicht zu wundern, wenn er nachts Schäfchen zählen muß.

Schwäche

Sollten Sie häufiger unter Schwäche- und Erschöpfungszuständen leiden, ist das kein akuter Fall und daher für eine Selbstbehandlung ungeeignet. Wenn Ihre auch akute Schwäche mit psychischen Symptomen vergesellschaftet ist, etwa mit Depression, Verwirrung, sollten Sie den Homöopathen aufsuchen.

Sonnenstich

Der Kranke muß an einen schattigen und kühlen Platz gebracht werden, und auf seinen Kopf legt man ein kaltes nasses Handtuch. Die homöopathische Behandlung muß sofort beginnen. Wenn allerdings nach einigen Gaben unseres gefundenen Mittels die Temperatur weiter ansteigt und die Haut des Erkrankten sich heiß und trocken anfühlt, müssen wir den Notarzt rufen, denn dann handelt es sich um einen Notfall.

Zwischenrippenschmerz

Das ist eine Neuralgie, die verschiedene Ursachen haben kann. Wenn die Zwischenrippenräume am Brustkorb lediglich bei Bewegung oder auf lokalen Druck mit dem Daumen schmerzen, können Sie sich selbst behandeln. Wenn allerdings zusätzlich eine erhöhte Temperatur da ist, könnte es sich um eine Lungen- oder Rippfellentzündung handeln!

Bildschirmbelastung

Falls Sie den ganzen Tag vor einem Bildschirm sitzen müssen, und Sie haben dadurch gesundheitliche Probleme und zwar nicht nur mit den Augen, versuchen Sie es mit dem Mittel Ruta. Voraussetzung aber ist, daß das Bildschirmgerät mit einem geerdeten Strahlenfilter versehen wird. Entschließt man sich zum Austausch des Gerätes, sollte man sich für ein Gerät mit Plasmabildschirm und nur für eine Schwarz-weiß-Darstellung entscheiden. Hoffentlich macht der Chef mit!

Wundsein des Babys

Die gefährdeten Stellen sind die, wo sich Hautstellen berühren: in der Gesäßkerbe, zwischen den Beinen, unter dem Kinn, am Hals und so weiter. Diese Stellen müssen sauber und trocken gehalten werden durch ein neutrales Puder (zum Beispiel reines Reismehl ohne Zusätze). Ungeachtet dessen, wodurch das Wundsein Ihres Babys zwischen den Oberschenkeln, Im Genitalbereich, am After oder wo auch immer zustande kam, benutzen wir zur Mittelfindung zunächst, wie immer, die akute Symptomatik. Erst zum Schluß nehmen wir die Ursache, falls wir überhaupt eine feststellen können hinzu, zum Beispiel: „durch Reibung". Andere Ursachen für Wundsein sind: ein Pilz, eine Allergie gegenüber einem Nahrungsmittel oder gegenüber einem bestimmten Windelmaterial oder aber das ganze beruht auf einer Überempfindlichkeit der Haut gegenüber ständiger Feuchtigkeit. Falls gestillt wird, kann auch die Mutter das Mittel einnehmen. Beginnen solche wunden Stellen gar zu eitern, hilft meistens Merc. oder Hep.

Leider fehlen uns drei Mittel bei der Behandlung dieses Krankheitsbildes, aber mit unserer 50 Mittel-Apotheke werden wir trotzdem in vielen Fällen einen Erfolg erzielen können.

Weitere Beschwerden 1

	Acon.	All. c.	Ant. t.	Apis	Arn.	Ars.	Bell.	Bry.	Calend.	Canth.	Carb. v.	Caust.	Cham.	Chin.	Cocc.	Coff.	Coloc.	Dros.	Dulc.	Eupper.	Ferr. p.	Gels.	Glon.	Hep.	Hyper.	Ign.	Ipec.	Kal. bi.	Kal. c.	Lach.	Led.	Mag-p.	Merc.	Nat. m.	Nux v.	Phos.	Phyt.	Puls.	Pyrog.	Rhus t.	Ruta	Samb.	Sec.	Sep.	Sil.	Spong.	Staph.	Sulf.	Symph.	Verat.
Abszeß, akuter		●			●	●	●	●		●														●						●				●			●			●	●						●			●
Asthma-Anfall							●					●																●							●															
" m. Angst, sich hinzulegen							●																																											
" Atmung keuchend							●																																											
" m. Brechreiz n. Husten												●																																						
" m. Brennen i. d. Brust							●																																											
" m. Drücken a. d. Brust																												●																						
" Erstickungsgefühl, keuchend																												●																						
" Kälte schl.																																																		
" Kopf-Hochlagerung bess.							●																																											
" Schwäche, große							●																																											
" Sprechen u. abends schl.												●																																						
" n. verdorbenem Magen m. Aufstoßen																																			●															
" Wärme bess.							●																																											
" warme Getränke bess.							●																																											
Augenschäden d. Schweißlicht od. Sonne							●																																											
Augenüberanstrengung d. Lesen u. Handarbeit																																									●									
Bildschirmbelastung allg.																																									●									
Bindehautentzündung	●				●		●	●											●			●			●								●					●		●								●		
" Absonderung weißlich-cremig							●													●					●								●					●		●								●		
" m. Augenbrennen					●		●		●																															●										
" m. Hitze u. Brennen	●						●		●																																									
" Hitze schl.					●				●	●														●											●														
" Kälte schl.							●																		●																				●				
" m. Kopfschmerzen					●																											●																	●

Weitere Beschwerden 2

Beschwerde	Acon.	All. c.	Ant. t.	Apis	Arn.	Bell.	Bry.	Calend.	Canth.	Carb. v.	Caust.	Cham.	Chin.	Cocc.	Coff.	Coloc.	Dros.	Dulc.	Eup. per.	Ferr. p.	Gels.	Glon.	Hep.	Hyper.	Ign.	Ipec.	Kal. bi.	Kal. c.	Lach.	Led.	Mag. p.	Merc.	Nat. m.	Nux v.	Phos.	Phyt.	Puls.	Pyrog.	Rhus t.	Ruta	Samb.	Sec.	Sep.	Sil.	Spong.	Staph.	Sulf.	Symph.	Verat.
Bindehautentzündung m. Lichtscheu	•					•	•																										•		•													•	
" d. Luftzug od. trockenen Wind	•																																																
" nachts schl.																			•														•						•										
" b. naßkaltem Wetter																			•														•												•				
" plötzlicher beginn	•																																																
" Reizung d. Fremdkörper	•				•																																•												•
" m. Rötung d. Lidränder					•	•	•																	•															•										•
" m. Sandkorngefühl i. Auge	•																																																
" d. Schnee, Sonne	•																																																
" Waschen schl.																																																•	
Bluthochdruck, akuter					•																									•														•				•
Drüsenentzündung, akute	•					•							•										•										•			•			•										
Entzündung allg.	•					•		•	•	•		•									•		•										•	•	•									•	•		•	•	•
Entzündung n. Operation					•			•																																									
Erfrierung	•						•									•																					•	•											
" m. Hitze u. Stechen i. Kopf	•																																																
" m. Scheintod															•																																		
" m. Schmerzen b. Auftauen															•																																		
Ertrinken i. eigenen Absonderungen			•																																														
Gallenkolik							•	•					•	•		•																		•														•
Gerstenkorn, Hagelkorn				•			•																•										•	•			•							•	•	•	•		
" Nasenwinkel-Nähe																													•	•			•	•			•								•				
" a. Oberlid							•																											•			•										•		
" a. Unterlid																							•			•							•				•		•										
" Verhärtung, nachfolgende																																												•	•		•		

Weitere Beschwerden 3

	Acon.	All. c.	Ant. t.	Apis	Arn.	Ars.	Bell.	Bry.	Calend.	Canth.	Carb. v.	Caust.	Cham.	Chin.	Cocc.	Coff.	Coloc.	Dros.	Dulc.	Eupper.	Ferr. p.	Gels.	Glon.	Hep.	Hyper.	Ign.	Ipec.	Kal. bi.	Kal. c.	Lach.	Led.	Mag. p.	Merc.	Nat. m.	Nux v.	Phos.	Phyt.	Puls.	Pyrog.	Rhus t.	Ruta	Samb.	Sec.	Sep.	Sil.	Spong.	Staph.	Sulf.	Symph.	Verat.
Gürtelrose					•		•				•		•						•					•	•					•			•							•								•	•	
Hautausschlag d. Meeresquallen																																•																		
" Nesselausschlag m. Fieber						•																				•						•								•								•		
" " m. Schwellung						•																																												
Herpes um d. Mund a. d. See																																								•										
Hexenschuß		•				•	•	•					•	•					•							•	•				•				•	•	•			•				•	•			•		
" m. Ischias		•							•								•																•							•										
" d. Nässe u. Kälte (Baden)																			•																															
" m. reißenden Schmerz									•				•																•											•	•				•					
" schießend → Oberschenkel																										•	•													•										
" m. schmerzhaften Muskelkrämpfen																																								•										
" d. Überheben																																									•									
" w. zerschlagen					•			•											•																					•	•									
Hitzekollaps											•																																							
" b. geschwächter Kondition, Schwindel											•																																							
" n. reichlicher Mahlzeit											•																																							
" b. Wetter_Tief																																		•																
Hitzschlag, Gehen bess.																																																		•
" Puls schnell u. schwach																																																		•
" Schweiß kalt																																																		•
" m. Übelkeit u. Blässe																																																		•
" Wärme bess.																																																		•
Hitzeschwäche, Hitzekrampf																																		•																•
Höhenkrankheit	•						•	•			•					•														•						•														•
" v. Flug vorbeugen								•								•																																		

229

Weitere Beschwerden 4

	Acon.	All-c.	Ant-t.	Apis	Arn.	Ars.	Bell.	Bry.	Calend.	Canth.	Carb-v.	Caust.	Cham.	Chin.	Cocc.	Coff.	Coloc.	Dros.	Dulc.	Eup-per.	Ferr-p.	Gels.	Glon.	Hep.	Hyper.	Ign.	Ipec.	Kali-bi.	Kali-c.	Lach.	Led.	Mag-p.	Merc.	Nat-m.	Nux-v.	Phos.	Phyt.	Puls.	Pyrog.	Rhus-t.	Ruta	Samb.	Sec.	Sep.	Sil.	Spong.	Staph.	Sulf.	Symph.	Verat.
Ischialgie	●							●						●			●															●	●			●		●		●										
" Bein z. Bauch ziehen bess.																	●																																	
" m. brennendem Schmerz							●										●																				●			●										
" Druck bess.																																	●							●										
" v. Durchnässung																																								●										
" Entblößen d. Beine schl.																																	●																	
" Gehen bess.																																	●																	
" m. Kälte d. schmerzhaften Beins																															●																			
" kommt u. verschwindet plötzl.								●																									●																	
" Liegen a. schmerzhaften Seite bess.									●								●																																	
" nasses Wetter																																					●			●										
" d. Reizung d. Nervs																										●																								
" Schmerz → Außens. d. Beins hinab																																						●												
" m. Taubheitsgefühl																	●																			●				●										
" Wärme schl.																																●																		
Kollaps m. kaltem Atem											●																																							
" m. kaltem Schweiß											●																																							●
" m. Lufthunger											●																																							
Kreislaufkollaps					●	●	●				●																			●																	●			●
" Atem, Glieder, Schweiß kalt											●																																							
" absinkender Blutdruck oft nachts																																																		●
" m. niedrigem Blutdr., sterbenselend							●																																											
Kreislaufschwäche							●				●				●	●						●										●						●												●
" m. bläulichen Lippen							●								●																	●						●												●
" Handvenen verfallen (dünn)											●						●					●																												●

230

Weitere Beschwerden 5

	Acon.	All. c.	Ant. t.	Apis	Arn.	Ars.	Bell.	Bry.	Calend.	Canth.	Carb. v.	Caust.	Cham.	Chin.	Coc.	Coff.	Coloc.	Dros.	Dulc.	Eup.-per.	Ferr. p.	Gels.	Glon.	Hep.	Hyper.	Ign.	Ipec.	Kal. bi.	Kal. c.	Lach.	Led.	Mag-p.	Merc.	Nat. m.	Nux v.	Phos.	Phyt.	Puls.	Pyrog.	Rhus t.	Ruta	Samb.	Sec.	Sep.	Sil.	Spong.	Staph.	Sulf.	Symph.	Verat.
Kreislaufschwäche m. Herzklopfen u. Übelkeit																																																		●
" m. Schweißausbruch																																																		●
" m. Schwindel, Übelkeit, Dunkelwerden																																																		●
" b. schwülem Wetter (Tiefdruck)													●									●								●						●														
" n. Überanstrengung od. Verletzung					●																																													
Kreuzschmerz d. Erkältung																			●																					●										
müde v. Überanstrengung					●																																													
Muskelentzündung					●				●																															●										
Muskelkater					●																																													
Muskeln u. Gelenke schmerzen					●																																													
Muskelschmerzen	●				●		●	●	●	●			●				●					●		●									●		●					●	●									●
" n. Operation									●																																									
Muskelverspannungen																																					●													
Nasenbluten n. Anstrengung					●																																													
" d. Schneuzen					●																																●													
" starkes, hellrotes																					●						●																							
Ohnmacht d. Aufregung	●												●				●					●				●												●												●
" " hinlegen bess.																	●																					●											
" " Wärme bess.																	●																																	
" frische Luft bess.																																						●												
" frische Luft schl.												●																							●										●					
" Regel, i. Verbindung m. d.																	●					●										●						●						●						●
" d. Schmerzen, starke	●												●			●										●						●																		
" n. Schreck	●																					●				●																								●
" n. Stehen, langem				●				●																													●	●							●			●		

231

Weitere Beschwerden 6

Weitere Beschwerden 6	Acon.	All. c.	Ant. t.	Apis	Arn.	Ars.	Bell.	Bry.	Calend.	Canth.	Carb. v	Caust.	Cham.	Chin.	Cocc.	Coff.	Coloc.	Dros.	Dulc.	Eupper.	Ferr. p.	Gels.	Glon.	Hep.	Hyper.	Ign.	Ipec.	Kal. bi.	Kal. c.	Lach.	Led.	Mag-p	Merc.	Nat. m.	Nux v.	Phos.	Phyt.	Puls.	Pyrog.	Rhus t.	Ruta	Samb.	Sec.	Sep.	Sil.	Spong.	Staph.	Sulf.	Symph.	Verat.
Ohnmacht, Wärme bess.																									●																									
" Wärme schl.																																							●											
" i. überfülltem Zimmer							●																				●								●	●	●		●									●		
Ohrenschmerzen	●						●	●					●	●								●		●					●	●	●		●	●	●	●	●	●		●		●			●		●			●
" m. gelber Absonderung							●																							●				●			●											●		
" Kind schreit v. Schmerzen							●						●																																					
" klopfend	●						●															●		●										●						●										
" nachts schl.														●					●															●						●										
" Ohren w. verstopft														●																										●										
" rechts, vorwiegend							●						●				●													●				●		●				●										
" m. Röte, Hitze, Schwellung	●																																							●										
" stechend	●						●		●				●	●	●							●		●					●	●	●			●	●	●	●	●		●		●		●			●	●		
" unerträgliche														●																																				
" warme Auflage bess.	●													●								●		●								●																		
" weitere Beschwerden keine																																●																		
" ziehend, klopfend	●						●																			●													●											
Operationen, Furcht davor	●																							●																										
Reisekrankheit															●																			●																
" m. Erbrechen od. Zittern															●																																			
" gähnen, beginnt m.															●																																			
" m. Übelkeit u. Schwindel															●																																			
Rheumatismus, akut				●	●		●	●									●																				●	●		●										
" m. Mandelentzündung beginnend																																					●													
Rückenschmerz d. Bücken, langes																																		●	●															
" d. Handarbeit																																																	●	

232

Weitere Beschwerden 7

	Acon.	All. c.	Ant. t.	Apis	Arn.	Ars.	Bell.	Bry.	Calend.	Canth.	Carb v.	Caust.	Cham.	Chin.	Cocc.	Coff.	Coloc.	Dros.	Dulc.	Eup-per.	Ferr. p.	Gels.	Glon.	Hep.	Hyper.	Ign.	Ipec.	Kal. bi.	Kal. c.	Lach.	Led.	Mag-p.	Merc.	Nat. m.	Nux v.	Phos.	Phyt.	Puls.	Pyrog.	Rhus t.	Samb.	Sec.	Sep.	Sil.	Spong.	Staph.	Sulf.	Symph.	Verat.
Rückenschmerz v. Heben									●																											●				●				●					
" Liegen a. hartem Lager bess.																																			●					●				●					
" äußere Wärme bess.																																				●				●									
Schiefhals n. Unterkühlung																																								●									
Schlaflos, aufgedreht, weil zu					●	●										●	●													●	●			●	●	●		●				●		●		●		●	●
" d. Blutandrang u. Hitze i. Kopf							●						●																								●								●				●
" d. Erregung, Ärger	●																●																			●												
" n. Erwachen							●	●					●	●		●			●		●									●	●	●	●	●	●	●	●			●				●	●	●			
" frische Luft u. Kälte schl.																	●																			●												
" d. Kummer																							●			●				●				●												●			
" d. Lärm																	●																																
" müde, weil zu							●	●					●												●					●					●	●		●						●	●		●		
" n. Schlafmittelmißbrauch								●																												●												
" d. Schmerzen	●						●						●				●			●	●										●		●							●	●			●		●	●		
" n. Überanstrengung, geistiger							●										●												●	●	●				●														
" n. Überanstrengung, körperlicher							●																																	●									
" d. Krankenpflege, übernächtigt															●	●																																	
Schwäche, benommen, lähmend, zittrig							●										●						●							●							●												
" n. Drogen											●																									●												
" b. Erkrankungen, anderen	●										●						●						●													●	●									●	●		
" n. geringster Anstrengung							●		●								●						●										●							●			●						
" schnell zunehmend							●																																					●					●
" d. Verletzungen					●						●													●																									●
Seekrankheit							●										●						●													●								●					●
Sehnenscheidenentzündung				●																																				●	●								

Weitere Beschwerden 8

Beschwerde	Acon.	All.c.	Ant.t.	Apis	Arn.	Ars.	Bell.	Bry.	Calend.	Canth.	Carb.v	Caust.	Cham.	Chin.	Cocc.	Coff.	Coloc.	Dros.	Dulc.	Eupper.	Ferr.p.	Gels.	Glon.	Hep.	Hyper	Ign.	Ipec.	Kal.bi.	Kal.c.	Lach.	Led.	Mag.p.	Merc.	Nat.m.	Nux.v.	Phos.	Phyt.	Puls.	Pyrog.	Rhus.t.	Ruta	Samb.	Sec.	Sep.	Sil.	Spong.	Staph.	Sulf.	Symph.	Verat.
Sehnenscheidenentz. brennend, heiß, gerötet						●																																												
" d. Überanstrengung																																								●										
Sonnenbrand							●																															●												
" m. Blasenbildung										●		●																										●												
" m. brennend-stechendem Schmerz						●						●																																						
" Gesicht rot glühend							●																																											
" Hautschwellung rot glänzend						●																																												
Sonnenstich, Bewegung schl.																							●																											
" m. Bewußtlosigkeit																							●																											
" m. Drehschwindel							●																																											
" geräusch- u. lichtempfindlich	●																																																	
" Gesicht blass	●																																																	
" Gesicht rot u. heiß							●																●																											
" Haut heiß, Gesicht u. Augen rot							●																																											
" m. Herzklopfen u. Unruhe																							●																											
" Kopf heiß u. rot	●																																																	
" hinlegen schl.																							●																											
" m. Kopfschmerz	●						●																●																											
" d. Schlafen a. d. Sonne	●						●																																											
" m. Schwäche	●																						●																											
" Schwindel b. Aufrichten	●																																																	
" schwitzend																							●																											
Steifer Hals u. Nacken	●						●	●											●															●	●							●				●		●		
" " " Bewegung schl.								●																																										
" " " d. Erkältung	●						●												●																							●								

234

Weitere Beschwerden 9

Beschwerden	Acon.	All. c.	Ant. t.	Apis	Arn.	Ars.	Bell.	Bry.	Calend.	Canth.	Carb. v.	Caust.	Cham.	Chin.	Cocc.	Coff.	Coloc.	Dros.	Dulc.	Eupper.	Ferr. p.	Gels.	Glon.	Hep.	Hyper.	Ipec.	Ion.	Kal. bi.	Kal. c.	Lach.	Led.	Mag-p.	Merc.	Nat. m.	Nux v.	Phos.	Phyt.	Puls.	Pyrog.	Rhus t.	Ruta	Samb.	Sec.	Sep.	Sil.	Spong.	Staph.	Sulf.	Symph.	Verat.
Steifer Hals u. Nacken, Kopf drehen schl.	•						•	•											•																•					•								•		
" " " z. Kopf hochsteig. Schmerz																							•																											
" " " nachts u. i. Ruhe schl.																																								•										
" " " b. Schnupfen						•	•												•											•					•					•										
" " " warmer Umschlag bess.																																			•					•	•				•					
" " " d. Zugluft od. Nässe								•																																•										
Tennisarm, fortges. Bewegung bess.																																								•	•									
" w. gelähmt zuweilen																																									•									
" Gelenke schwer u. steif																																								•										
" Schwellung u. Rötung entzündl.				•																										•																				
" m. stechenden Schmerzen								•																																										
" verrenkt u. steif, Arm wie					•																																													
" Wärme bess.																																								•										
" Wärme schl.								•																																										
" zerschlagen, Schmerz wie																																									•									
" w. zerschlagen, ganzer Körper					•																																													
Wadenkrampf n. Anstrengung																																								•										
" i. Bett b. Strecken d. Beins																																		•											•			•		
" Druck u. Wärme bess.																																•																		
" Fußsohlen brennen																																																•		
" i. Gehen							•												•															•				•										•		
" n. Gehen																																		•																
" nachts i. Bett												•												•					•						•					•					•	•				•
Wirbelverschiebung (Hals)					•																				•																									

Weitere Beschwerden 10	Acon.	All-c.	Ant-t.	Apis	Arn.	Ars.	Bell.	Bry.	Calend.	Canth.	Carb-v.	Caust.	Cham.	Chin.	Cocc.	Coff.	Coloc.	Dros.	Dulc.	Eup-per.	Ferr-p.	Gels.	Glon.	Hep.	Hyper.	Ign.	Ipec.	Kali-bi.	Kali-c.	Lach.	Led.	Mag-p.	Merc.	Nat-m.	Nux-v.	Phos.	Phyt.	Puls.	Pyrog.	Rhus-t.	Samb.	Sec.	Sep.	Sil.	Spong.	Staph.	Sulf.	Symph.	Verat.
Wundsein b. Babys zw. Oberschenkeln							●						●		●										●					●			●	●									●				●		
" durch Reibung							●	●					●	●																													●				●		
" am After				●			●						●	●	●											●							●	●		●	●	●		●			●	●					
" um After gerötet							●								●																			●													●		
" " " brennend							●																																										
" " " juckend							●																																								●	●	
" " " Quaddeln															●																																●	●	
" weibl. Genitalien, Ausschlag: Bläschen																																					●						●				●	●	
" feucht																																											●						
" Hautrötung							●	●							●															●		●	●										●				●		
" Schwellung					●		●	●	●	●			●																	●	●		●	●	●					●							●		
" Wundheit													●	●										●							●		●										●	●			●		
" männl. Genitalien																	●							●																							●		
" Hodensack							●																	●																							●		
" zw. Hodensack u. Schenkel																								●									●	●						●									
" Ausschlag brennend																														●			●				●			●						●			
" erhaben																																	●																
" feucht																								●									●	●															
" Hoden							●																	●						●				●						●									
" juckend										●																					●													●	●	●			
" " feuchte Stellen																																														●			
" Quaddeln									●	●																								●										●					
" rot										●																								●							●			●					
" schuppig																																		●															
" trocken																																												●					

Weitere Beschwerden 11

Weitere Beschwerden 11	Acon.	All. c.	Ant. t.	Apis	Arn.	Ars.	Bell.	Bry.	Calend.	Canth.	Carb. v.	Caust.	Cham.	Chin.	Cocc.	Coff.	Coloc.	Dros.	Dulc.	Eup. per.	Ferr. p.	Gels.	Glon.	Hep.	Hyper.	Ign.	Ipec.	Kal. bi.	Kal. c.	Lach.	Led.	Mag. p.	Merc.	Nat. m.	Nux v.	Phos.	Phyt.	Puls.	Pyrog.	Rhus t.	Ruta	Samb.	Sec.	Sep.	Sil.	Spong.	Staph.	Sulf.	Symph.	Verat.
Zehenkrämpfe							•						•	•											•					•						•				•				•						
Zwischenrippenschmerz	•				•	•		•																						•						•	•			•										
" atmen tief, schl.	•					•		•																						•						•	•												
" d. Bad, Kälte, Zugluft	•					•		•																												•	•			•										
" Bewegung schl.						•		•																												•														
" Druck, starker bes.						•		•																												•														
" Liegen a. schmerzh. Seite bess.								•																																										
" Stechen b. jedem Atemzug								•																																										

Arzneimittelbeschreibung

(Man darf nicht erwarten, alle oder die meisten erwähnten Eigenschaften einer Arznei in einem konkreten Erkrankungsfall vorzufinden. Wenn aber zwei oder drei Mittel zur Auswahl stehen, wird man dasjenige wählen, in dessen allgemeiner Beschreibung man seinen Fall am ehesten wieder erkennt.)

ACONITUM NAPELLUS (Acon.) = Blauer Eisenhut
Hauptanwendungsgebiete: Fieber, Erkältung, akute Entzündungen, Schmerzen, Schock.

Leitsymptome: Bis zur Panik gehende Nervosität. Ängstliche innere und äußere Unruhe und Aufregung mit ständiger Bewegung. Grundlose Furcht vor allem Möglichen. Schreckhaftigkeit.

Erkrankungen, ausgelöst von trockener Kälte, kaltem Wind, Aufregung, Ärger, Zorn, Schreck und Angst.

Nach Frösteln, Fieber mit trockener, heißer, geröteter Haut, selten Schweiß. Erschwerte Atmung. Dabei Durst auf kaltes Wasser. Alle Krankheitserscheinungen beginnen plötzlich und heftig.

Weitere Symptome: Gesichtsröte wechselt mit Blässe. Herzstiche mit Ausstrahlung zum linken Arm. Schneller Puls, Herzklopfen, Herzjagen, Entzündungen, Nervenschmerzen, hohes Fieber. Eine Aconit-Krankheit entwickelt sich binnen weniger Stunden.

Überempfindlichkeit gegen Licht und Geräusche. Der Schmerzcharakter ist brennend und reißend; Schmerzen werden durch Berührung und Zudecken unerträglich; große Schmerzempfindlichkeit.

Innere Hitze, Blutwallungen, Ameisenlaufen und Taubheitsgefühl, oft an linker Seite lokalisiert.

Beim Aufstehen vom Liegen wird das rote Gesicht totenblaß, dem Kranken wird schwindlig und er legt sich gerne wieder hin. Alpträume mit Aufschrecken aus dem Schlaf.

Modalitäten: S: abends und nachts; Wärme; im Zimmer; in trockenem kaltem Wind; Berührung; Schreck; Liegen auf schmerzhafter Seite.

B: in Ruhe; im Freien; nach Schweißausbruch.

Anmerkung: Wichtiges Schmerz- und Fiebermittel. Acon. wirkt schnell. Manchmal folgt auf Acon.: Bell., gut. Alkohol und alle Säuren machen Acon. unwirksam!

ALLIUM CEPA (All.c.) = Küchenzwiebel

Hauptanwendungsgebiete: Schnupfen, Heuschnupfen.

Leitsymptome: Fließschnupfen, besser im Freien. Katarrh der oberen Luftwege mit häufigem Niesen und wässrigem, scharfem Nasenfluß, wunde Nasenlöcher. Augenbrennen und Tränen. Reichliches Harnen. Übelriechende Blähungen.

Weitere Symptome: Heiserkeit, Kehlkopfschmerz in kalter Luft, hackender Husten beim Einatmen kalter Luft; Nebenhöhlenkatarrh.

Katarrhalische Kopfschmerzen, Gesichtsneuralgien, Ohrenschmerzen, Gliederschmerzen wie bei Rheumatismus, Übelkeit, Aufstoßen.

Folgen naßkalter Witterung, von West- oder Nordwestwinden oder kalten Seewinden; Wechsel von Hitze und Kälte; nasse Füße; Folgen vom Genuß kalter Speisen wie Rohkostplatten; schlechtes Trinkwasser; Genuß von verdorbenem Fisch. Gemüt verstimmt.

Modalitäten: S: abends und im warmen Zimmer (Husten und Schnupfen); feuchtes Wetter.

B: im Freien (Husten und Schnupfen).

Anmerkung: Falls ein Nasenkatarrh durch All.c. in die Brust hinabgetrieben wird, d.h., es stellt sich ein Reizhusten ein, war das Mittel falsch gewählt. In diesem Fall ist dann häufig Phos. angezeigt.

ANTIMONIUM TARTARICUM

(Ant.t.) = Brechweinstein

Hauptanwendungsgebiete: Husten, Auswurf, Atemnot, Zyanose.

Leitsymptome: Rasselnde Atmung. Feuchter Husten mit wenig Auswurf durch akute Bronchitis mit viel Schleim. Schleimreiche Bronchialkatarrhe, wobei der Schleim wegen Schwäche nicht heraufgebracht werden kann. Verschleimung der Kinder und Alten. Starkes Schleimrasseln, Erstickungsgefühl.

Magen–Darm-Katarrhe bei extremen Temperaturen. Weißer, dicker Zungenbelag. Völlegefühl, Auftreibung, Brechwürgen, Benommenheit, Erschöpfung und zittrige Schwäche, zuweilen mit Schweißausbrüchen; Herz-Kreislaufschwäche mit Schwindel und Schläfrigkeit.

Weitere Symptome: Ruhelos, ängstlich, mutlos, bedrückt, widersprüchliche Neigungen, mürrisch, abweisend und will doch nicht allein bleiben. Erschreckt bei jeder Kleinigkeit. Mit der Übelkeit wird auch die Angst größer. Körper abgeschlagen und träge.

Kinder lassen sich weder anfassen noch anschauen, möchten aber ständig umhergetragen sein.

Benommenheit im Kopf. Auftreibung des Magens und des Bauches, Völlegefühl, auch ohne gegessen zu haben. Verlangen nach Äpfeln und Saurem, was aber nicht gut vertragen wird. Durst auf kalte Getränke.

Übelkeit mit Erbrechen bis zum Ohnmachtsgefühl. Zittrige Schwäche, Kollaps mit kaltem Schweiß, Stiche beim Atmen; Muskelschmerzen, Krampfschmerz, Kontrakturen, Steifigkeit, Frösteln.

Hexenschuß; Ischias mit Hüftschmerzen.

Verstopfung oder schwächende Durchfälle.

Modalitäten: S: morgens und durch Hinlegen (Husten); abends; nachts beim Liegen; bei feuchtem, kaltem Wetter; sauren Speisen, Milch; Wärme und Überhitzung.

B: durch Aufsitzen (Husten); Auswurf; Aufstoßen; Erbrechen nach Aufstehen (Magenbeschwerden).

APIS MELLIFICA (Apis) = Honigbiene

Hauptanwendungsgebiete: Insektenstiche, Angina, Furunkel, Schwellungen.

Leitsymptome: Akute, lokale Entzündungen mit Schwellung an Haut und Schleimhäuten mit (und ohne) Ödemen, jedoch ohne Blasenbildung. Alle Schmerzen sind brennend und stechend. Jucken, Röte, Hitze.

Nervöse Unruhe, ängstlich, berührungsempfindlich. Verlangen nach Abkühlung; Unverträglichkeit von Wärme. Durstlosigkeit, Schläfrigkeit, plötzliche Erschöpfung mit Zittrigkeit. Kollapsartige Schwäche mit Frösteln und nachfolgender Hitze.

Plötzliches Einsetzen der Beschwerden.

Weitere Symptome: Angina, besonders wenn Halszäpfchen und Mandeln glasig (wie ein Wassersack) angeschwollen sind. Schnupfen mit verstopfter Nase, besonders im warmen Zimmer. Durch Trockenheit gereizte Schleimhäute in Hals und Rachen. Selbst bei Fieber fehlt der Durst. Bei Fieber ist die Haut mal feucht, mal trocken.

Beschwerden durch Ärger, Wut und Eifersucht. Nicht zur Entwicklung gekommene oder vertriebene Hautausschläge, wie Masern, Scharlach u.a.

Insektenstiche.

Wesen: Betriebsam und lebhaft, aber auch gleichgültig; traurig, benommen, weinerlich, schwer zufriedenzustellen, eifersüchtig.

Modalitäten: S: in Wärme und Sonne; Berührung; Druck; im Liegen, nachmittags.

B: im Freien; durch Kälte; kühle Umschläge; kaltes Wasser; bei Bewegung.

Anmerkung: Apis niemals mit Rhus t. zusammen geben! Das Apisbild kann zuweilen in das Ledumbild übergehen. Bei einer Apis-Behandlung sollte kein Honig gegessen werden, weil hierdurch die Wirkung gestört werden kann.

ARNICA MONTANA (Arn.) = Bergwohlverleih

Hauptanwendungsgebiete: Verletzungen, besonders durch stumpfe Gewalteinwirkung, Bluterguß.

Leitsymptome: Gefühl wie zerschlagen und geschunden. Schmerzen in allen Gliedern und Gelenken. Müdigkeit und Schwäche, Schlafbedürfnis. Das Bett wird als zu hart empfunden und der Kranke findet keinen Platz, um zur Ruhe zu kommen. Bewegungsdrang.

Venöse Stauungen, so daß es zu kalten Gliedern und zu Blutandrang zum Kopf kommen kann; Oberkörper warm, unten kalt. Folgen von Verletzungen, auch wenn diese weit zurückliegen; Blutergüsse; Wunden mit und ohne Infektion, Blutungen; Schock. Folgen starker körperlicher Überanstrengung.

Weitere Symptome: Muskelrheumatismus, Muskelkater und neuralgische Beschwerden. Blutergüsse an inneren und äußeren Organen. Blaue Flecken auf der Haut. Nasenbluten verschiedenster Ursache. Entzündungen infolge mechanischer Verletzungen.

Dumpfe, drückende Kopfschmerzen.

Blähungen riechen nach faulen Eiern, alles stinkt aashaft: Aufstoßen, Schweiß, Blähungen, Stuhl.

Kreislaufschwäche nach Blutverlusten. Lungen- und Rippfellentzündung. Schwindel alter Leute. Hoher Blutdruck. Beklemmungsgefühl am Herzen, „als ob es aufhört zu schlagen".

Gemüt: Ängstlich, bedrückt, nervös, reizbar, mürrisch, schweigsam. Nichts kann ihm recht gemacht werden. Möchte in Ruhe gelassen werden. Überempfindlich gegen Schmerzen, fürchtet schon die Berührung schmerzender Teile. Auf der anderen Seite: bagatellisiert seine Beschwerden.

Modalitäten: S: durch Berührung; durch Bewegung; Erschütterung; Sprechen; feuchte Kälte; Wein.

B: durch Liegen und Ruhe; Kopftieflage.

Anmerkung: Falls sich die Beschwerden durch Arn. nicht restlos bessern, eventuell Led. oder Ruta in Betracht ziehen. Essig und Alkohol heben die Wirkung von Arnica auf.

ARSENICUM ALBUM (Ars.) = Weißes Arsenik

Hauptanwendungsgebiete: Verdauungsstörungen mit Erbrechen, Vergiftungen, Durchfall, Erkältungskrankheiten.

Leitsymptome: Erschöpfung, Kräfteverfall, Unruhe, Blässe, Zyanose, Kältegefühl, inneres Frieren.

Brennendes Hitzegefühl mit großem Durst, trinkt aber nur wenig auf einmal. Kalte Schweiße, Trockene Schleimhäute. Empfindung von Brennen; auch Schmerzen werden brennend empfunden, und trotzdem verlangt der Patient nach Wärme. Appetitlos, mit Ekel vor dem Essen, oft schon beim Geruch der Speisen; Übelkeit, alles wird erbrochen; Ausscheidungen sind übelriechend. Erbrechen oder Durchfall schwächen sehr.

Neigung zu Blutungen. Trockener Husten und Kurzatmigkeit beim Hinlegen. Haut juckend und brennend; nässende als auch trockene, schuppende und brennende Hautausschläge.

Weitere Symptome: Verfallenes Gesicht mit ängstlichem Ausdruck. Herzklopfen mit Schwäche und Zittern. Folgen von Vergiftung durch verdorbene tierische Produkte, Fleischvergiftung; aber auch durch vegetarische Ernährung, insbesondere durch wässrige Früchte.

Folgen von Anstrengungen, Bergsteigen. Schlaflosigkeit bei Erkältung. Erkältungskrankheiten; Heiserkeit mit Brennen im Hals und Rachen; Fließschnupfen, brennend und wundmachend; Niesanfälle; Husten bei schleimiger Bronchitis, draußen in kalter Luft oder beim Liegen; Nasenverstopfung. Brennende Magenschmerzen mit Angstgefühl in der Magengegend.

Wesen: Ängstlich besorgt um seine Gesundheit. Angst, allein zu sein, besonders nachts. Pedantisch, mißtrauisch, empfindlich, ärgerlich.

Modalitäten: S: nachts in Ruhe, besonders nach Mitternacht; Kälte; feuchtes Wetter; kaltes Essen und kalte Getränke; am Meer; bei Anstrengung; Liegen auf der kranken Seite; nach Niesen.

B: Wärme; warme Getränke; Bewegung; in frischer Luft; durch erhöhten Kopf.

Anmerkung: Bei Ars. besonders genau prüfen, ob die Symptome übereinstimmen. Gaben nicht zu häufig wiederholen und nur so lange geben, als unbedingt nötig. Wein-Verbot!

BELLADONNA (Bell.) = Tollkirsche

Hauptanwendungsgebiete: Erkältungen, Fieber, Kopfschmerzen, Angina, Scharlach, Zahnschmerzen, Abszesse.

Leitsymptome: Typisch sind Symptome, die plötzlich und heftig auftreten und ebenso schnell verschwinden. Alles ist rot, heiß und trocken. Entzündliche Rötung und Schwellung mit Brennen und manchmal klopfenden Schmerzen. Blutandrang zum Kopf und Hitze des Gesichts, klopfende Herzschlagadern, Pulsieren im Kopf. Pupillen erweitert. Plötzliches, hohes Fieber mit rotem, heißem Kopf, kalten Füßen, Benommenheit oder Delirium. Verlangen nach Ruhe und Dunkelheit. Trockene Schleimhäute.

Weitere Symptome: Hals trocken und rot; Engegefühl beim Schlucken; roter, belegter Rachen mit Schluckschmerz, der nach dem Ohr ausstrahlen kann.

Krämpfe und krampfartige Schmerzen in den Hohlorganen. Schüttelfrost, aber heiße, dampfende Schweiße, ohne Erleichterung. Fließschnupfen mit Niesen.

Erbrechen mit verkrampftem Magen bei kaltem Schweiß. Bauch aufgetrieben, schmerzhaft bei Berührung und Erschütterung. Alle Schließmuskeln verkrampfen.

Durst, aber zuweilen Angst vor dem Trinken. Verlangen nach Zitronen. Trockener, krampfartiger oder bellender Erkältungshusten. Schläfrig, ohne einschlafen zu können.

Harnwegsinfektionen mit Brennen bei häufigem Urinieren. Blutungen mit Blutandrang. Alle Ausscheidungen sind heiß.

Neuralgien. Folgen von Erkältung durch Abkühlung oder Zugluft, unbedeckten Kopf oder nach Haarschnitt.

Wesen: Im Krankheitsfall heftig und unausstehlich; überempfindlich gegen Berührung, Erschütterung, Geräusche, Geschmack, Geruch und Licht; Verwirrungszustände; ängstlich und schreckhaft; geschärfte Sinne.

Modalitäten: S: Kälte; Entblößung; Zugluft; Aufregung; Sinnesreize; Berührung; Erschütterung; Licht; Sonne; leichter Druck; nachmittags und nachts; Senken des betreffenden Körperteils.

B: Wärme; Ruhe; Liegen; Dunkelheit; starker Druck.

Anmerkung: Kaffeverbot! Bell. niemals m i t , sondern, wenn nötig, n a c h Acon. geben. Alle Säuren heben die Wirkung von Bell. auf.

BRYONIA ALBA (Bry.) = Weiße Zaunrübe

Hauptanwendungsgebiete: Erkältung, Grippe, Kopfschmerzen, Husten, Rücken- und Gelenkschmerzen, Verdauungsbeschwerden.

Leitsymptome: Alle Beschwerden von Bryonia werden schlimmer durch die geringste Bewegung. Druck bessert, der Patient liegt deshalb auf der schmerzhaften Seite. Alles ist trocken: die Schleimhäute, der Mund, die Lippen, der Husten, die Stühle. Der Schmerzcharakter ist stechend und reißend, besonders bei Bewegung; Stechen oft sogar beim Atmen. Durst auf große Mengen Flüssigkeit.

Entzündungen. Entzündliche Schwellung der Gelenke, heiß und gerötet. Entzündung und Schmerzhaftigkeit der serösen Häute. Fieber mit brennender Hitze und trockener Haut. Das Essen liegt im Magen „wie ein Stein". Leber- und Gallenbeschwerden. Allgemein zerschlagen, kraftlos, matt.

Weitere Symptome: Rheumatische Beschwerden, die sich durch geringste Bewegung und in der Hitze verschlimmern. Muskeln sind schmerzhaft und steif. Starke Schweiße.

Trockener, harter, krampfartiger Reizhusten, besonders in der Frühe, mit Stechen in der Brust, im Bauch oder Knie.

Nach jeder Mahlzeit aufgetrieben. Der Mund ist trocken, mit bitterem Geschmack. Stechende oder brennende Magenschmerzen. Verstopfung, schlechter Schlaf, morgens unausgeschlafen. Folgen von Aufregung und Ärger, von trockener Kälte, scharfem Wind, Zugluft, von kalten Getränken, von Erkälten oder Erhitzen, von Arbeit über heißem Herd oder nach Bügeln.

Wesen: Der Kranke ist sehr reizbar und schlecht gelaunt. Er liegt ganz still, vermeidet jede Bewegung und will nicht gestört werden. Sorge und Angst plagen ihn. Er redet und träumt vom Geschäft; verträgt keinen Widerspruch; wünscht, allein zu sein.

Modalitäten: S: im warmen Zimmer (Husten); heißes Wetter; Bewegung; Anstrengung; morgens; nach dem Essen; durch Aufregung und Ärger.

245

CALENDULA OFFICINALIS (Calend.) = Ringelblume

Hauptanwendungsgebiete: Wunden, Folgen von Operationen.

Leitsymptome: Heilt frische und alte Riß- und Quetschwunden, sogar mit Substanzverlust. Stillt Blutungen, hemmt Entzündungen, verhindert oder stoppt Eiterungen und heilt Geschwüre. Für diese Zwecke ist Calend. auch zur äußerlichen Anwendung geeignet in der Urtinktur D1 oder D2.

Starke Schmerzen, auch in die Umgebung ausstrahlend, mit einem Gefühl der Zerschlagenheit.

Lymphdrüsenschwellung, Eiterung und Schmerz bei Berührung. Wunden entzünden sich erneut mit Schmerzen und Brennen. Ruhelos nachts, fühlt sich in keiner Lage wohl.

Weitere Symptome: Augenentzündungen infolge von Verletzungen, Lähmungen infolge von Verletzungen.

Wundliegen und Durchliegen der Kranken.

Während dem Froststadium im Fieber: ängstlich, mürrisch, Appetit vermindert. Drückende oder ziehende Schmerzen in den Gliedern. Beinschwere und Müdigkeit. Kalte Hände und Füße.

Beschwerden (auch lange) nach Operationen, insbesondere Muskelschmerzen und -entzündungen. Entzündungen der Rippenknorpel.

Modalitäten: S: morgens; Bewegung.

Anmerkung: Wenn eine chirurgische Behandlung nicht möglich ist, wird Calendula die Wundheilung schnell ermöglichen, selbst bei zerfetzten Wundrändern.

CANTHARIS (Canth.) = Spanische Fliege

Hauptanwendungsgebiete: Blasenentzündungen, Verbrennungen, Sonnenbrand.

Leitsymptome: Symptome entstehen rasch und sind sehr intensiv. Brennende, auch schneidende Schmerzen in den ableitenden Harnwegen mit häufigem und starkem Harndrang, schon bei fast leerer Blase. Es kommen oft nur wenige, oft blutige Tropfen, die wie Feuer an der Harnröhrenöffnung brennen. Vergeblicher Harndrang. Harnverhaltung mit krampfhaften Blasenschmerzen. Schleimig-blutiger Harn.

Folgen von Verbrennungen.

Weitere Symptome: Entzündungen mit eitrigen, auch blutigen Ausscheidungen und Blasenbildung in allen Schleimhäuten, sowie der äußeren Haut mit brennenden und juckenden Schmerzen, wobei kühle Anwendungen lindern.

Brennen auch im Mund, im ganzen Verdauungskanal bis zum After und an allen befallenen Stellen.

Großer Durst, jedoch wird Trinken bei Halsschmerzen abgelehnt. Fieber mit kalten Händen und Füßen.

Krämpfe am ganzen Körper. Unruhe mit ständigem Bewegungsdrang. Bei plötzlicher Bewußtlosigkeit ist das Gesicht nicht blaß, sondern rot.

Wesen: Aufgeregt, sehr unruhig, sexuelle Vorstellungen mit wildem Verlangen.

Modalitäten: S: durch Trinken von kalten Getränken; Urinieren; Bewegung; Berührung.
B: durch Ruhe; Wärme, Reiben.

Anmerkung: Bei Harnbeschwerden, die durch Anwendung blasenziehender Cantharidenpflaster entstanden, wendet man als Gegenmittel erfolgreich Apis an und nicht Canth. Jedes alkoholische Getränk macht die Wirkung von Canth. zunichte!

CARBO VEGETABILIS (Carb.v.) = Holzkohle

Hauptanwendungsgebiete: Kreislaufschwäche, Verdauungsstörungen.

Leitsymptome: Herz-Kreislaufschwäche mit gestauten Venen und Kollapsneigung. Plötzliches Sinken der Kräfte. Atembeklemmung. Atemnot mit blassem Gesicht. Verlangen nach Kühle und frischer Luft. Haut bläulich und kalt; kalt sind auch Hände und Füße, Mund, Schweiß und der Atem. Allgemeines und leichtes Frieren. Bläuliche Fingernägel. Kopfschmerzen und Schwindel bei Verdauungsstörungen. Sehr langsame Verdauung. Blähungsgefühl im Oberbauch mit Druck aufs Herz; Aufstoßen und Windabgang bessern.

Weitere Symptome: Zahnfleischbluten, Aphten, Katarrhe der Luftwege, besonders bei Alten.

Ohnmachtartige Zustände mit Herzensangst.

Furunkel- und Drüsenentzündungen.

Folgen von fetten Speisen, wenn Puls. nicht hilft.

Wesen: Gleichgültig oder reizbar und ärgerlich. Rauheit im Kehlkopf mit Heiserkeit und Räuspern und Kitzeln. Trockener Husten. Niesreiz bei feucht-warmem Wetter.

Modalitäten: S: abends und nachts; bei Kälte; bei feucht-warmem Wetter; durch fette Speisen; durch Kleiderdruck.

B: in frischer Luft; durch Aufstoßen; Windabgang.

CAUSTICUM (Caust.) = Ätzstoff

Hauptanwendungsgebiete: Atemwegserkrankungen, Grippe, Rheumatische Beschwerden, Lähmungen, Blasenschwäche.

Leitsymptome: Rheumatische oder neuralgische Erscheinungen. Lähmungsartige Schwäche; Krämpfe, Lähmungen.

Katarrhe der Luftwege. Quälender, trockener, harter Husten, oft mit Harnabgang. Beim Ausatmen, Bücken und in kalter Luft schlechter. Kann nicht tief genug husten, um den Schleim hochzubringen.

Frostigkeit; Schweiße. Die Empfindungen sind rauh, wund und brennend.

Schwindel mit Angst und Schwäche. Unerträgliche Unruhe voller Nervosität und Angst; traurig, weinend. Angst, es werde ein Unglück geschehen. Verlangen nach Zuneigung. Überempfindlich auf Ungerechtigkeiten.

Weitere Symptome: Dumpfes Schmerzgefühl, bewegt sich ständig und findet keine Ruhe. Unruhige Beine nachts.

Rheumatismus mit Reißen, Brennen und Ziehen, besonders in den Gliedern, Knochen, Gelenken und Zähnen.

Grippe und Schnupfen mit Rauheit; Heiserkeit morgens, wird tagsüber besser; Reizhusten mit Brustschmerzen.

Heiserkeit und Stimmlosigkeit bei Rednern, Sängern und Marktschreiern. Verschleimter Hals mit schwierigem Auswurf.

Gesichtslähmung durch Kälte.

Ohrensausen.

Blasenschwäche; Blasenlähmung durch Zurückhalten des Harns.

Modalitäten: S: früh am Morgen; trockene Kälte; trockene Winde; schönes, klares Wetter; Erschütterungen; Darandenken.

B: in Wärme, Bettwärme, kalt trinken (Husten); feuchtes Wetter.

Anmerkung: Phosphor ist Causticum feindlich.

CHAMOMILLA (Cham.) = Echte Kamille

Hauptanwendungsgebiete: Schmerzen aller Art, Beschwerden beim Zahnen.

Leitsymptome: Nervöse Überempfindlichkeit auf Schmerzen mit Ungeduld, Reizbarkeit und Mißlaunigkeit bis zu Zornausbrüchen. Unruhige und launenhafte Kinder, die getragen und gestreichelt sein möchten; Weinen und Schreien im Schlaf. Schmerz, Schwellungen und Hitze machen den Kranken „verrückt". Die Schmerzen treten plötzlich auf.

Blutandrang zum Kopf; oft ist nur eine Wange gerötet. Muskelrheumatismus mit reißenden Schmerzen; die Schmerzen können ein Taubheitsgefühl bewirken, welches sich aber durch Bewegung bessert.

Nächtliche Zahnschmerzen werden durch kalte Getränke gebessert. Die Beschwerden können Folgen und Zeichen von Ärger sein.

Weitere Symptome: Krampf- und Kitzelhusten, besonders nachts. Auftreibung des Magens mit bitterem Mundgeschmack, saurem Erbrechen und heftiger Blähungskolik. Bauchkrämpfe; Grüne Durchfälle, besonders bei Kindern. Magenkrämpfe u.a. Krampfanfälle sind nervöse Symptome und können durch Kränkung, Ärger und Verdruß ausgelöst werden.

Kinder sind ungebärdig und wissen nicht, was sie wollen. Sobald man ihnen gibt, was sie verlangen, stoßen sie es wieder zurück.

Der Kranke jammert und stöhnt und ist für seine Umgebung ungenießbar. Er klagt, ist launenhaft, eigensinnig und unzufrieden.

Modalitäten: S: abends und nachts; durch Wärme (Zahn- und Gesichtsschmerzen); durch Ärger und Widerspruch; durch geistige Anstrengung; Essen; Kälte; windige Luft; Kaffee.

B: durch Wärme (außer Zahn- und Gesichtsschmerzen); durch Anwesenheit anderer Personen; Aufstehen und Umhergehen; bei nüchternem Magen.

Anmerkung: Bei diesem Mittel ist die typische Gemütsverfassung entscheidend für die Wahl. Cham. kann jede Art von Schmerzen mit dieser Gemütslage heilen. Bei nachteiligen Folgen des Mißbrauchs von Kamillentee niemals Cham. geben, sondern ein Mittel, welches am besten auf die akute Symptomatik paßt (Acon., Chin., Cocc., Coff., Coloc., Ign., Nux v. oder Puls.).

CHINA SUCCIRUBRA (Chin.) = Chinarinde

Hauptanwendungsgebiete: Schwächezustände, Verdauungsbeschwerden, nervöse Beschwerden.

Leitsymptome: Schwäche des Körpers oder einzelner Teile; Erschöpfung der Lebenskraft überhaupt. Nervöse Überempfindlichkeit; Nervensystem überreizt.

Gleichgültig, niedergeschlagen, aber auch verächtlich und sarkastisch zu anderen. Tagesschläfrigkeit.

Nachteilige Folgen durch Verlust von Säften wie Schweiß, Blut, Milch, Samen u.a. Schwere Müdigkeit nach der Entbindung.

Fieber und Blutandrang im Kopfbereich mit heißem Gesicht und kalten Händen und Füßen. Hitzewallungen und Schweiß. Gelbliche Blässe.

Weitere Symptome: Durst, Appetitlosigkeit, Völlegefühl, Auftreibung des Bauches; Aufstoßen und Windabgang bringen keine Erleichterung. Lange Verweildauer der Speisen im Verdauungstrakt. Stinkende Winde, Durchfälle nach Mahlzeiten.

Neigung zu Blutungen aus Nase, Mund, After und Scheide von dunklem Blut.

Krampfartige Zusammenziehungen der Muskeln; Nackensteife; Zuckungen. Alle Beschwerden sind mehr nervöser Natur und können sich periodisch wiederholen.

Nervöse oder neuralgische Kopfschmerzen.

Überempfindlich gegen Licht, Geräusche und Gerüche. Unruhiger Schlaf mit schweren Träumen, oder auch schlaflos infolge Gedankenzustroms.

Modalitäten: S: nachts; Berührung; durch Kälte; nasses Wetter; Luftzug; durch Verlust von Körpersäften; nach dem Essen (Blähungen und Durchfall); durch Früchte.

B: in Wärme; im warmen Zimmer; durch Druck.

Anmerkung: Durch schwere Krankheiten geschwächten Menschen mit Blutarmut und Appetitmangel kann man mit Chin. helfen.

COCCULUS (Cocc.) = Kockelskörner

Hauptanwendungsgebiete: Übelkeit, Schwindel, Reisekrankheit.

Leitsymptome: Überempfindliches Nervensystem. Schwäche und Erschöpfung bis zur Lähmung oder Ohnmacht. Gliederzittern. Leere- oder Hohlgefühl in leidenden Teilen. Schwäche der Halsmuskeln mit schwerem Kopf.

Übelkeit mit Schwindel und Aufstoßen. Schwindelgefühle und Übelkeit, besonders bei Bewegungen und beim Fahren, zuweilen mit Erbrechen. Kopfschmerzen mit Brechübelkeit.

Üble Folgen von Schlafmangel, Nachtwachen oder Überarbeitung.

Weitere Symptome: Migräne.

Fühlt sich benommen, spricht wenig, aber launisch. Leicht erregbar, verärgert, mutlos bis verzweifelt. Ängstliche Schreckhaftigkeit. Alles geht aufs Gemüt.

Nervöse Magenbeschwerden; Leergefühl im Magen; Widerwillen gegen Speisengeruch. Leichtes Verschlucken beim Essen. Krämpfe der Glieder, des Unterleibs, des ganzen Körpers. Einschlafen oder Taubheit der Glieder.

Erschwerte Monatsblutung; nervöse Erscheinungen beim Beginn und während der Regel.

Aussetzen des Gedächtnisses.

Schwindelanfälle mit Ausbrüchen von kaltem Schweiß bei geistiger Anstrengung.

Modalitäten: S: nach Schlaf sowie nach Schlaflosigkeit; durch Essen und Trinken; durch Rauchen und Kaffeegenuß; im Freien; durch viel Sprechen; während der Regel; durch Anstrengung; durch Fahren oder Schwimmen; durch Kummer, Ärger oder Schreck.

B: im Sitzen oder Liegen.

Anmerkung: Bei Brechreiz oder Brechübelkeit in Verbindung mit Bewegung oder Fahren immer zuerst an Cocc. denken!

COFFEA ARABICA (coff.) = Kaffee

Hauptanwendungsgebiete: Nervosität, Schlaflosigkeit, Zahnschmerzen.

Leitsymptome: Nervöse Überreizung, Geist und Körper lebhaft erregt. Viele Gedanken; Schlaflosigkeit infolge Aufgeregtheit und geistiger Überaktivität. Tabak- oder Alkoholmißbrauch. Verstärkte Schmerzempfindlichkeit. Geschärfte Sinne. Herzklopfen mit Blutzudrang im Kopf.

Neuralgische Zahn- und Gesichtsschmerzen.

Weitere Symptome: Kopfschmerzen, nervöse Herzbeschwerden, Kreislaufschwäche.

Blähungsbeschwerden. Häufiges Harnen von ganz hellem bis wasserklarem Urin. Hautjucken.

Modalitäten: S: Überessen; große Freude; im Freien; Kälte; Berührung; Lärm; Gerüche; beim Fahren; nach Übernächtigkeit; nachts.

B: Liegen; kalte Getränke (Zahnschmerzen).

COLOCYNTHIS (Coloc.) = Koloquinte

Hauptanwendungsgebiete: Bauchkoliken, Ischias, Beschwerden als Folge von Ärger und Beleidigung.

Leitsymptome: Ärgerlich, reizbar, ungeduldig, ruhelos und ängstlich. Kolikartige Krämpfe im Leib, die sich durch Zusammenkrümmen, Druck und Wärme bessern. Der Bauchschmerz ist krampfartig, kneifend und so quälend, daß der Kranke sich krümmt und die Hände in den Bauch presst. Gallen-, Darm-, Nieren- und andere Koliken.

Plötzlich einschießende Nerven- oder Zahnschmerzen. Ruhrartige Durchfälle, besonders unmittelbar nach dem Essen oder Trinken.

Weitere Symptome: Schneidende oder brennende Schmerzen in den Eierstöcken. Neuralgische Schmerzen, vor allem im Gesicht oder im Ischiasbereich. Sie treten anfallsweise auf und können sich periodisch wiederholen.

Ganzseitige und halbseitige Kopfschmerzen, oft durch Gallenleiden bedingt. Dennoch ist allgemein die linke Körperhälfte anfälliger. Zusammenschnürung der Muskeln. Empfindung „wie von Bändern gefesselt".

Durchfall, emotionell bedingt. Beleidigung, Empörung und Verdruß u.ä. können die auslösende Ursache der Beschwerden sein.

Modalitäten: S: durch Ärger, Verdruß; nach dem Essen; Bewegung; Erschütterung; Strecken; Kälte.

B: beim sich Krümmen; Druck; Ruhe; Wärme; nach Stuhlgang; nach Abgang von Blähungen; durch Liegen auf der beeinträchtigten Seite; durch Kaffeegenuß; Rauchen.

DROSERA (Dros.) = Sonnentau

Hauptanwendungsgebiete: Husten, Keuchhusten, Pseudokrupp.

Leitsymptome: Krampfartige Hustenanfälle bis zum Brechwürgen mit Atemnot; das Gesicht wird u.U. blaurot. Dabei schmerzt die erschütterte Brust, so daß der Kranke sie mit den Händen festhalten möchte. Reizhusten gleich nach dem Niederlegen, nachts trocken und bellend. Schnell aufeinanderfolgende Hustenanfälle. Beim Hinlegen hört das Kind nicht auf, zu husten.

Stechende Schmerzen in der Brust beim Tiefatmen und bei Erschütterung durch den Husten. Heisere, tief und hohl klingende Stimme durch eine rauhe und trockene Kehle. Kratzen, Kitzeln und Stechen im Hals. Der Auswurf löst sich schwer, ist gelblich und zäh bis schleimig.

Nachtschweiße.

Weitere Symptome: Arme und Beine wie zerschlagen. Die Glieder schmerzen, besonders wenn man darauf liegt. Steifigkeit oder Schmerzen der Gelenke.

Schwäche, wenn man zu gehen beginnt, die sich aber mit fortgesetztem Gehen bessert. Frostigkeit. Auch das Fieber beginnt mit Frösteln.

Vergrößerung der Hals- oder Leistendrüsen.

Modalitäten: S: beim Liegen; nach Mitternacht; Wärme; beim Warmwerden im Bett; beim Tiefatmen; Lachen; Singen; nach kalten Getränken.

B: Frische Luft; durch Bewegung; durch fortgesetztes Gehen; Festhalten der Brust mit den Händen.

Anmerkung: Vergleichen Sie Drosera vor allem mit Bryonia und Ipec. Eine einzige Gabe von Dros. kann vorbeugend bei Keuchhustenepidemie gegeben werden.

DULCAMARA (Dulc.) = Bittersüß

Hauptanwendungsgebiete: Erkältung, Schnupfen, Bindehautentzündung, rheumatische Beschwerden.

Leitsymptome: Folgen von Kälte und Durchnässung, besonders der Füße. Folgen von Temperaturstürzen von warm zu kalt. Heiße Tage, kühle Nächte im Spätsommer. Wetterwechsel. Folgen von Aufenthalt in kalten Räumen. Üble Folgen nach Benutzung von Swimmingpools, Frei- und Hallenbädern. Folgen vom Sitzen auf kaltem Boden.

Subjektives Erkältungsgefühl. Erkältungen mit und ohne Frostschauern. Schnupfen mit dickem, gelbem Schleim, blutigen Krusten. Nasenverstopfung durch feuchte Kälte. Katarrh und Entzündung können auf die Augen oder auf den Hals übergreifen. Schmerzhafte Trockenheit im Hals. Bindehautentzündung. Benommenheit im Kopf. Phantasiert im Delirium.

Wesen: ungeduldig, streitsüchtig, ruhelos, auch nachts im Bett.

Weitere Symptome: Durch nasses Wetter entstandener Husten. Neuralgische Beschwerden. Glieder- und Rückenschmerzen durch Nässe und Kälte.

Glieder kalt, wie zerschlagen und gelähmt.

Bauchschmerzen mit nachfolgendem Erbrechen und wässrigen, gelblichen Durchfällen. Blasenkatarrh; Schmerzen beim Harnen. Häufiges Urinieren nach Sitzen im Nassen; auch unwillkürlicher Harnabgang möglich.

Quaddel- und bläschenartige Hautausschläge mit Jucken, Brennen und Stechen. Bläschenausschlag an den Lippen von Erkältung.

Modalitäten: S: in Kälte, bei regnerischem Wetter; in Ruhe; nachts.

B: in Wärme; warme Auflagen; bei Bewegung (Gliederschmerzen).

Anmerkung: Manchmal wechseln die Beschwerden: Hautausschlag mit Durchfall oder auch Asthma mit Hautausschlägen oder Kopfschmerz mit fließender Nase.

EUPATORIUM PERFOLIATUM (Eup.per.) = Wasserhanf

Hauptanwendungsgebiete: Grippe.

Leitsymptome: Fieber bei Erkältung, wobei die allgemeine Abgeschlagenheit charakteristisch ist. Der ganze Körper ist schmerzhaft, besonders die Glieder, Muskeln und Knochen; auch der Rücken schmerzt bei Bewegung. Gefühl „wie verrenkt". Katarrhalische und grippale Infekte; morgens erhöhte Temperatur mit Schüttelfrost, Schnupfen und Niesen; starker Fließschnupfen; Heiserkeit, wund im Hals.

Der Husten ist so schmerzhaft, daß die Brust gehalten wird. Schmerzen unter dem Brustbein. Bronchitis. Trockener Grippehusten. Fieber mit Übelkeit, es beginnt mit Kälteschauern über den Rücken.

Fieber mit starkem Hitzegefühl, aber wenig Schweiß.

Weitere Symptome: Schmerzhafter Harndrang mit dunklem Urin. Klopfende Kopf- und Augenschmerzen (Augäpfel), besonders im Liegen; nach dem Aufstehen besser. Durst auf kalte Getränke, danach aber oft Erbrechen von Galle.

Schwindelzustände. Bei Grippe: erst Durst, dann Frost, dann Erbrechen.

Folgen von feuchter Witterung.

Stetige Unruhe. Versuch, durch Wechseln der Lage Schmerzen zu mindern, was aber nicht bessert. Die Beschwerden können periodisch auftreten.

Wesen: Bedrückt und klagend über seine Beschwerden, bedauert sich selbst.

Modalitäten: S: Kälte; kalte Getränke (Schüttelfrost); beim Tiefatmen (Brustschmerzen); morgens.

B: bei Ablenkung durch Unterhaltung; beim Niederlassen auf Knie und Hände; durch Schweiß; durch Erbrechen.

FERRUM PHOSPHORICUM

(Ferr.p.) = Phosphorsaures Eisen

Hauptanwendungsgebiete: Erkältung, Fieber, Grippe, Bronchitis, Blutarmut.

Leitsymptome: Kältegefühl am ganzen Körper, besonders kalte Füße bei Blutandrang zum Kopf und nur leicht gerötetem oder blassem Gesicht. Eventuell Schwindel, Kopfschmerz, klopfende Empfindungen. Plötzlich auftretende Erkrankungen mit irgendeiner Entzündung, Schmerz und Fieber. Fieber verläuft ohne stürmische Erscheinungen. Der Allgemeinzustand während des Fiebers ist nicht gestört, der Kranke beschäftigt sich. Fieber mit kurzem, raschem. weichem Puls, hervorgerufen durch Erkältung, Infektionskrankheiten oder Gelenkrheumatismus. Die Grippe beginnt mit Frösteln.

Weitere Symptome: Fieber, eventuell mit Kopfschmerzen und Nasenbluten. Erkrankungen der Luftwege; akute Bronchitis; Brustbeklemmung; Heiserkeit. Trockener Husten nach Überanstrengung der Stimme; auch kranpfhafter, schmerzhafter Husten mit zuweilen blutigem Auswurf. Im Liegen unwohl.

Schmerzanfälle mit Klopfen am befallenen Ohr; durch kalte Auflagen gebessert. Akute Mittelohrentzündung. Reizblase mit unwillkürlichem Urinabgang, oft schon durch Husten.

Saures Aufstoßen, Übelkeit, Erbrechen unverdauter Nahrung nach dem Essen. Hellrote Blutungen aus Nase, Magen, Lunge u.a., die zu gallertartiger Masse gerinnen. Stuhlverstopfung infolge von Darmträgheit, oder auch Durchfall von unverdauten Speisen. Anaemie; Abwehrschwäche; Große Schwäche und Anfälligkeit, schlapp.

Modalitäten: S: nachmittags und nachts; bei Bewegung; Kälte; Berührung; Druck.

B: durch kalte Anwendungen.

Anmerkung: Im akuten Fall, je nach Bild, eventuell erst Acon. geben, später, wenn es paßt und noch notwendig ist: Ferr.p. Bei Fieber mit ausgeprägtem Krankheitsgefühl ohne weitere Symptome kann Ferr.p. versucht werden.

GELSEMIUM SEMPERVIRENS (Gels.) = Gelber Jasmin

Hauptanwendungsgebiete: Grippe, Kopfschmerzen, niedriger Blutdruck, Schlaflosigkeit, Prüfungsangst, Lampenfieber.

Leitsymptome: Schwach, müde und erschöpft, und doch leicht in Erregung zu versetzen. Folgen von schlechten Nachrichten, Schreck, Aufregung. Allgemeine Erschöpfung mit Zittern und Erschlaffung oder Lähmigkeit der Muskulatur. Gliederschmerzen mit Zerschlagenheitsgefühl; Gliederschwere. Fröstelige Rückenschauer; kein hohes Fieber, aber große Mattigkeit, begleitet von Frösteln. Kalte Hände und Füße. Puls langsam, weich, schwach. Will in Ruhe gelassen werden.

Blutandrang zum Kopf mit gerötetem Gesicht. Benommenheit. Dumpfer Hinterkopfschmerz, vom Nacken ausgehend zu den Augen. Schwere im Kopf. Schweregefühl in den Augenlidern.

Grippe; Kopfgrippe; Schnupfen. Wenig Durst. Auffallende Schläfrigkeit, aber schlechter Schlaf mit schweren Träumen.

Weitere Symptome: Schlaflosigkeit; Teilnahmslosigkeit; Reizbarkeit des Geistes und Körpers. Erregungszustände; Nervenschwäche; Konzentrationsschwäche; wie benebelt oder betrunken. Erwartungsangst; Lampenfieber.

Wasserträufeln aus der Nase; Nase entzündet durch ätzendes Sekret. Gefühl im Liegen „als wolle das Herz stillstehen", aber auch Herzklopfen.

Zittern und Durchfall infolge Erregung.

Modalitäten: S. durch Wärme; Sonne; feucht-warmes Wetter; vor Gewitter; Bewegung; bei Aufregung; bei schlechten Nachrichten; Rauchen; Denken an die Beschwerden.

B: durch reichliches Wasserlassen; in frischer Luft; Bücken; durch alkoholische Getränke; Ruhe.

Anmerkung: Eine „Gelsemium-Krankheit" braucht nach der Erkältung einige Tage, bis sie sich entwickelt hat. Gels. wirkt langsamer. Alle Säuren machen Gelsemium unwirksam.

GLONOINUM (Glon.) = Nitroglycerin

Hauptanwendungsgebiete: Kopfschmerzen, Sonnenstich, hoher Blutdruck, Wechseljahrsbeschwerden.

Leitsymptome: Plötzlich stellen sich die Beschwerden ein. Der Kopf ist heiß und gerötet; pulsierender und berstender Kopfschmerz mit Blutandrang zu Kopf und Herz. Völlegefühl im Kopf „wie wenn er platzen würde". Pupillen erweitert. Schwarzwerden vor den Augen. Stiche in Stirn und Schläfen. Verwirrung; Schwindelanfälle von Sinnestäuschungen bis zur Bewußtlosigkeit; später Gesicht blass.

Folgen von Sonnenstich oder plötzlicher Erkältung nach großer Erhitzung. Bei Kopfschütteln Empfinden „wie wenn das Gehirn locker wäre".

Weitere Symptome: Klopfen in Stirn, Schläfen, Scheitel und Hinterkopf; schlechter bei jeder Bewegung und jedem Schritt. Kann den Kopf nicht aufs Kissen legen.

Ohrensausen. Schnelles Herzklopfen mit Atemnot; Pulsieren im ganzen Körper; Angstgefühl.

Verdauungsbeschwerden mit Übelkeit und Kopfschmerz, vom Gehirn ausgehend.

Bei allen Schmerzen: Puls beschleunigt, voll, hart, sogar aussetzend.

Große Mattheit, zu nichts mehr Lust, äußerst reizbar und erregt, ängstlich.

Modalitäten: S: Strahlende Wärme; Sonne; Alkohol; Bewegung; Erschütterung; Zurückbeugen des Kopfes; Treppensteigen; Bücken; Hinlegen; nach Haarschneiden.

B: Gehen in frischer Luft; kalte Umschläge; Entblößung des Kopfes (bei Kopfleiden); Hochlagern des Kopfes; Nasenbluten; Harnen (Kopfschmerz).

Anmerkung: Bei einer Behandlung mit Glonoium ist Wein verboten!

HEPAR SULFURIS (Hep.) = Kalkschwefelleber

Hauptanwendungsgebiete: Erkältung, Schnupfen, Nebenhöhlenentzündung, Angina, Husten, Heiserkeit, Pseudokrupp, Zahnfleischabszeß, Furunkel, eitrige Akne.

Leitsymptome: Empfindliche Haut; Empfindlichkeit der schmerzenden Teile gegen Berührung und kalte Luft. Überempfindlichkeit gegen Schmerzen. Eitrige Entzündungen und Abszesse an Mandeln, Nebenhöhlen und anderen Körperteilen mit klopfenden und stechenden Schmerzen oder „wie von einem Splitter". Verlangen nach Wärme.

Furunkel, Abszesse; selbst kleinste Abszesse eitern.

Schnelles Frieren; erkältet sich leicht durch Entblößung oder Luftzug und bei feuchtem, nassem Wetter.

Übler Geruch der Absonderung, sauer oder nach altem Käse. Katarrhe mit gelbem, dickem Sekret. Splitterschmerz beim Schlucken mit Ausstrahlung zum Ohr.

Weitere Symptome: Die Schweiße sind reichlich, sauer, stinkend und bringen keine Erleichterung.

Verlangen nach Saurem, Scharfem und nach warmen Getränken.

Wesen: Frostig, wie der Körper, so ist auch das Gemüt: niedergeschlagen, äußerst reizbar und ärgerlich, unzufrieden, verdrossen über jede Kleinigkeit. Große Empfindlichkeit gegenüber allen Eindrücken.

Aufregung bei geringster Ursache. Will seine Ruhe haben.

Modalitäten: S: Kälte; Wind; Zugluft; Berührung der schmerzenden Teile.

B: bei feuchtem Wetter; feuchte Wärme; warmes Wetter; Wärme überhaupt; Einhüllen des Kopfes; nach dem Essen.

Anmerkung: Denken Sie an Hepar bei Leuten, die sich sehr leicht erkälten und ein ausgeprägtes Wärmebedürfnis haben. Aber es ist nicht für den Beginn von Erkältungskrankheiten geeignet, mehr für die fortgeschrittenen Stadien. Wirkt besonders gut nach Bell. oder im Wechsel mit diesem. Hepar wirkt langsam, sein Krankheitsbild braucht länger zur Entwicklung. Alle Säuren (Essig, Zitrone) stören die Wirkung.

HYPERICUM PERFOLIATUM (Hyper.) = Johanniskraut

Hauptanwendungsgebiete: Verletzungen besonders empfindlicher Teile.

Leitsymptome: Immer stärker werdende, heftige Schmerzen, die lange anhalten. Schießender Schmerz den Nervenbahnen entlang. Die Schmerzen erstrecken sich aufwärts.

Verletzungen nach Trauma an nervenreichem Gewebe, auch nach Operationen, Punktionen u.ä. Starke Berührungsempfindlichkeit. Schmerzen nach Überdehnung von Nerven. Schleudertrauma der Halswirbelsäule. Erschütterung von Hirn und Rückenmark.

Schmerzhafte Verletzungen im Mund. Neuralgische Schmerzen nach Verletzungen.

Weitere Symptome: Blutandrang zum Kopf; Pulsieren am Kopf. Gesicht heiß und Backen gerötet. Starre Augen mit erweiterten Pupillen. Leidender Gesichtsausdruck.

Funktionelle Depressionen nach Verletzungen, auch Krämpfe. Kopfschmerzen nach Gehirnerschütterungen. Kribbeln an Händen und Füßen. Übelkeit; Kloßgefühl im Magen.

Wesen: Ängstlichkeit, Erregung, Melancholie.

Modalitäten: S: Berührung; Bewegung; Erschütterung; Feuchtigkeit.

B: Kopf rückwärtsbeugen.

IGNATIA AMARA (Ign.) = Ignatiusbohne

Hauptanwendungsgebiete: Kopfschmerzen, Bauchschmerzen, hysterische Reaktionen.

Leitsymptome: Üble Folgen von Enttäuschung, Todesfällen, Kritik und Tadel, Kummer, Liebeskummer, Schreck, Ärger, Kränkung und Furcht. Seufzen, Schluchzen, Weinen und Lachen.

Will oder kann nicht über ihren Kummer sprechen. Widersinnige Symptome: Schmerzen, besser durch festen Druck, aber schlechter durch leise Berührung; oder Leergefühl im Magen, das durch Essen nicht verschwindet. Die Schmerzen sind krampfhaft, drückend, auseinanderpressend oder pochend. Empfindung eines Kloßes in der Kehle.

Weitere Symptome: Neuralgien. Fieber mit Frostigkeit. Frösteln mit Durst, äußere Wärme bessert nicht. Durst im Frost, aber durstlos im Hitzestadium des Fiebers. Bei Fieber ist oft nur eine Wange rot.

Kopfschmerz mit Übelkeit und Erbrechen; Druckschmerz in Stirnmitte oder im ganzen Kopf. Nervöse Kopfschmerzen, besonders bei Frauen; bohrender Stirnkopfschmerz. Kopfschmerz halbseitig wie von eingetriebenem Nagel, besonders nach dem Essen oder abends mit Frostigkeit und Hitze.

Sehstörungen. Halsweh, besser durch Schlucken. Kloßgefühl im Hals mit stechender Empfindung, durch Schlucken besser. Trockener, spastischer Kitzelhusten, abends beim Hinlegen schlechter. Krämpfe bei seelischer Erregung. Gähnen, Zittern, Ohnmacht. Lichtscheu und tränende Augen. Augenentzündung mit Sandgefühl. Magenkrampf bei leerem Magen mit Blähsucht durch Ärger und Kummer. Magenschmerz und Brechreiz, besser durch Essen; eher wird leichte Kost erbrochen als schwere. Schwächegefühl im Magen. Der Urin ist meist wäßrig und hell.

Wesen: Widersprüchliche Gefühle: mal traurig, mal heiter, mal nachgiebig, mal wütend.

Modalitäten: S: Drandenken; Anstrengung; Eile; Trost; Aufregung; Kummer; Sorgen; Kaffee; Rauchen; Kälte; frische Luft; äußere Wärme.

B: Wärme; Druck; Bücken (Kopfschmerz); Essen (Brechreiz und Magenschmerz); Liegen; Liegen auf schmerzhafter Seite; Veränderung der Lage; Alleinsein.

Anmerkung: Ein Nervenmittel durchaus nicht nur für Frauen. Alkohol stört die Wirkung.

IPECACUANHA (Ipec.) = Brechwurzel

Hauptanwendungsgebiete: Übelkeit, Erbrechen, Husten, Keuchhusten, Blutungen.

Leitsymptome: Übelkeit mit schleimigem und zähem Erbrechen, auch bei leerem Magen, aber das Erbrechen erleichtert nicht. Die Zunge ist dabei kaum oder gar nicht belegt. Viel Speichel. Kein Durst.

Alle Beschwerden sind von dieser Übelkeit begleitet. Elendigkeitsgefühl im Magen.

Schwächeanfälle mit Ekel vor dem Essen. Magenkatarrh mit brennenden Schmerzen. Brechdurchfall im Sommer.

Schwangerschaftserbrechen. Kolikschmerzen. Husten.

Weitere Symptome: Hellrote Blutungen aus verschiedenen Organen und Körperöffnungen, z.B. Nase.

Fließschnupfen mit viel Niesen. Heftiger Husten mit feuchtem Rasseln bis zu Übelkeit; Würgen und Erbrechen, da die Brust voller Schleim ist, der sich nicht löst. Es kann sogar zu Atembehinderungen und Krämpfen kommen. Gefühl, keinen weiteren Atemzug mehr tun zu können.

Durcheinanderessen; zu Fettes, Obst und Eis werden nicht vertragen.

Krämpfe im Unterleib, besonders in der Nabelgegend. Übelkeit nach unpassender, schwerverdaulicher Nahrung. Durchfall nach Diätfehlern. Empfindlicher Magen. Blaue Ringe um die Augen, bleiches Gesicht.

Wesen: reizbar, mürrisch mit unklaren Wünschen.

Modalitäten: S: durch extreme Wärme sowohl als auch Kälte; feucht-warmes Wetter; warmes Zimmer; Bewegung; Bükken; schwere Speisen.

B: durch Ruhe; durch Fasten; im Freien; frische Luft; kalte Getränke.

KALIUM BICHROMICUM

(Kal.bi.) = Doppeltchromsaures Kali

Hauptanwendungsgebiete: Schnupfen, Nebenhöhlenentzündung, Husten, rheumatische Beschwerden.

Leitsymptome: Schleimhautkatarrhe mit reichlichen, dicken, zähen, klebrigen und fädigen Absonderungen aus Nase, Hals, Bronchien. Schnupfen mit gelb bis gelbgrünem Schleim; Schleimpfropfen. Schnupfen mit Nasenverstopfung. Die Nase kann aber auch trockene elastische Krusten zeigen. Rachen- und Nebenhöhlenkatarrhe. Druckempfindung an der Nasenwurzel.

Geschwüre an Haut- und Schleimhäuten erscheinen wie ausgestanzt. Kopfschmerzen. Magen- und Gelenkbeschwerden.

Weitere Symptome: Kopfschmerzen bei Stirnhöhlenkatarrhen, die sich bei einsetzender Absonderung bessern. Stirnhöhlenkatarrhe treten besonders nach unterdrückter Absonderung auf. Fließschnupfen mit Geruchsverlust.

Festsitzender, starker, harter Husten vom Kehlkopf ausgehend; muß kämpfen bis sich etwas löst. Gelblicher, fadenziehender Auswurf. Heisere Stimme. Schmerz hinter dem Brustbein, der zu den Schultern ausstrahlt. Die schmerzenden Stellen sind nur so groß wie ein oder zwei Fingerkuppen und können rasch die Lage wechseln. Schmerzen auch in den Knochen, Gelenken, abwechselnd mit Magenschmerzen.

Empfindlichkeit gegen Kälte, Frieren. Erschöpfung und Schwäche nötigt zum Liegen. Vor lauter Schläfrigkeit fällt das Denken und Arbeiten schwer. Verlangen nach Bier.

Modalitäten: S: morgens; feuchte Kälte; kaltes Wasser; heißes Wetter; beim Ausziehen; Bier; Kaffee.

B: tagsüber; in Wärme; in frischer Luft; Essen; bei Beginn der Ausscheidungen; Bewegung (Rheumaschmerzen).

KALIUM CARBONICUM (Kal.c.) = Kaliumkarbonat

Hauptanwendungsgebiete: Schmerzen in Rücken, Gelenken und Brust. Husten, Asthma, Verdauungsbeschwerden, Schlaflosigkeit, alte Leute mit Herz- und Nierenschwäche.

Leitsymptome: Schwäche, Blässe, Neigung zu Ödemen, besonders der Augenoberlider. Stechende Schmerzen, unabhängig von der Bewegung, überall möglich. Die Schmerzen können auch heftig und schneidend sein. Überempfindlich auf Schmerz, Kälte und Zugluft.

Weitere Symptome: Schwäche und Schmerzen im Rücken, Lendenbereich, Hüftgelenk und Gliedern mit Neigung, sich anzulehnen oder hinzulegen und Schwitzen bei der geringsten Anstrengung. Lendenschmerzen strahlen in Gesäß und Oberschenkel aus. Nasenkatarrh; Nasenverstopfung im warmen Zimmer. Absonderung: dick, gelb, flüssig, verkrustete Nasenlöcher.

Halsschmerz stechend, wie von Fischgräte. Morgens mehr Schleim.

Husten hart, trocken, nachts zwischen zwei und fünf Uhr mit stechendem Schmerz; später löst sich der zähe Auswurf. Ein dicker Klumpen wird oft verschluckt. Bronchitis mit stechenden Brustschmerzen.

Zuckt zusammen bei Geräusch oder geringster Berührung, besonders der Fußsohlen.

Verdauungsstörungen mit Leergefühl vor dem Essen im Magen. Übelkeit und Brechreiz beim Essen. Mundgeschmack sauer, bitter oder faulig; Aufstoßen sauer. Angstgefühl im Magen. Bauchauftreibung gleich nach dem Essen; Blähungskoliken; viel Windabgang. Harn geht beim Husten unwillkürlich ab (Frauen). Hartnäckige Schlaflosigkeit.

Wesen: ärgerlich, zänkisch, aber auch ängstlich, schreckhaft und verzagt und anlehnungsbedürftig.

Modalitäten: S: gegen Morgen; in Kälte; Lärm; Berührung; Aufregung; Alleinsein; Liegen auf kranker Seite; Zugluft; im Freien; heißes Wetter; Wetterwechsel; nach Koitus; bei kaltem Wetter; abends (Husten).

B: Aufrichten; in Wärme; Umhergehen; warmes Wetter; nach vorne beugen.

LACHESIS MUTA (Lach.) = Gift der Buschotter

Hauptanwendungsgebiete: Angina, Entzündungen, infizierte Wunden, Furunkel, Blutungen, Wechseljahrsbeschwerden, Herzbeschwerden, Kreislauflabilität.

Leitsymptome: Verträgt keinerlei Druck und Einengung, verträgt keine einengende Kleidung, besonders nicht am Hals. Angina; Gefühl des Zusammenschnürens oder Klumpens im Hals; Erstickungsangst.

Vorwiegend linksseitige Symptome, oder die Beschwerden beginnen links und greifen auch rechts über.

Entzündungen und infizierte Wunden, die düsterrot bis bläulich verfärbt sind mit Neigung zu Blutvergiftung und Brand. Tiefliegende Eiterungen, bösartige Furunkel.

Weitere Symptome: Berstende Kopfschmerzen. Herzschwäche; Schwächeanfälle durch Blutdruckschwankungen. Hitzewallungen mit Bangigkeit und lästigen Schweißen, dazwischen Frieren. Fieber ohne Schweiße oder Frieren im Wechsel mit Schweißen. Brennen in Händen und Fußsohlen.

Gefühl der Spannung in verschiedenen Körperteilen. Magenbeschwerden, Verstopfung, übelriechender Stuhl.

Wesen: Körperlich-seelische Überreizung, die versucht, sich überall Luft zu verschaffen. Übererregt, redet viel, mißtrauisch. Angst, keine Luft zu kriegen oder nicht genügend Platz zu haben. Apathie. Benommenheit bei schweren Krankheiten. Scheu vor Bewegung. Neigung zum Liegen.

Modalitäten: S: nach dem Schlaf; morgens; Hitze, Sonne, feucht-warmes Wetter, Wetterwechsel von kalt zu warm; vor der Regel; Berührung; Druck; Einschnürung; Ruhe; Alkohol; Medikamente; bei ausbleibenden Absonderungen (besonders Regel); Liegen auf der linken Seite.

B: in frischer Luft; Auftreten von Ausscheidungen; Bewegung (mit Ausnahme der rheumatischen Schmerzen).

Anmerkung: Säuren, Alkohol, sowie zu starke Gemütsbewegungen stören die Heilwirkung dieses Mittels. Lachesis schadet, wo Pyrog. angezeigt ist. Pyrog. folgt jedoch gut auf Lachesis.

LEDUM PALUSTRE (Led.) = Sumpfporst

Hauptanwendungsgebiete: Stichverletzungen, rheumatische Beschwerden.

Leitsymptome: Folgen von Verletzungen aller Art, besonders Stichverletzungen, Blutergüsse. Mit den Beschwerden geht eine allgemeine Frostigkeit einher. Frieren; auch das verletzte Glied ist kalt, kann aber trotzdem Wärme und Bettwärme nicht vertragen. Die Schmerzen beginnen unten und steigen nach oben.

Weitere Symptome: Hitze und Brennen in den Gliedern in der Bettwärme. Schmerzen der Fußsohle und der kleinen Gelenke. Rheumatische und gichtische Beschwerden mit Stechen und Reißen in den Gliedern und kleinen Gelenken. Rheuma beginnt an den Fußknöcheln; Schwellung der Sprunggelenke. Blutergüsse und Blutungen aus den Schleimhäuten. Lokalisierung der Beschwerden zuweilen links oben und rechts unten (seltener). Rote Stippen an Stirn und Wangen.

Anhaltende Verfärbung der Haut nach Verletzungen. Nach Insektenstichen: Schmerzen an der Bißstelle mit Jucken, Brennen und Schwellung.

Modalitäten: S: nachts; Wärme; Bettwärme; Bewegung; Wein.
B: Kälte; kalte Umschläge; Eintauchen in kaltes Wasser.

Anmerkung: Wenn nach einem Insektenstich das Gewebe entzündet, sehr geschwollen und heiß ist, eher an Apis denken. Gleichzeitiger Weingenuß stört die Ledum-Wirkung.

MAGNESIUM PHOSPHORICUM

(Mag.p.) = Magnesiumphosphat

Hauptanwendungsgebiete: Gesichtsschmerz, Ischias, Schluckauf, Bauchkoliken, Schreibkrampf.

Leitsymptome: Krampfartige Beschwerden mit Unterbrechungen in verschiedenen Körperteilen, gebessert durch Wärme und Gegendruck. Andere Schmerzen wieder können scharf, schneidend, stechend wie von einem Messer urplötzlich kommen und vergehen. Einschießende Nervenschmerzen, oft von Muskelkrämpfen begleitet.

Gesichtsschmerzen in kalter Luft.

Ischias mit schießenden oder bohrenden Schmerzen, manchmal die Stelle wechselnd, durch Wärme und Druck besser, durch leichte Berührung jedoch schlechter.

Frostigkeit mit innerem Kältegefühl. Erschöpfungszustände.

Weitere Symptome: Husten, trocken, kitzelnd, krampfartig. Asthmaartiger Krampfhusten; Keuchhusten, schlechter durch Kälte und nachts im Liegen. Bei Fieber Kälteschauer über den Rücken auf und ab mit Zittern.

Neuralgien. Fingerkrämpfe beim Schreiben oder Spielen von Musikinstrumenten. Wadenkrampf. Zahnkrämpfe bei Kindern. Blähungen, Blähungskoliken, Magenkrampf. Aufstoßen, sauer oder Luft; Schluckauf. Kolik kleiner Kinder mit Blähungen und Anziehen der Beine, ohne Durchfall.

Völlegefühl im Bauch, Gürtel wie zu eng, muß sich bewegen und Winde ablassen. Darmkolik, die zum Zusammenkrümmen nötigt.

Ständiger, schmerzhafter Harndrang, zuweilen krampfhaft.

Modalitäten: S: Kälte; Berührung; Bewegung; nachts im Bett; geistige Anstrengung.

B: Wärme; heiße Umschläge; Reiben; Gegendruck; Zusammenkrümmen.

MERCURIUS SOLUBILIS (Merc.) = Quecksilber

Hauptanwendungsgebiete: Aphten, Zahnfleischentzündungen, Angina, Schnupfen.

Leitsymptome: Übler Körpergeruch; übelriechende, klebrige Schweiße, die die Wäsche gelblich färben können, und die nicht bessern, eher verschlimmern. Mundgeruch und Speichelfluß, besonders nachts. Zunge weiß bis gelblich belegt mit sichtbaren Zahneindrücken. Alle Absonderungen sind ätzend und übelriechend. Speichelfluß und Schwitzen als Begleitsymptome verschiedener Beschwerden. Durst trotz Speichelfluß. Aphten im Mund. Oberflächliche Geschwüre, Eiterungen und Abszesse aller Art. Hautjucken, besonders in der Bettwärme. Zittern von Anstrengung oder Aufregung.

Weitere Symptome: Entzündungen an Haut und Schleimhaut und Drüsen mit Schwellung. Entzündete und geschwollene Schleimhäute, auch in der Harnröhre. Darm und After rufen einen schmerzhaften Entleerungsdrang hervor.

Drückender Stirnkopfschmerz. Mandelentzündung mit Neigung zur Eiterung (nur wenn das Bild wirklich paßt!). Empfindung: mal zu heiß, mal zu kalt.

Schnupfen beginnt oft mit Niesen und dem Gefühl kriechender Kälte, entstanden bei feucht-kaltem Wetter; nachts schlechter, ergreift auch die Stirnhöhlen. Der Nasenausfluß ist dünn, schleimig-grünlich und scharf-wundmachend, daher sind die Naseneingänge gerötet und schmerzhaft. Wird der Nasenausfluß dick, kein Merc. mehr geben!

Halsschmerzen beim Schlucken und nachts.

Schmerzhaft blutige Durchfälle.

Wesen: hastig, nervös und ängstlich. Schnelles Sprechen, zitternde Stimme. Mangelnde Willenskraft. Mißtrauisch, verschlossen, langsam bei der Beantwortung von Fragen. *Modalitäten: S:* nachts; bei nassem Wetter; kaltes Wetter; in der Bettwärme; Wärme allgemein; bei Schweißausbrüchen.

B. morgens; bei Ruhe; gemäßigte Temperaturen; Liegen; durch Trinken.

Anmerkung: Merc. ist ein tiefgreifendes Mittel, daher sollte es mit der größten Sorgfalt ausgewählt werden, niemals aufs Geratewohl geben! Bei drohender Abszeßbildung nachfolgend Hep. geben. Merc. und Sil. nie zusammengeben!

NATRIUM MURIATICUM (Natr.m.) = Kochsalz

Hauptanwendungsgebiete: Migräne, Schnupfen und Heuschnupfen, Herpes, Blutarmut.

Leitsymptome: Große Schwäche und Mattigkeit, schon morgens im Bett. Trockene Schleimhäute, von den Lippen bis zum After. Trägheit mit Scheu vor Bewegung. Großer Durst. Überempfindlich gegen äußere Eindrücke. Niedergeschlagen; lehnt Trost ab, möchte in Ruhe gelassen werden.

Weitere Symptome: Anämie mit Blässe, Herzklopfen, Herzflattern. Anfallsartige Kopfschmerzen mit heftigem Stechen oder Klopfen, wie von Hammerschlägen, als sollte die Stirn zerspringen, mit Hitze des Kopfes. Dabei ist das Gesicht blaß oder nur leicht gerötet. Kopfschmerz bis zu Übelkeit und Erbrechen.

Schnupfen mit Nasenbluten. Fließschnupfen mit scharfem, wässrigem Ausfluß oder Stockschnupfen mit Geruchs- und Geschmacksmangel. Häufiges Niesen abwechselnd mit Nasenlaufen. Halsschmerz, durch Wärme schlechter, kalt Trinken bessert.

Kälte oder kaltes Bad gern. Brustbeklemmung. Stechen in der Brust beim Tiefatmen. Kurzatmigkeit bei Anstrengung oder Treppensteigen mit schnellem Schweißausbruch. Durst auf Kaltes, Verlangen nach Salzigem.

Fieber mit Kopfschmerz, heißem Gesicht, starkem Durst und Verschlechterung am späten Vormittag.

Verdauungsstörungen mit Magenkrampf; Sodbrennen, Schleimerbrechen. Hartnäckige Stuhlverstopfung mit mühsamer Entleerung, mit blutenden und schmerzenden Einrissen am After. Hitzekrämpfe bei trockenem und sehr heißem Wetter. Schwäche durch Hitze. Herpes-Bläschen an den Lippen; Riß in der Mitte der Ober- oder Unterlippe.

Bei Insektenstichen mit allergischen Erscheinungen, bedingt durch Sonne und Hitze.

Modalitäten: S: Sonne und Hitze; an der See; Bewegung; körperliche und geistige Anstrengung; durch Ärger; durch Trost; morgens und vormittags.

B: nachmittags und abends; Rückenlage; Liegen auf etwas Hartem; durch Schweiß; kaltes Baden und kalte Anwendungen; bei leerem Magen.

NUX VOMICA (Nux v.) = Brechnuß

Hauptanwendungsgebiete: Verdauungsbeschwerden, Bauchschmerzen, Erkältung, Grippe, Schnupfen, Schlaflosigkeit, Hexenschuß.

Leitsymptome: Große Reizbarkeit und Ungeduld; Kleinigkeiten ärgern. Nervös, überempfindlich auf Sinnesreize, Kälte und Zugluft. Erwacht morgens unausgeruht, mißgelaunt und mit verstärkten Beschwerden. Krämpfe in Leib und Gliedern.

Weitere Symptome: Schlaflosigkeit nach drei Uhr bis gegen Morgen. Schnupfen mit häufigem Niesen und Jucken in der Nase. Im warmen Zimmer und tagsüber Fließschnupfen, verstopfte Nase im Freien und nachts.

Rückenschmerzen, Rückensteife, Hexenschuß; muß aufsitzen im Bett, um sich zu drehen.

Schläfrigkeit nach dem Essen oder Magendruck wie von einem Stein. Übelkeit nach zu reichlichem Essen und Trinken. Krämpfe in Bauch und Unterleib mit Stuhldrang. Der Bauch ist gespannt und gebläht. Beim Pressen zum Stuhl machen kommt nichts.

Fieber mit Rücken- und Gliederschmerzen. Der Patient fröstelt beim geringsten Abdecken.

Modalitäten: S: morgens; nach dem Essen; durch Aufregung; geistige Überforderung; Überarbeitung; Kaffee; Rauchen; Alkohol; Medikamente; durch sitzende Lebensweise; Kälte; Zugluft; Geräusche.

B: Wärme; Ruhe; nach kurzem Schlaf; durch Abgang von Stuhl, Harn, Erbrechen (auch nur geringe Mengen); bei feuchtem Wetter; durch starken Druck.

Anmerkung: Bestes Gegenmittel gegen den Mißbrauch allopathischer Medikamente und Suchtmittel. Nux v.-Krankheiten werden oft durch Kaltwerden irgend eines Körperteils ausgelöst. Bei Nux V. ist Alkohol in jeder Form verboten!

PHOSPHORUS (Phos.) = Gelber Phosphor

Hauptanwendungsgebiete: Husten, Heiserkeit, akute Verdauungsbeschwerden, Blutungen, Schlaflosigkeit.

Leitsymptome: Nervöse Erschöpfungszustände bis zur Ohnmacht. Schwäche nach Krankheiten und Verlust von Körpersäften. Zittrige Schwäche bei leerem Magen. Großer Durst nach kalten Getränken. Hellrote Blutungen; auch kleine Wunden bluten stark. Die Symptome erscheinen in der Regel plötzlich. Schmerzen sind brennend, scharf, schneidend. Viele Beschwerden haben ein Gefühl von Brennen.

Weitere Symptome: Chronische Heiserkeit vom vielen Reden. Druck auf der Brust mit trockenem, erschütterndem Husten; schlimmer in der kalten Luft, beim Wechsel vom warmen Zimmer in die kalte Luft und umgekehrt. Der Hals ist brennend und wund. Sprechen, Lachen und Husten schmerzt. Fließschnupfen wechselt mit Stockschnupfen (Krustenbildung). Atembeklemmung, Atemnot, Herz-Kreislauf-Beschwerden, Herzklopfen oder Unwohlsein beim Liegen auf der linken Seite. Einschlafen schwierig durch Erregung; unruhiger Schlaf mit nächtlichem Hunger, nach Einschlafen baldiges Erwachen. Schlaflos durch Gedanken und Einbildungen.

Großer Hunger und Durst. Erbrechen bei berührungsempfindlicher Magengegend; eiskalte Speisen und Getränke bessern.

Wesen: Sensibel, nervös, unruhig und zappelig, heftige Emotionen, reizbar, niedergeschlagen und ängstlich, mangelnde Konzentration.

Modalitäten: S: warme Nahrung oder Getränke; körperliche und geistige Anstrengung; Aufregung; Alleinsein; Wetterwechsel; Gewitter; Kälte; Sonne; Hitze; Berührung; Liegen auf der linken oder schmerzhaften Seite.

B: nach Schlaf; Ruhe; kalt Essen oder Trinken; Liegen auf der rechten Seite.

Anmerkung: Sehr tiefgreifendes Mittel, daher bedachtsam anzuwenden. Phos. ist Puls. ähnlich. Bei Nervenverletzungen kommt eher Phos., als Hyper. in Frage. Bei Behandlung mit Phosphor ist Weingenuß verboten. Liegt eine Tuberkulose vor oder hatte der Patient eine solche, darf Phos. niemals eingesetzt werden! Gefährlich!

PHYTOLACCA (Phyt.) = Kermesbeere

Hauptanwendungsgebiete: Angina, rheumatische Beschwerden, Zahnungsbeschwerden, Brustdrüsenentzündung.

Leitsymptome: Erschöpfung. Erkrankungen werden durch eine Mandelentzündung eingeleitet, z.B. ein akuter Rheumatismus. Grippe mit starken Muskel-, Glieder- und Halsschmerzen mit Schluckschmerz bis in die Ohren.

Dauerndes Verlangen, die Zähne oder die Gaumen zusammen zu beißen.

Weitere Symptome: Stirnkopfschmerz, Schnupfen, Schweißausbrüche.

Angina, Grippe, Gelenkrheumatismus.

Innerer Hals: dunkelrot bis bläulichrot. Mandeln und Rachenenge geschwollen mit brennendem Schmerz. Hitzegefühl und Brennen im Rachen; Heißes zu schlucken ist unmöglich. Heiserkeit, Stimmlosigkeit.

Muskel- und Gelenkrheumatismus durch Mandelentzündung. Rheumatische Schmerzen in Muskeln, Gelenken und peripheren Nerven. Bedürfnis nach Bewegung, was aber verschlechtert. Zerschlagenheitsgefühl in allen Gliedern.

Ischias mit drückenden, ziehenden, stechenden Schmerzen. Schmerzen an der Außenseite des Oberschenkels.

Magenschwäche mit Erbrechen. Eierstocksneuralgien. Brustdrüsenentzündung, besonders durch Erkältung.

Wesen: Unruhe und Gleichgültigkeit.

Modalitäten: S: nachts; durch Druck; Aufdecken; Kälte; naßkalte Witterung; Durchnässung; warmes Trinken (Halsschmerzen); Bewegung.

B: Wärme; Ruhe; Liegen; schönes, trockenes Wetter.

PULSATILLA PRATENSIS (Puls.) = Küchenschelle

Hauptanwendungsgebiete: Erkältung, Schnupfen, Nebenhöhlenentzündung, Husten, Mittelohrentzündung, Blasenentzündung, Verdauungsbeschwerden, Regelbeschwerden. Rheuma.

Leitsymptome: Stimmung und Symptome sind wechselnd und oft widersprüchlich. Hitzeempfinden mit trockener Zunge und doch durstlos. Leichtes Frieren und verträgt trotzdem keine Wärme. Erkältungen, Katarrhe, Schnupfen, Husten, Neuralgien, Blasenkatarrh. Bei kalten Füßen kann die Regel ausbleiben. Großes Verlangen nach frischer Luft.

Weitere Symptome: Fließ- und Stockschnupfen. Schleimhautabsonderungen sind mild, dick, cremig, gelbgrünlich, auch eitrig und übelriechend. Geruchsverlust. Nase voll, aber nicht verstopft. Husten im Sitzen. Kopfschmerz bei Husten durch Überarbeitung oder vom Magen ausgehend, nach dem Essen. Betroffen kann jede Stelle des Kopfes sein.

Aufstoßen. Völlegefühl und Druck im Oberbauch, längere Zeit nach dem Essen. Brechneigung.

Pulsieren in der Herzgrube. Gastritis mit schlechtem Mundgeruch. Zunge trocken und belegt.

Rheumatische Beschwerden, wandernd, schlechter zu Beginn der Bewegung, fortgesetzte Bewegung bessert. In Gelenken sind die Schmerzen reißend, spannend, stechend.

Durchfälle; der Stuhl sieht jedes Mal anders aus.

Magenbeschwerden mit Übelkeit nach zu reichlichem und zu schwerem Essen, insbesondere Schweinefleisch, Fettes, Gebratenes, Gebäck oder Eis.

Wesen: weinerlich, nervös und überempfindlich, quengelig, nachgiebig, anhänglich. Verlangt nach Trost.

Modalitäten: S: abends, im warmen Zimmer; Wärme; Sonne; Bettwärme; in der Ruhe; morgens nach der Ruhe (nervöse Abspannung); fettes Essen, Bäckereien; vor und während der Regel; Hängenlassen erkrankter Glieder.

B: bei Bewegung im Freien; in frischer Luft; in kühler Umgebung; kalte Anwendungen; kaltes Trinken, Lagewechsel; fortgesetzte Bewegung; äußerer Druck; durch Ingangkommen unterdrückter Absonderungen; Zuspruch und Trost.

Anmerkung: Das Bild ist dem des Phos. ähnlich. Der Genuß von Essig, Wein, Kaffee, Chicorée-Salat und chininhaltige Getränke macht Pulsatilla unwirksam!

PYROGENIUM (Pyrog.) = Autolysiertes Fleisch

Hauptanwendungsgebiete: Fieber, infizierte Wunden.

Leitsymptome: Septische Zustände mit hohem Fieber, Schüttelfrost und Frieren, zuweilen mit kaltem Schweiß. Verlangen nach Wärme, will zugedeckt sein.

Herzklopfen. Extreme Unruhe.

Frieren bei ansteigendem Fieber. Hohes Fieber bei niedrigem Puls und umgekehrt.

Weitere Symptome: Schmerzen am ganzen Körper und allgemeines Zerschlagenheitsgefühl. Das Bett wird als zu hart empfunden. Das Fieber beginnt mit Gliederschmerzen, Unruhe und Bewegungsdrang.

Hohes Fieber, septisches Fieber, typhöses Fieber. Dabei ist der Mund trocken, die Zunge sauber, feuerrot, das Sprechen fällt schwer. Mundgeruch übel, eitrig.

Grippe mit Angina. Bronchitis. Darmkatarrh bis zur Rippfell- und Lungenentzündung.

Kleine Verletzungen entzünden sich und schwellen stark an. Die Wunde ist schlecht durchblutet, violettblau und von aashaftem Geruch.

Magen-Darmentzündung mit Kollapsneigung. Durchfälle mit starker Abkühlung und Kreislaufkollaps. Alle Ausscheidungen riechen widerlich. Faulige Stühle.

Der Kranke ist unruhig, voller Angst und unsinniger Vorstellungen; kann nicht unterscheiden zwischen Traum und Realität. Geschwätzigkeit.

Modalitäten: S: durch Kälte.

B: durch Wärme; durch Bewegung.

Anmerkung: Pyrog. wirkt ähnlich dem Lach. Es wird bei sehr hohem Fieber gegeben, wenn die Ursache nicht bekannt ist und vorher andere Mittel versagt haben. Pyrog. gilt als das homöopathische Antisepticum. Wir geben ausnahmsweise davon keine Schlucke, nur einige Globuli auf die Zunge.

RHUS TOXICODENDRON (Rhus t.) = Giftsumach

Hauptanwendungsgebiete: rheumatische Beschwerden, Hexenschuß, Ischias, Zerrungen, Grippe, Hautausschläge.

Leitsymptome: Folgen von Erkältungen, Durchnässung, Überanstrengung, Verrenkung. Schmerzcharakter: spannend, ziehend, reißend. Schmerzlinderung durch fortgesetzte Bewegung; die Gelenke laufen sich allmählich ein.

Eingeschlafenheit, Taubheit. Lähmigkeit oder Verrenkungsgefühl in den Gliedern, Steifheit in den Gliedern. Ruhelosigkeit, muß sich bewegen. Alles ist steif. *Weitere Symptome:* Ständiges Bewegen des betroffenen Gliedes, Umwälzen im Bett; auch Reiben und Kneten der schmerzenden Stelle.

Nackensteife. Heftige Rückenschmerzen, wie zerschlagen, besonders im Lenden- und Kreuzbereich. Gelenk- und Muskelrheumatismus, Neuralgien, Ischias, Hexenschuß.

Durchfälle, wäßrig, schleimig, übelriechend.

Akute, hartnäckige Hautausschläge mit brennenden, jukkenden Quaddeln und Bläschen, wobei Wärme lindert.

Grippe mit trockenem Husten und Lippenherpes. Der Patient streckt sich häufig und fröstelt.

Allgemeine Müdigkeit und Schwäche. Lust auf kalte Getränke. Zunge hinten dick, gelblich weiß belegt, Spitze und Ränder rot.

Schlechter Schlaf mit ängstlichen Träumen.

Wesen: Benommen, wie betäubt, niedergeschlagen, furchtsam, besonders nachts, teilnahmslos.

Modalitäten: S: Ruhe; bei Beginn der Bewegung; nachts; Kälte; Nässe; schlechtes Wetter; vor Gewitter.

B: Bewegung; fortgesetzte Bewegung; Reiben und Massieren; Lageänderung; Strecken der Glieder; trockenes, schönes Wetter; bei Schweißausbruch; Wärme; warme Anwendungen.

Anmerkung: Wenn nach Verstauchungen, Verrenkungen, Verdrehungen, Zerrungen Arnica nicht genügend half, mit Rhus t. versuchen, wenn das Bild übereinstimmt.

RUTA GRAVEOLENS (Ruta) = Weinraute

Hauptanwendungsgebiete: Augenschmerzen, Knochenhautverletzung, Sehnenscheidenentzündung, Aftervorfall.

Leitsymptome: Schmerzen oder Gefühl wie zerschlagen und überanstrengt nach Schlag, Stoß, Fall oder Quetschung. Verletzung der Knochen und der Knochenhaut. Zerschlagenheit und lähmige Schwäche in Gliedern und Gelenken.

Weitere Symptome: Ruhelosigkeit, fortwährendes Drehen und sich Wenden im Liegen. Schmerzen wie zerschlagen in den Körperteilen, auf denen man liegt.

Augenschmerz- oder Schwäche durch Überanstrengung der Augen durch Lesen, Handarbeit oder Fernsehen. Die Augen können gerötet sein und brennen. Neuralgien, Zahnfleischblutungen, Sehnenscheidenaffektionen, Handgelenksschmerzen, Aftervorfall; starker Harndrang, auch bei leerer Blase.

Wesen: ängstlich, verzweifelt, schreckhaft, ärgerlich, streitsüchtig.

Modalitäten: S: feuchtes Wetter; Nässe; Kälte; Niederlegen; Überanstrengung; Treppensteigen; Bücken; Stuhlgang (Aftervorfall); Ruhe (Gliederschmerzen); morgens; abends, nachts.
B: Bewegung; Liegen; Ruhe.

Anmerkung: Bei Verletzungen wirkt Ruta ähnlich wie Arnica.

SAMBUCUS NIGRA (Samb.) = Schwarzer Holunder

Hauptanwendungsgebiete: Schnupfen, Husten, Asthma.

Leitsymptome: Schnupfen, Stockschnupfen der Säuglinge, nächtliche Hustenanfälle bei Kindern mit Atemnot. Kein Schwitzen im Schlaf, aber Schwitzen beim Aufwachen. Reichliches Schwitzen begleitet viele Beschwerden.

Weitere Symptome: Fieberhafte Erkältungskatarrhe der oberen Luftwege. Schleimhautschwellung des Nasen-Rachenraumes und der Bronchien. Nase einerseits trocken und verstopft, andererseits Schleimansammlungen.

Schniefen bei Kleinkindern. Atemschwierigkeiten beim Trinken. Erstickender Husten nachts mit Unruhe, Weinen und Atemnot und mit blauer Verfärbung des Gesichts bis zu krampfhaften Erstickungsanfällen.

Frostschauer und Hitzeempfinden abends und nachts, aber ohne Durst. Möchte zugedeckt bleiben aus Angst vor Erkältung.

Brennende Hitze im Gesicht bei gleichzeitig kalten Händen und Füßen.

Starke, schwächende Schweiße, besonders nachts und beim Aufwachen.

Brustbeklemmung, Bronchialasthma. Heiserkeit mit zäher Verschleimung der Luftröhre.

Ödematöse Schwellungen.

Muskel- und Gelenkrheumatismus mit Fieber und Nierenreizung.

Wesen: ärgerlich und leicht erschreckt.

Modalitäten: S: Ruhe; Schlaf.

B: Bewegung; Aufrichten im Bett.

Anmerkung: Samb. ist besonders beim Schnupfen der Säuglinge und Kleinkinder eine große Hilfe. Eventuell kann bei einem akuten Erkältungsschnupfen bei Brustkindern die Mutter das Mittel einnehmen. (Holunderblütentee, unverdünnt, wirkt harn-und schweißtreibend).

SECALE CORNUTUM (Sec.) = Mutterkorn

Hauptanwendungsgebiete: Gangrän, Blutungen.

Leitsymptome: Schwäche und Erschöpfung. Nicht Schmerz, sondern Pelzigkeit und Taubheit stehen im Vordergrund.

Hautkälte bei Berührung, aber innerliches Brennen wie Feuer. Trotz kalter Körperoberfläche kann der Kranke das Zudecken nicht vertragen.

Steifheit und Krämpfe der Muskulatur. Kollapszustände mit Kälte und Schweiß.

Weitere Symptome: Mißempfindungen wie Taubheit und Ameisenlaufen; Gefühl, als bewege sich etwas unter der Haut. Durchblutungsstörungen, Lähmungen und Krämpfe in den Gliedmaßen, Gefäßkrämpfe, Bauchmuskelkrämpfe, Magen-Darmkrämpfe, Unterleibskrämpfe, krampfhafte Verzerrungen. Krämpfe und Steifheit der Glieder bessern sich durch Strecken und Reiben.

Die Haut ist trocken, blaß und kalt, kalte Gliedmaßen. Bei Fieber bläuliche Lippen.

Die Zunge ist trocken, rissig, geschwollen und wie gelähmt. Blutungen aus Schleimhäuten.

Innere Schmerzen werden in der Wärme verstärkt.

Zuweilen starker Hunger und Durst. Übelkeit, Brennen in Magen und Bauch.

Unwillkürlicher Stuhlgang. Alle Ausscheidungen riechen übel. Sommerdurchfall der Kinder.

Wesen: Angstgefühle, Traurigkeit, Willenslähmung.

Modalitäten: S: Wärme; Bettwärme; Bewegung; Berührung. *B:* Abkühlung; Kälteeinwirkung; frische Luft; Aufdecken; Reiben; Ausstrecken der Glieder (Krämpfe).

SEPIA OFFICINALIS (Sep.) = Tintenfisch

Hauptanwendungsgebiete: Niedriger Blutdruck, Beschwerden um die Regel, Schwangerschaft und Wechseljahre, Übelkeit, Erbrechen, Husten.

Leitsymptome: Kreislaufträgheit mit nervöser Erschöpfung, venöser Stauung, Ohnmachtsneigung, Kälteempfindlichkeit, Hitzewallungen, Leergefühl im Magen. Bewegung, Beschäftigung, Anstrengung, Tanzen bessert. Beschwerden im Zusammenhang mit Regel, Schwangerschaft und Wechseljahren.

Weitere Symptome: Schnupfen mit Heiserkeit und Trockenheit der verstopften Nase. Starker Kopfschmerz, bohrend, reißend, stechend mit Übelkeit und Erbrechen. Besser nach einem tiefen Schlaf.

Risse in der Unterlippe. Empfindlich gegen kalte Luft. Krampfartige Hustenanfälle enden mit Würgen oder Erbrechen. Ständiger Husten nachts im Liegen; muß aufsitzen. Schwer sich lösender Auswurf.

Kreuz- und Rückenschmerzen mit Steifheit bis zum Nakken. Besser durch Gehen und festen Druck. Übelkeit und schmerzhaftes Leergefühl im Magen, besonders morgens und vor den Mahlzeiten; wird durch Essen meist nicht besser. Erbrechen bei Schwangeren. Bauchauftreibung. Stuhlverstopfung mit vergeblichem Drang und Knollengefühl im Mastdarm.

Blasenkatarrh mit häufigem Harndrang und üblem Harngeruch. Erbrechen bei Schwangeren.

Wesen: Emotionale Leere und Gleichgültigkeit gegen alles. Traurigkeit, Weinen und Klagen. Trost wird abgelehnt. Reizbarkeit. Kann absichtlich Gefühle anderer verletzen.

Modalitäten: S: morgens; nachts; Kälte; im Stehen; nach Essen; Koitus; Regel; Schwangerschaft.

B: nachmittags; Bewegung; Beschäftigung; Anstrengung; heftige Emotionen; Wärme; warme Anwendungen.

Anmerkung: Sepia ist ein tiefwirkendes Konstitutionsmittel mit besonderer Beziehung zum weiblichen Hormonhaushalt. Wiederholt ohne genügende Indikation gegeben, kann es hormonelle Störungen bewirken. Alle Säuren, der Essig und Fruchtsäfte aller Art, vereiteln die Wirkung von Sepia.

SILICEA (Sil.) = Kieselsäure

Hauptanwendungsgebiete: Kopfschmerzen, Erkältungen, Nebenhöhlenentzündungen, Furunkel, Abszesse.

Leitsymptome: Frostigkeit, kälteempfindlich, Erkältungen. Nervöse Erschöpfung mit Überempfindlichkeit gegen alle Sinneseindrücke. Berührungsempfindlich, Schwäche, örtliche Schweiße, Eiterungen. Alle Ausscheidungen sind dünn, ätzend und stinkend.

Weitere Symptome: Kalte, saure und übelriechende Schweiße, besonders an Kopf und Füßen, nachts und morgens.

Kopfschmerzen, häufig nachts mit Übelkeit, vom Nacken zum Scheitel aufsteigend. Schlechter durch Bewegung; besser durch Wärme und Dunkelheit. Steifer Hals.

Stock- und Fließschnupfen mit wundmachender Absonderung und Neigung zu Nebenhöhlenentzündung. Husten erschütternd, besonders nachts und morgens, mit dickem Auswurf.

Schwellung der Drüsen an Hals, Achselhöhle und Leisten. Mandelschwellung besonders links, mit stechendem Schmerz beim Schlucken.

Kalte Füße. Muskel-, Gelenk- und Nervenschmerzen.

Verschiedenartige Hautausschläge und Geschwüre mit Neigung zu langdauernden Eiterungen.

Aufgetriebenheit mit faulig riechenden Winden. Verstopfung mit Hartleibigkeit, stetem vergeblichem Drang und mit erschwerter Entleerung, weil der Stuhl leicht wieder zurückschlüpft.

Wesen: sehr empfindlich, geknickt, aber auch ärgerlich und dickköpfig.

Modalitäten: S: in frischer Luft; Kälte; im Winter; Wetterwechsel; beim Aufdecken; äußerer Druck; durch Waschen; Geräusch; Licht; Bewegung; Liegen auf linker Seite; während der Regel.

B: durch Wärme und warmes Einhüllen des Kopfes; im Sommer.

Anmerkung: Sil. dient auch der Austreibung von Fremdkörpern, erspart aber leider in vielen Fällen nicht die Operation. Sil. eignet sich aber gut zur Ausheilung von Eiterungen. Bei vorliegender Tuberkulose niemals Sil. einsetzen - gefährlich!

SPONGIA (Spong.) = Meerschwamm

Hauptanwendungsgebiete: Heiserkeit, Husten, Bronchitis, Asthma.

Leitsymptome: Trockener Husten, Erwachen mit Erstickungsgefühl. Erregung der Blutzirkulation mit Blutandrang zum Kopf (Ohrensausen, Schwindel). Angst mit Herzbeschwerden und Herzklopfen. Viel Schweiß.

Weitere Symptome: Husten tief aus der Brust, trocken, rauh, krächzend, hervorgerufen durch Erregung oder kalte Luft mit Wundheitsschmerz. Besser durch Essen oder Trinken, besonders warmer Dinge. Trockenheit und Brennen im Hals. Erstickungsgefühl. Der Husten weckt auch nachts aus dem Schlaf. Auswurf: gelblich, häutig. Bronchitis mit viel Auswurf.

Katarrh der oberen Luftwege. Fließ- und Stockschnupfen. Atembehinderung mit Kloßgefühl im Hals, Räusperzwang. Atemnot beim Liegen.

Ziehende und reißende Schmerzen in Muskeln und Gelenken und Nerven, die sich durch Bewegung verschlimmern und häufig die Stelle wechseln.

Starker Durst. Gesteigerte Harnabsonderung. Harter Stuhl. Mühsames Einschlafen, unruhiger Schlaf.

Modalitäten: S: nachts; durch Schlaf; wenn geweckt; durch Bewegung; Treppensteigen; im Zimmer; Kälte; Wind; Trockenheit; Vollmond; Zigarettenqualm.

B: Wärme; Ruhe; flache Kopflage; warmes Essen und Trinken.

STAPHYSAGRIA (Staph.) = Stephanskraut

Hauptanwendungsgebiete: Schnittwunden, Gerstenkörner, Zahnschmerzen, Harnblasen- und Prostatabeschwerden.

Leitsymptome: Nach Schnittverletzungen und Operationen. Nervenschwäche, Gerstenkörner, Zahnschmerzen.

Schwäche durch Onanie oder sexuelle Exzesse. Beschwerden von Unterdrückung durch andere, durch Sorge, Kränkung, unterdrückten Zorn.

Große Empfindlichkeit der erkrankten Teile, besonders der Haut. Der Schmerzcharakter ist brennend und stechend wie Messerstiche.

Starkes Verlangen nach Alkohol und Kaffee.

Weitere Symptome: Schmerzende und schlecht heilende Operationswunden. Früh beim Aufwachen schon müde mit Zittern. Gesichtsneuralgien, drückend und klopfend. Lidrandentzündung und Gerstenkörner mit verklebten Augen morgens beim Erwachen.

Kariesneigung, Karies am Zahnhals, Zahnschmerzen während der Menstruation, ziehende Schmerzen in hohlen und faulen Zähnen (besonders in abgebrochenen), auch Backengeschwulst. Nach dem Essen: Drücken und Klopfen von den Zähnen bis ins Auge.

Blähungen, Magendruck und Magenschwäche „als hinge der Magen hinab". Bauchkoliken nach Essen oder nach Ärger. Brechreiz mit Schwindel, Brechwürgen. Schwangerschaftsübelkeit.

Prostatabeschwerden, Reizblase, Harnblasenentzündung nach übermäßigem oder erstmaligem Geschlechtsverkehr oder nach Katheterisierung. Brennen in der Harnröhre, auch außerhalb des Wasserlassens.

Wesen: liebenswürdig ergeben oder leicht beleidigt, entrüstet, zornig. Häufige sexuelle Phantasien.

Modalitäten: S: frühmorgens; nach Mittagsschlaf; durch Kälte; Koitus; Onanie; Rauchen; Stimulantien; nach Gemütsbewegungen.

B: durch Ruhe; Liegen, Sitzen, nach dem Frühstück; Gehen im Freien.

SULFUR (Sulf.) = Schwefelblüte

Hauptanwendungsgebiete: Hautausschläge, Schlaflosigkeit, Verdauungsbeschwerden, Verstopfung.

Leitsymptome: Gefühl von Brennen und Jucken, Brennschmerz, Brennen der Schleimhäute. Körperöffnungen sind entzündet und gerötet, Absonderungen brennend und scharf. Hitzewallungen zum Kopf mit kalten Händen und Füßen. Heiße Füße, die nachts aus dem Bett hervorgestreckt werden. Schweiß ist übelriechend.

Weitere Symptome: Bluthochdruck mit rotem Gesicht. Schlaf oberflächlich, bei nächtlichem Erwachen schweres Wiedereinschlafen. Wärmegefühl bei Erkältung.

Schwäche und Leere im Magen vormittags, Hunger um 11 Uhr. Sodbrennen, Magenbeschwerden; nachts schlechter. Magen-Darm-Entzündung, aufgeblähter Bauch mit Kollern und Rumpeln, Aufstoßen und übelriechenden Winden, oft kolikartige Schmerzen.

Muskel- und Gelenkrheumatismus. Hautausdünstung unangenehm, die selbst durch Waschen nicht besser wird. Juckreiz auf der trockenen, heißen Haut stärker durch Waschen, in der Bettwärme oder durch Kontakt mit Wolle. Haut rauh und unrein, brennt oder juckt. Hornhautschwielen. Empfindlichkeit gegen Wasser.

Durchfall treibt morgens aus dem Bett. Der Stuhl stinkt sehr, ist scharf und macht den After wund, juckend und rot. Durchfall kann mit Verstopfung wechseln. Die Verstopfung zeigt harten, knotigen Stuhl.

Wesen: eigenwillig, optimistisch, kritiksüchtig, unordentlich oder pingelig, nachlässig oder hochaktiv.

Modalitäten: S: morgens beim Aufstehen, um 11 Uhr vormittags und gegen Abend; durch Ruhe; Überhitzung; Bettwärme (Brennen und Jucken der Haut); Waschen (Hautausschläge); Wetterwechsel; Kälte; Nässe; langes Stehen.

B: Wärme; Bewegung; trockenes Wetter; Liegen auf der rechten Seite; Hochziehen der betroffenen Glieder.

Anmerkung: Sulf. kann, wenn es nicht paßt, Hautausschläge unterdrücken und damit schaden. Falls jemand auf gut gewählte homöopathische Mittel überhaupt nicht reagiert, kann man zwischendurch als Reaktionsmittel eine Gabe Sulf. geben (einige Globuli auf die Zunge). Bei Sulf. sind chininhaltige Getränke verboten!

SYMPHYTUM OFFICINALE (Symph.) = Beinwurz

Hauptanwendungsgebiete: Knochenbrüche, Augenverlet-zungen, Prellungen.

Leitsymptome: Folgen von Verletzungen an Knochen, Knorpeln und Gelenken. Begünstigt die Kallusbildung, verkürzt die Heilung von Knochenbrüchen und mindert den stechenden Schmerz an der Bruchstelle. Das gilt selbst für komplizierte Knochenbrüche mit starken Schmerzen.

Lindert und heilt Prellungen mit Bluterguß, z.B. am Auge, entstanden etwa durch eine Schlägerei oder einen Schneeball.

Weitere Syptome: Verletzungen der Knochenhaut und des derben Fasergewebes.

Stumpfbeschwerden nach Amputationen. Parodontose. Lungenkatarrhe.

Darmkatarrhe.

Blutharnen.

Modalitäten: S: bei Bewegung.

B: in Ruhe.

Anmerkung: Jeder gebrochene Knochen muß eingerichtet und ruhiggestellt werden (Schienung, Gips). Dann beschleunigt Symph. die Heilung.

VERATRUM ALBUM (Verat.) = Nieswurz

Hauptanwendungsgebiete: Kollapszustände, Brechdurchfälle, Bauchkoliken, Regelschmerzen, Kopfschmerzen, Wochenbettpsychosen.

Leitsymptome: Heftige Zustände mit reichlichem Erbrechen und Durchfall, kaltem Schweiß, Schwäche, Kollaps. Bauchbeschwerden.

Starkes Frieren, besonders die Glieder sind eiskalt, dabei doch Verlangen nach viel kalten Getränken.

Weitere Symptome: Fortschreitende Erschöpfung mit Schwäche und Zittern, Ohnmachtsanfälle, Einschlafen der Hände und Finger, Zucken der Gliedmaßen, Bein- und Wadenkrämpfe, blaue Lippen oder Fingernägel.

Kopfschmerz mit Erbrechen, Blässe. Gefühl, als läge Eis auf dem Scheitel. (Trockenheit in Nase, Mund und Rachen).

Infektionskrankheiten mit Kreislaufschwäche. Ohnmacht mit kaltem Stirnschweiß. Eisiges Kältegefühl am ganzen Körper mit Verlangen nach Wärme; möchte zugedeckt sein.

Viel Durst auf kaltes Wasser, Verlangen nach Saurem und nach Obst. Übelkeit bis zum Erbrechen.

Schmerzanfälle können Delirien hervorrufen.
Erbrechen und Durchfälle nach Schreck.
Brechdurchfall. Flüssiger Durchfall, eher nachts, mit vorhergehenden Bauchkrämpfen, schwächend u.U. bis zur Ohnmacht. Schneiden im Bauch.

Wesen: Angst, als stünde Schlimmes bevor. Verzweifelt, überempfindlich, ärgerlich, gereizt, geschäftige Unruhe, größenwahnsinnige Ideen, Wochenbettpsychose.

Modalitäten: S: nachts; geringste Bewegung; Aufrichten im Bett; nach körperlicher und geistiger Anstrengung; Gemütserregung; kaltes Wetter; vor und während der Regel.
B: Ruhe; Liegen oder auch Gehen; äußere Wärme.

Anmerkung: Verat. wirkt schnell. Es ist eines der brauchbarsten Kreislaufmittel der Homöopathie, wenns paßt.

Kleines Organon

Hier finden Sie einen Auszug aus den Regeln, nach denen das homöopathische Heilverfahren funktioniert, das von dem Arzt Dr.med. Samuel Hahnemann (1755 - 1843) entdeckt und weiterentwickelt wurde. Das von ihm erarbeitete Organon war die Grundlage für seine „Heilkunde der Erfahrung".

1. Wollen wir eine Krankheit heilen, müssen wir ihre Zeichen und Symptome, durch die sie sich kundtut, genauestens beobachten und aufschreiben. (nach § 14 Organon)

2. Die beobachteten Symptome in ihrer Gesamtheit sind der einzige Hinweis auf ein zu wählendes Heilmittel. (nach § 18 Organon)

3. Jedes Arzneimittel, das einem Menschen in unverdünnter Form und genügender Menge verabreicht wird, ist Gift und erzeugt ein typisches Vergiftungsbild. (nach § 32 Organ.)

4. Zum echten Heilmittel wird diejenige Arznei, die im gesunden Organismus bestimmte Krankheitssymptome hervorrufen kann, und die zugleich einem Kranken mit ähnlichen Symptomen gegeben, Heilung bewirkt. Es besteht also eine Ähnlichkeit zwischem dem Symptomenbild des Kranken und dem Vergiftungsbild eines Arzneimittels. Somit wirkt eine homöopathische Arznei indirekt, denn sie löst im Organismus des Kranken eine gegensinnige Regulation aus. Dieses Phänomen nennt man Wirkungsumkehr. Die Homöopathie nimmt die Eigenregulation des erkrankten Organismus in Anspruch. (nach § 22 Organon)

5. Jede akute Krankheit hat als Ursache irgend eine Schädlichkeit, der der Kranke ausgesetzt war. Das kann sein: Überessen, Diätfehler, Alkoholmißbrauch, Ausschweifung, Kälte, Zugluft, Überhitzung, Überanstrengung, Verheben, Arzneimittelmißbrauch, psychischer Streß, Ärger, Kummer und vieles andere. (nach § 73 Organon)

6. Jedes homöopathische Arzneimittel wurde in sehr konzentriertem Zustand am gesunden Menschen geprüft, um festzustellen, welches Krankheitsbild es zu erzeugen imstande ist. (nach § 120 Organon)

7. Wird das gleiche Arzneimittel in homöopathischer, also in verdünnter und potenzierter Form einem Kranken verabreicht, dessen Symptome ein ähnliches Krankheitsbild aufweisen, so wird diese künstlich erzeugte Krankheit die natürliche Krankheit besiegen und heilen. „Ähnliches heilt Ähnliches". (nach 143 Organon)

8. Dasjenige Mittel, welches die meisten Symptome deckt, ist das passende. (nach § 147 und 154 Organon)

9. Nicht alle Symptome sind gleich gut brauchbar. Die auffallendsten und sonderlichsten Zeichen und Symptome sind die wertvollsten und führen am ehesten zum richtigen Mittel. (nach § 153 Organon)

10. Je kleiner die Arzneigabe, je geringer und kürzer, wenn überhaupt, wird die sogenannte Erstverschlimmerung am Anfang der Behandlung ausfallen. (nach § 159 Organon)

11. Auch nach einer Erstverschlimmerung tritt nach entsprechender Verringerung der Dosierung die Wirkungsumkehr ein. Die Wirksamkeit homöopathischer Mittel beruht nicht zuletzt auf kleinstmöglichen Gaben. (nach § 276 Organon)

12. Hat ein gewähltes Mittel nach einigen Tagen der Behandlung noch nicht alle Symptome einer akuten Erkrankung beseitigen können, muß für die verbliebenen Restsymptome und für eventuell neu hinzugekommene Symptome ein entsprechend neues Mittel gesucht werden. (nach § 167 und 184 Organon)

13. Alle lokalen Schäden am Körper, die durch äußere Einwirkung zustande kamen, wie große Wunden, starke Eiterungen, Knochenbrüche, Verrenkungen und anderes mehr, sind Sache des Arztes oder des Chirurgen. Dabei kommt der Homöopathie die Aufgabe zu, das begleitende Fieber sowie den Schmerz zu beseitigen und für eine baldige Heilung zu sorgen. (nach § 186 Organon)

14. Von den äußeren Verletzungen abgesehen, hat jedes äußere Krankheitszeichen, wie etwa ein Hautausschlag, ein Furunkel, ein Nagelgeschwür, eine Fieberblase an der Lippe und vieles andere, immer eine innere Ursache. Das besagt, daß der Organismus ein unteilbares Ganzes darstellt und deshalb auch nur ganzheitlich mit Erfolg behandelt werden kann. (nach § 189 Organon)

15. Bei innerlicher Behandlung von Krankheitserscheinungen an äußeren Körperteilen sollten zugleich äußere Maßnahmen wie Umschläge, Salben und Ähnliches unterlassen werden. (nach § 197 Organon)

16. Falls im akuten Krankheitsfall auch Gemütsveränderungen auftraten, zum Beispiel Unruhe bei Fieber, muß neben den anderen Symptomen auch das psychische Symptom durch das Mittel abgedeckt sein. Wenn das für einen Kranken richtige Mittel gefunden wurde, müssen sich nicht nur seine Symptome bessern, er muß sich auch im allgemeinen behaglicher und wohler fühlen. Wird seine psychische Lage auf Grund des gegebenen Mittels schlechter, so ist das Mittel falsch gewählt. (nach § 253 Organon)

17. Sollte sich ein Mittel bei einer bestimmten Krankheit schon wiederholt bewährt haben, darf es keinesfalls zum Lieblingsmittel erkoren werden. Immer muß es die aktuelle Symptomatik sein, die den Ausschlag für die Mittelwahl gibt. (nach § 257 Organon)

18. Einem Kranken soll grundsätzlich nur ein Mittel verabreicht werden, also niemals zugleich zwei oder mehrere. Bewirkt das gegebene Mittel schließlich keine weitere Besserung mehr, kann danach natürlich ein zweites Mittel gegeben werden. (nach § 273 Organon)

19. Bei der Winzigkeit der homöopathischen Gaben ist es verständlich, daß während einer homöopathischen Behandlung in Lebensordnung, Ernährung und Körperpflege alles vermieden werden muß, was irgendwie arzneilich wirken könnte. Der feine Reiz durch die homöopathische Gabe könnte durch einen groben Reiz gestört oder gar gelöscht werden. (nach § 259 Organon).

Weitere Fragen

Die Erfahrung zeigt, daß Interessenten der Homöopathie die folgenden Fragen wiederholt stellen:

Ätherische Öle

Frage: Was ist mit den synthetischen Duft- und Geschmacksstoffen, die ätherische Öle ersetzen sollen?

Antwort: Weil sie stören, sind sie auch verboten.

Behandlungsdauer

Frage: Warum darf man die HEILENDEN SCHLUCKE nur höchstens drei Tage lang nehmen?

Antwort: Weil es in der Natur dieser C -Potenzen liegt, daß es ab dem vierten Einnahmetag zu empfindlichen Verschlimmerungen kommt. Abgesehen davon ist es völlig überflüssig, die HEILENDEN SCHLUCKE länger als drei Tage einzunehmen, denn die Wirkung hält noch lange darüber hinaus an, unter Umständen mehrere Wochen.

Bezugsquelle

Frage: Was tun, wenn ein Röhrchen unserer Hausapotheke leergeworden ist, zum Beispiel Nux vomica?

Antwort: Sie bestellen sich zum Beispiel bei der Altstadt-Apotheke in Amberg 10 Gramm Globuli des fehlenden Mittels in der entsprechenden C-Potenz. Davon können Sie nun das leere Röhrchen Ihrer Hausapotheke auffüllen. Anschrift und Telefonnummer der Apotheke finden Sie auf der letzten Seite dieses Buches.

Elektrische Geräte

Frage: Bis zu welcher Entfernung wirken sich elektromagnetische Felder auf homöopathische Mittel schädlich aus?

Antwort: Ein homöopathisches Mittel sollte nicht unter einem Meter vom Telefon weg und nicht unter 1 1/2 Metern von einer Leuchtstoffröhre entfernt aufbewahrt werden. Wenn Sie Ihre Apothekentasche in ein Kohlepapier (geschwärzte Seite nach außen!) einpacken und danach das Ganze noch in eine Alufolie einschlagen, haben Sie einen gewissen Schutz für Ihre Mittel gegen elektrische Wechselfelder und schwache elektromagnetische Felder.

Enttäuschung

Frage: Ich habe für eine akute Beschwerde 18 Symptome benutzt. Das wichtigste nahm ich als erstes, und in allen 18 Symptomen war ein Mittel enthalten. Es war: Sulfur, aber es half nicht. Ich bin enttäuscht!

Antwort: Ich auch! Aber bedenken Sie bitte, daß das homöopathische Heilverfahren keine funktionale Methode ist, mittels der man jede Krankheit beseitigen kann. Man drehe nur am Schräubchen XY, und die Gesundheit wird sich programmgemäß wieder einstellen. Wir können keine Heilung erzwingen! Und auch ein noch so gut gewähltes Mittel m u ß nicht wirken. Denn echte Heilung ist immer ein Geschenk. Das heißt: Zum Geheiltwerden gehört mehr, als n u r das richtige Mittel. Aber das ist kein Grund, diese wunderbare Methode zu verwerfen, sonst müßten wir ja eigentlich alle Methoden verwerfen. Wir lassen uns durch einen solchen Mißerfolg nicht beirren, sondern suchen weiterhin das ähnlichste Mittel nach den Gesetzmäßigkeiten, die wir gelernt haben, und wenden es zuversichtlich an.

Flugreisen

Frage: Wie bekommt homöopathischen Mitteln eine Flugreise?

Antwort: Die Mittel werden durch die sogenannte extraterrestrische Strahlung, die in großen Höhen auftritt, zerstört. Schutz dagegen bietet eine Umhüllung der Mittel mit einer Mumetallfolie, die bei Computerfirmen erhältlich ist. Setzen Sie sich aber bitte hin, ehe Sie nach dem Preis fragen.

Hahnemann

Frage: Warum wird in diesem Buch über Homöopathie kein Wort über die Entstehungsgeschichte des homöopathischen Heilverfahrens verloren?

Antwort: Wer die Biographie Hahnemanns studieren möchte, der kann das in vielen anderen Büchern tun. Dieses Buch hingegen hat eine ganz andere Aufgabe.

Haltbarkeit

Frage: Wie lange sind homöopathische Globuli haltbar?
Antwort: Wenn sie sachgemäß aufbewahrt werden, unbegrenzt.

Kaffee

Frage: Ist wenigstens entcoffeinierter Kaffee während einer homöopathischen Behandlung erlaubt?

Antwort: Nein, erlaubt sind nur sogenannte Früchte- oder Getreidekaffees, sofern sie keinen echten Kaffee enthalten. Wenn Chicorée, z.B. bei Puls. verboten ist, ist auch Caro-Kaffee verboten.

Laien-Behandlung

Frage: Ist ein Laie mit einem solchen Behandlungsverfahren, wie es hier dargestellt wird, nicht überfordert?

Antwort: Seit es die Homöopathie gibt, haben auch Laien versucht, sie anzuwenden. Immer wieder haben sogar berühmte Homöopathen Behandlungsanleitungen speziell für Laien geschrieben. Ob ein Laie mit der Homöopathie zurechtkommt, hängt weniger von seiner Schulbildung ab, als vielmehr von seinem gesunden Hausverstand und Engagement.

Medikamente

Frage: Müssen vom Arzt verordnete Langzeitmedikamente bei einer homöopathischen Behandlung weitergenommen werden?

Antwort: Lebenswichtige Langzeitmedikamente sollten grundsätzlich nicht abgesetzt werden; nicht weil das immer so sein müßte, aber zu Ihrer Sicherheit.

Mittelzahl

Frage: Was mache ich mit 50 Mitteln? Viele davon werde ich nie brauchen!

Antwort: Sie bezahlen ja auch schon jahrzehntelang Prämien für die Haftpflichtversicherung und haben sie vielleicht noch nie in Anspruch nehmen müssen. Ist das schlimm? Aber wenn einmal der Fall eintreten sollte, und Sie brauchen ein ganz bestimmtes Mittel, dann ist Ihnen die Hilfe sicher.

Okkultismus und Homöopathie

Frage: Kann ein entschiedener Christ die Homöopathie, die ja manche als unwissenschaftlich und okkulten Hokuspokus bezeichnen, mit gutem Gewissen anwenden?

Antwort: Wer in dieser Hinsicht Probleme hat, dem wird empfohlen, ein Büchlein des gleichen Verfassers zu lesen. Titel: „Die andere Medizin" vom EMU-Verlag oder in jeder guten Bücherei.

Pille

Frage: Darf die Pille während der Behandlung weitergenommen werden?

Antwort: Selbstverständlich, sonst würde ja jeder homöopathisch behandelte Schnupfen zu einer Bevölkerungsexplosion führen.

Rauchen

Frage: Ist Rauchen verboten?

Antwort: Eigentlich ja. Aber nachdem viele Raucher ja ohne Rauch nicht existieren können, sollen Sie während der Behandlung weiterrauchen. Es muß unter Umständen damit gerechnet werden, daß der Heilungsvorgang beeinträchtigt wird.

Rubriken

Frage: Was tut man, wenn man Schwierigkeiten hat, seine Symptome in den Rubriken wiederzufinden?

Antwort: Versuchen Sie, Ihre Empfindungen und Beschwerden zu beschreiben. Dann: An welcher Stelle des Körpers treten die Beschwerden auf? Strahlen sie irgendwohin aus?

Weiter: Wann vornehmlich treten die Beschwerden auf?

Unter welchen Umständen werden sie gebessert, unter welchen verschlimmert? Das heißt: Was vermeide ich, damit es nicht noch schlimmer wird? Und was unternehme ich, damit es erträglicher wird?

Was hat sich seit meiner akuten Erkrankung sonst noch verändert? Bin ich in meiner Art und in meinem Verhalten der gleiche geblieben oder bin ich seit meiner Erkrankung empfindlicher, ängstlicher, aufgeregter, trauriger oder sonstwie anders als vorher?

Notieren Sie die Antworten auf Ihre Selbstbefragung und vergleichen Sie sie dann mit den Rubriken.

Säureverbot

Frage: Was bedeutet „Säureverbot"?

Antwort: Es bedeutet auf alle Säuren wie Essig, Zitrone, Zitronensäure, Kohlensäure u. a. in der Nahrung zu verzichten. Die einzige Säure, die auch bei Säureverbot erlaubt ist, ist die Milchsäure also gesäuerte Milchprodukte, Sauerkraut u. ä.

Schwierige Begriffe

Frage: Was bedeutet eigentlich „Säfteverlust" oder „Unterdrückung"?

Antwort: Außerordentliche Absonderungen von Blut, Urin, Samenflüssigkeit, Schweiß, Muttermilch u.a. können unter Umständen auch irgendwelche Folgen haben. Das versteht man unter „Säfteverlust".

Eine „Unterdrückung" liegt vor, wenn beispielsweise Fieber durch ein Antibiotikum zum Verschwinden gebracht wird oder wenn der Husten durch Einnahme eines codeinhaltigen Präparates aufhört.

Man kann aber auch durch ein homöopathisches Mittel eine Krankheit unterdrücken. Wer bei einer akuten Angina, ohne auf die vorliegenden Symptome zu achten, Mercur nimmt, beseitigt zwar die Halsschmerzen, kann aber unter Umständen kränker werden als zuvor. Jede Unterdrückung ist eine gefährliche Sache!

Symptome werten

Frage: Ich habe wegen einem hartnäckigen Husten, der sich nach einem Schnupfen einstellte, die Rubriken „Husten" nacheinander durchgelesen und die Symptome, die auf mich zutrafen, herausgeschrieben, mitsamt den Miteln. Also: Husten, heiser, keuchend, pfeifend, Hals rauh, Auswurf wenig, schaumig, Abhusten schwierig, Schleim wird meist geschluckt. Das durchgehende Mittel war Lachesis. Ich nahm es, aber es beeindruckte meinen Husten überhaupt nicht.

Antwort: Sie können ruhig die Rubriken durchlesen und das Zutreffende herausschreiben. Aber Sie müssen dann die Symptome werten und auswählen. Welche Symptome sind wichtig und welche sind weniger wichtig? Welches Symptom ist das wichtigste und gehört daher an den Anfang? Das müssen unsere Überlegungen sein!

Da es sich um einen Husten handelt, der sich nach einem Schnupfen einstellte, nehme ich als erstes die Rubrik „Husten nach Schnupfen". Die Ursache ist stichfest und daher mein erstes Symptom. Das einzige Mittel in dieser Rubrik ist Spongia. Es geht zwar nicht durch alle Rubriken, aber durch die wichtigsten geht es durch. Man braucht ja auch für einen Weintrinker, dem es zum Kotzen schlecht geworden ist, keine zehn Symptome. Man nimmt einfach die Rubrik: „Übelkeit bei Katzenjammer". Da steht nur ein Mittel. Das gibt man und damit basta.

Ursache

Frage: Warum können Ursachen bloß so heimtückisch sein? Man kann gerade durch sie ganz leicht auf ein falsches Mittel kommen.

Antwort: Eine Ursache darf gar niemals vermutet werden. Sie muß vielmehr bombensicher sein. Bitte konstruieren Sie keinen Krankheitsfall. Benutzen Sie Fakten.

Beispiel: Ich selbst hatte einen Wahnsinnshusten mit einem ständigen Reiz in den Bronchien. Nachdem ich in jener Zeit sehr viel kalten Apfelsaft getrunken hatte, nahm ich an, die Ursache des Hustens könne nur sein: „kalt Trinken". Auf Grund dieser Leitrubrik kam ich auf das Mittel Dros. Aber an meinem Zustand änderte sich leider nichts. Immer noch auf Grund dieser Leitrubrik kam ich auf das nächste Mittel: Phos.

Wieder Pech gehabt. Mein Husten wurde immer schlimmer, so daß meine Frau drauf und dran war, den Arzt zu rufen. Ich wollte aber doch noch eine Chance. Ursache hin, Ursache her, jetzt machte ich es ganz einfach: Ich hatte beobachtet, wenn ich draußen im Freien nur ein paar Schritte ging, hörte mein Husten fast ganz auf.

Das war also ein eindeutiges und sehr intensives Symptom. Dieses Symptom nahm ich diesmal als erstes. Als nächstes: Der Husten war heiser und schmerzhaft. Dann: einatmen kalter Luft schlechter (im ungeheizten Schlafzimmer!). Das auch noch vorhandene Augentränen nahm ich gar nicht mehr dazu. Diesmal war das gefundene Mittel: All.c. Ich nahm es, und nach zehn Minuten hörte der Hustenreiz gänzlich auf. Ich konnte sogar schlafen.

Mit diesem Erlebnis wollte ich Ihnen nur zeigen, daß auch Profis vor Fehlern nicht gefeit sind. Das soll Ihnen Mut machen, an Ihren eigenen Fehlern nicht zu verzagen.

Verdorbenes Wasser

Frage: Wird in drei Tagen das Wasser für die HEILENDEN SCHLUCKE in einem geheizten Raum nicht schlecht?

Antwort: Das kann natürlich sein. Aber dem läßt sich vorbeugen: Nachdem Sie die Globuli aufgelöst haben, setzen Sie der Lösung 3 - 4 Tropfen reinen Alkohol aus der Apotheke bei. Es kann 70 %iger Weingeist sein. Durch diesen Zusatz von Alkohol wird die Mittelwirkung auf keinen Fall beeinträchtigt, eher noch erhöht. Nehmen Sie aber bitte keinen äußerlich anzuwendenden Alkohol für Einreibungen, denn der enthält Kampfer und würde jedes homöopathische Mittel kaputt machen.

Wirkung

Frage: Und wenn nun ein Mittel alles tut, nur nicht, was es soll? Antwort: Wenn während der drei Tage, die Sie ein Mittel nehmen, neue, also ganz andere Symptome auftreten, dann paßt das Mittel nicht. Es paßt auch nicht, wenn sich überhaupt keine Veränderung im Befinden zeigt. In beiden Fällen muß dieses falsche Mittel abgesetzt werden.

Fehlerquellen

Frage: Was ist, wenn ein homöopathisches Mittel wirkungslos bleibt?

Antwort: Wenn sich auf ein gegebenes Mittel hin absolut nichts tut, sind folgende Punkte zu überprüfen:

a) Ist das Mittel wirklich korrekt genommen worden?

b) Ist das Mitel eventuell durch irgendwelche Schädlichkeien (ätherische Öle; Getränke; Genußmittel) blockiert worden?

c) Prüfen, ob sich nicht doch etwas am Zustand geändert hat und Sie es bloß noch nicht bemerkt haben!

d) Die letzte Möglichkeit: Das Mittel, das Sie gefunden haben, könnte schließlich doch das falsche gewesen sein. Über prüfen Sie nochmal die Symptomatik!

Lösung der Aufgaben

Auflösung von Seite 14, Mann mit 35 J., Rückenschmerzen: Bry.

Auflösung von Seite 22, 20-jähr. Frau, Grippe: Cocc.

Auflösung von Seite 24, 50-jähr. Mann: 1. Dulc.; 2. Rhus t.; 3. Bry.

Abkürzungen

Arzneimittel-Bezeichnungen

Acon.	Aconitum napellus	Ign.	Ignatia amara
All.c.	Allium cepa	Ipec.	Ipecacuanha
Ant.t.	Antimonium tartaricum	Kal.bi.	Kalium bichromicum
Apis	Apis mellifica	Kal.c.	Kalium carbonicum
Arn.	Arnica montana	Lach.	Lachesis muta
Ars.	Arsenicum album	Led.	Ledum palustre
Bell.	Belladonna	Mag.p.	Magnesium phosphoricum
Bry.	Bryonia alba	Merc.	Mercurius solubilis
Calend.	Calendula officinalis	Natr.m.	Natrium muriaticum
Canth.	Cantharis	Nux v.	Nux vomica
Carb.v.	Carbo vegetabilis	Phos.	Phosphorus
Caust.	Causticum	Phyt.	Phytolacca decandra
Cham.	Chamomilla	Puls.	Pulsatilla pratensis
Chin.	China succirubra	Pyrog.	Pyrogenium
Cocc.	Cocculus	Rhus t.	Rhus toxicodendron
Coff.	Coffea arabica	Ruta	Ruta graveolens
Coloc.	Colocythis	Samb.	Sambucus nigra
Dros.	Drosera	Sec.	Secale cornutum
Dulc.	Dulcamara	Sep.	Sepia officinalis
Eup.per.	Eupatorium perfoliatum	Sil.	Silicea
Ferr.p.	Ferrum phosphoricum	Spong.	Spongia
Gels.	Gelsemium sempervirens	Staph.	Staphysagria
Glon.	Glonoinum	Sulf.	Sulfur
Hep.	Hepar sulfuris	Symph.	Symphytum officinale
Hyper.	Hypericum perfoliatum	Verat.	Veratum album

Rubriken-Texte .

a.	am, an, auf
b.	bei, beim
bess.; (B)	bessert den Zustand
d.	den, der, des, durch
geg.	gegen
i.	im, in, ins
m.	mit
n.	nach
od.	oder
schl.; (S)	verschlimmert den Zustand
u.	und
v.	von, vor
w.	wie
z.	zu, zum, zur

Fremdwörtererklärung

- Abszeß - Eitergeschwür
- Allopathie - medikamentöse Krankheitsbehandlung mit Gegenmitteln, im Gegensatz zur Homöopathie
- Angina - Halsschmerz durch Entzündungsvorgänge
- Antibiotika - Pilze oder Bakterien enthaltende Arzneimittel, die gegen krankmachende Einflüsse von Bakterien oder deren Gifte eingesetzt werden, z. B. Penicillin
- Antiseptikum - ein Bakterienwachstum hemmendes Mittel
- autolysiert - abgebaut, zerfallen, in Bezug auf Eiweiß-Zellbestandteile
- apathisch - teilnahmslos, gleichgültig
- Aphten - graugelbe bis weiße Vertiefungen im Bereich der Mundschleimhaut
- Borreliose - durch Insekten übertragbare Infektionskrankheit mit Kopf-, Glieder- und Rückenschmerzen sowie Übelkeit und hohem Fieber, Milz- und Leberschwellung mit leichter Gelbsucht
- Cantharidenpflaster - hautreizendes und blasenziehendes Pflaster mit dem Wirkstoff der sogenannten spanischen Fliege
- Codein - Alkaloid des Opiums, welches jeden Hustenreiz hemmt
- Cortison - Hormon der Nebennierenrinde
- Delirium - Bewußtseinstrübung mit Erregung und Sinnestäuschungen
- Diphterie - Infektiös-entzündliche Erkrankung der Schleimhaut des Rachens und der oberen Luftwege mit schweren toxischen Allgemeinerscheinungen
- endokrin - auf die innere Sekretion bezüglich
- Enzephalitis - Gehirnentzündung
- emotional - durch Gemütserregung bedingt
- Epiglottitis - Kehlkopfentzündung
- Erstverschlimmerung - wenn sich nach Verabreichung eines homöopathischen Mittels die Symptome zunächst noch verstärken
- extraterrestrisch - außerhalb der Erde und der Atmosphäre
- Gangrän - Gewebstod durch Mangeldurchblutung
- Gastritis - Magenschleimhautentzündung
- Gastro-Enteritis - Magen-Darmentzündung
- Gefäße - Adern
- Globuli - winzige Zuckerkügelchen, die mit einem homöopathischen Mittel getränkt sind
- Gonaden - Keimdrüsen
- Herpes - durch Viren bedingter Bläschenausschlag, meist an Lippen, Rumpf oder Genitalbereich
- Indikation - Vorraussetzung für die Anwendung eines Mittels
- Kallus - an Wundrändern entstehende Neubildung von Gewebe
- Kapillaren - die feinsten Verzweigungen der Blutgefäße

- Karies - fäulnisartige Zerstörung des Zahnbeins
- Katheter - Röhrchen zur künstlichen Entleerung der Harnblase
- Kobaltbestrahlung - Bestrahlung mit dem radioaktiven Isotop des Kobalts
- Kohlenmonoxyd - geruchloses, sehr giftiges Gas, das bei ungenügender Verbrennung von Kohle entsteht
- Koitus - Geschlechtsverkehr
- Kallaps - Verfall eines Kranken durch plötzliches Versagen des Blutkreislaufs oder eines lebenswichtigen Organs
- Kontraktur - Fehlstellung eines Gelenks mit Versteifung
- Krupp - Husten, der durch eine Entzündung der Kehlkopfschleimhaut hervorgerufen wird
- Lumen - Öffnungsdurchmesser einer Röhre oder Hohlraums
- lymphatisch - bezeichnet man blasse, pastöse Menschen, die zu Lymphknoten- und Schleimhautentzündungen neigen Schnupfenanfälligkeit)
- Lymphgefäßentzündung - Erkrankung der Saugadern, die den Gewebssaft (Lymphe) transportieren
- Lymphknoten - Organe an Hals, Achselhöhlen, Leisten anderswo, die der Filterfunktion des Lymphstroms dienen
- Meningen - Gehirn- und Rückenmarkshäute
- Meningitis - Hirnhautentzündung
- Modalitäten - Art, der eine Beschwere beeinflussenden Umstände
- Nebenhöhlen - mit dem Naseninnern verbundene Hohlräume, hauptsächlich Stirn- und Kieferhöhle

- Neuralgie - Nervenschmerz
- neuralgisch - auf Neuralgie beruhend
- Oedem - Gewebsschwellung durch vermehrte Flüssigkeitseinlagerung
- Okkultismus - Bezeichnung für die Beschäftigung mit Erscheinungen, die mit den Naturgesetzen nicht mehr erklärbar scheinen
- Onanie - Selbstbefriedigung
- Opiate - opiumartige, betäubende Arzneimittel
- Parästhesie - anormale Körperempfindung (z. B. Taubheitsgefühl, Kribbeln, Ameisenlaufen)
- Parodontose - chronischer Krankheitsprozeß, der zu Zahnfleischschwund und zu Zahnlockerung führt
- peripher - außen, am Rande
- Phantomschmerz - Schmerzgefühl, das an einem amputiertem Glied zu sein scheint
- physiologisch - die normalen Funktionen des Organismus betreffend
- Potenz - verschüttelte Verdünnung (D1 bedeutete Verdünung von 1:10; C1 bedeutet 1:1000; LM1 bedeutet 1:50 000
- Prostata - Vorsteherdrüse, walnußgroßes inneres Anhangsorgan der männlichen Geschlechtsorgane
- Pseudokrupp - nächtliche Anfälle von Atemnot und bellendem Husten infolge eines Kehlkopfkatarrhs
- Punktion - Entnahme von Flüssigkeiten aus Körperhöhlen
- Quaddeln - durch innere oder äußere Ursachen hervorgerufene kleine Anschwellungen der Haut

- Reaktionsstarre - Unfähigkeit des Organismus, einen Reiz von außen zu beantworten
- Reaktoremissionen - Ausströmen giftiger Stoffe in die Atmosphäre
- Rektum - Mastdarm
- Repertorium - Symptomenverzeichnis
- septisch - nicht keimfrei, auf eine Infektion bezogen
- serös - aus nicht mehr gerinnbarem Blutplasma bestehende Körperflüssigkeit
- seröse Häute - seröse Flüssigkeit absondernder Organüberzug oder Lumenauskleidung von Körperhöhlen wie Brustfell, Bauchfell, Gelenkhäute
- Sinusitis - Nebenhöhlenentzündung
- Skalpell - Operationsmesser
- spastisch - krampfartig verspannt
- Symptom - Krankheitszeichen
- Symptomatik - Gesamtheit von Symptomen
- synthetisch - künstlich hergestellt
- Tetanus - Wundstarrkrampf, eine Infektionskrankheit
- Orogenitalsystem - Harn- und Geschlechtsorgane
- vegetativ - nicht dem Willen unterliegend
- vegetatives Nervensystem - alle Nerven, die dem Willen entzogen sind und wichtige Lebensfunktionen, wie Stoffwechsel, Atmung, Herzschlag steuern
- Virus - kleinster Krankheitserreger, der sich in einem Lebewesen nur unter besonders günstigen Bedingungen entwickeln kann
- venös - zu einer Vene gehörig
- Wochenbettpsychose - die nach einer Entbindung auftretenden Gemütssymptome
- Z N S - zentrales Nervensystem - damit sind Gehirn und Rückenmark gemeint
- Zyanose - Blaufärbung der Haut

Quellennachweis

Allen, T.F.: The Encyclopedia of Pure Materia Medica Bd. 1-12, New York 1874-1880 (Repr. Delhi 1988)

Boenninghausen, C., Boger, C.M.: Boenninghausens Characteristics and Repertory, Revised and Enlarged Edition, (Repr. Delhi 1986)

Boericke, William: Pocket manual of homoevpathic Materia Medica 9. Ed., Revised and enlarged with the addition of a repertory by Oscar E. Boericke. Verlag Boericke and Tafel / San Franzisco and Philadelphia 1927

Boger, Cyrus, Maxwell: A synoptic key of the materia medica. Verlag A. B. Publistors / Calcutta 1940

Burnett, J. C., Trad. Pierre Schmidt: Les cinquante Raisons d'être Homeopathe, Maisonneuve, Ste Ruffine, 1969

Clarke, J. H.: Dictionary of Practical Materia Medica, The Homeopathic Publishin Co., London 1947

Clarke, J. H.: Clinical Repertory. The Homeopathic Publishing Company, London 1904

Farrington, E. A.: Klinische Arzneimittellehre 2. Aufl. Verlag Schwabe / Leipzig 1913

Hahnemann, Samuel: Organon der Heilkunst, Organon Verlag 1982

Hahnemann, Samuel: Reine Arzneimittellehre Bd. I-V, Verlegt bei Arnold / Dresden und Leipzig 1825-1833

Hering, C.: The Guiding Symptoms of our Materia Medica 1879-1891 (Repr. Delhi 1989)

Jahr, Georg, H. G.: Systematisch-alphabetisches Repertorium der homöopathischen Arzneimittellehre Bd. 1-2, 3.Aufl. Verlag Bethmann / Leipzig 1848

Kent, J. T.: Repertorium der homöopathischen Arzneimittel Bd. 1-3, neu übersetzt und hrsg. von Dr. med. Georg v.Keller, Tübingen und Dr. med. Künzli von Fimelsberg, St.Gallen. Karl F. Haug Verlag / Ulm-Donau 1960

Nash, E. B.: Leitsymptome in der homöopathischen Therapie, 8. Aufl., Haug Verlag Heidelberg 1977

Noack, A., Trinks, C.F., Müller, C.: Handbuch der homöopathischen Arzneimittellehre Bd.1-2 Verlag von Ludwig Schumann / Leipzig 1847

Patel, Ramanlal, P.: Handbook of autovisual homoeopathic repertory. Verlag Sai Homeopathic Book Corporation Kottayam, Kerala - Indien 1978

Phatak, S. R.: Consise Repertory of Homoeopathic Med. 1921

Tyler, Dr. M. L.: Pointers to the Common Remedies. Verlag: B. Jain Publishers Pvt. Ltd., New Delhi 1988

Vogel, Dr. Carl, Gustav: Homöopathischer Hausarzt Verlag Schwabe / Leipzig 1923

Taschenapotheke

Die 50 homöopathischen Mittel, mit denen wir unsere HEILENDEN SCHLUCKE herstellen, erhalten Sie in kleinen Glaszylindern, die mit je 1,5 g Globuli gefüllt sind. Sie können diese praktisch in jeder Apotheke bestellen. Trotzdem nennen wir Ihnen hier auch eine direkte Bezugsquelle:

Altstadt-Apotheke am Paradeplatz Herrnstraße 17, 92224 Amberg Telefon: 09621/47280 Fax: 09621/472829 Hier erhalten Sie die 50 Mittel in einem schönen Lederetui, nach Wunsch in schwarz oder bordeaux zum Gesamtpreis von DM 215.- oder: die 50 Mittel lose, ohne Etui zum Preis von DM 150.-